国家科学技术学术著作出版基金资助出版

影像组学基础

田　捷　李纯明　董　迪　等 编著
刘振宇　魏靖伟　王　硕

科学出版社

北　京

内 容 简 介

本书系统介绍了影像组学的发展历程、基本概念、关键技术和软件平台，并对影像组学在辅助疾病诊疗和疗效评估两个方面的典型应用进行了详细分析。此外，还探讨了影像组学研究的基本范式，并对目前影像组学研究存在的潜在问题进行了总结，对未来影像组学的发展趋势进行了展望。

本书适合医学影像、医学统计学、生物医学工程等相关学科的临床工作者或科研人员阅读，也可作为相关专业高年级本科生、研究生的参考用书。

图书在版编目（CIP）数据

影像组学基础 / 田捷等编著. — 北京：科学出版社，2022.4
ISBN 978-7-03-068472-1

Ⅰ. ①影… Ⅱ. ①田… Ⅲ. ①影像诊断 Ⅳ. ①R445

中国版本图书馆 CIP 数据核字（2021）第 053678 号

责任编辑：任　静 / 责任校对：胡小洁
责任印制：师艳茹 / 封面设计：伍　化　迷底书装

科 学 出 版 社 出版
北京东黄城根北街 16 号
邮政编码：100717
http://www.sciencep.com

北京九州迅驰传媒文化有限公司印刷
科学出版社发行　各地新华书店经销
*
2022 年 4 月第　一　版　开本：720×1 000　B5
2025 年 1 月第三次印刷　印张：18 3/4
字数：383 000
定价：**198.00 元**
（如有印装质量问题，我社负责调换）

序 一

我一直深信"图像就是数据"。在我职业生涯的早期，尽管肿瘤影像的相关从业者都清楚肿瘤是高度异质性的，但描述整个肿瘤仍使用单个变量(例如 PET 中的 SUV 或 DCE MRI 的 K^{trans})，那时我为此感到十分无奈。而作为一名癌症生物学家，我知道肿瘤异质性恰恰是影响肿瘤治疗反应的关键因素。2008 年，我把实验室搬到了莫菲特癌症中心，那里支持我开展了一个临床影像分析的课题——我们称之为"影像组学"。当时，我也是马斯特里赫特大学的 TEFAF 客座教授，在 Philippe Lambin 博士的实验室，我度过了 2008 年的夏天。在此期间，我们提出了"影像组学"的概念和思路，并在 2009 年促成我们的第一次年度头脑风暴的研讨会议，随后我们获得了美国国立卫生研究院国家癌症研究所的定量成像网络项目的资助。当时，我们无法预见这个叫作"影像组学"的方法将会变得多么具有爆炸性。由于世界各地研究人员的相继加入，该领域在过去十年中已逐渐成熟，现在正是适当时机来编写一本描述"影像组学基础"的著作。目前，我们正处于影像组学发展的一个重要过渡阶段，处理影像数据的方法路线已经不再是一个主要的挑战。在这个阶段，我们面临的是开发和验证能够对临床产生影响的模型，这其中有着一系列的挑战。影像组学的一个优点是图像(数据)通常是通过标准临床诊疗流程获得的，因此有潜力从数以千万计的患者那里积累图像(数据)。然而，在数据共享或分布式学习方面它也有其自身的挑战，但中国研究者们显然对此做好了准备。影像组学面临的另一个挑战，是需要提供潜在的生物学或病理生理学基础来描述和解释影像特征。当这些挑战能够得到解决时，影像组学将在临床诊疗中充分发挥作用，这将给医学从业者带来巨大帮助，最重要的是将为患者带来福祉。

Robert J. Gillies，PhD

美国 H.Lee 莫菲特癌症中心和研究所分子和功能影像系主任

PREFACE 1

I have always been convinced that "Images are Data". Early in my career I remember being frustrated that entire tumors were being described by a single variable (such as the SUV in PET or the K^{trans} in DCE MRI), when it was clear to anyone looking at the images that tumors were highly heterogeneous. Further, as a cancer biologist, I knew that his heterogeneity was a critical factor in therapy response. In 2008, I moved my lab to the Moffitt Cancer Center, who supported me to establish a program in clinical image analytics, which we termed "Radiomics". At that time, I was also a visiting TEFAF professor at the University of Maastricht, and spent the summer of 2018 in the lab of Dr. Philippe Lambin. During this time, we came up with the outlines of "Radiomics" and the radiomics pipeline, which led to our first annual retreat in 2009, and a subsequent grant from the Quantitative Imaging Network (QIN) at the National Cancer Institute of the NIH. At that time, we could not have foreseen how explosive a discipline "Radiomics" would become. Because of the input of many investigators around the world, the field has matured significantly in the last decade, and it is an appropriate time to produce a work that describes the "Foundations of Radiomics". We are now at an important transition in radiomics wherein the pipelines for processing radiomic data are no longer a major challenge. Thus, we are now faced with developing and validating models that can be clinically impactful, which has its own set of challenges. An advantage provided by Radiomics is that the images (data) are routinely obtained through standard of care. Thus, there is the potential to accrue images (data) from thousands of patients, yet this has its own challenges in data sharing or distributed learning, in which Chinese scientists are uniquely prepared to meet. A further challenge to Radiomics is in providing an underlying biological or pathophysiological rationale to describe and interpret the radiomic image features. When these challenges can be met, the impact of radiomics in clinical care will be fully realized, to the benefit of practitioners, payers, and most importantly to the benefit of patients.

Robert J. Gillies, PhD

Director of Molecular and Functional Imaging, H. Lee Moffitt Cancer Center

and Research Institute, the United States of America

序　二

1895 年 11 月 8 日，德国科学家威廉·伦琴(Wilhelm Röntgen)发现了一种未知的辐射，他将其命名为"X 射线"。事实上，X 射线在几种语言(如德语、俄语和日语等)中仍被称为"伦琴辐射"。伦琴的发现使他于 1901 年获得了第一届诺贝尔物理学奖，并开创了放射学和核医学这两个学科，为今天的精准医疗铺平了道路。

继他妻子的手的第一张 X 射线照片之后，一个多世纪以来，X 射线的广泛使用拯救了全球数百万人的生命。然而，放射图像的解释一直依赖于人眼。我花了很多年才明白，我们的眼睛并没有完全看清现实。我们的视觉并不是定量的，我们所"看到"的东西通常被我们的视觉皮层简化和情境化了。

2008 年，影像组学的想法诞生于我在马斯特里赫特的实验室，这是我与 Robert Gillies 在他当选 TEFAF 主席的休假期间，进行了几次正式和非正式的讨论后的结果。荷兰语中有这样一句话，"测量即知"，这是影像组学(Radiomics)的基础。因此，影像组学是定量成像的同义词：任何基于成像的定量特征都可以，例如肿瘤体积、语义特征和深层特征等。此外，与活检相比，当使用 delta-Radiomics 方法时，影像组学能够获得三维其至是四维信息。同时，与基因组学和蛋白质组学相比，由于它使用了临床现有的图像，它还具有价格低廉、易于实施的优点。

几年前，一些专家预测，最初在我们的 2012(Eur J Cancer)、2014(Nat Commun)和 2017(Nat Rev Clin Onol)年的论文中描述的手工定义特征的影像组学将消失，并被另一种定量成像影像组学方法"深度学习"所取代。然而，这并没有发生，主要是因为深度学习依赖于巨大的数据量，并且缺乏手工定义的影像组学的透明度。今天，医学界显然还没有准备好在不了解"为什么"的情况下，就利用"黑盒子"来指导辅助化疗或免疫治疗。因此，下一个挑战会是将手工定义的影像组学和深度影像组学结合起来，使影像组学更准确、更容易解释("XAI"的概念)，并将其与生物学机理相关联。另一个挑战将是处理由不同代硬件和不同重建算法产生的巨大的图像差异性。

我相信影像组学的第一个临床应用将是自动分割和辅助诊断，而不是预测未来。我也相信影像组学将成为药物开发过程的一个重要部分。

影像组学也是"多学科交叉"的一个极好的例子，它结合了临床问题、生物学问题和技术解决方法。

田捷教授发表了多篇优秀论文，为中国影像组学的发展发挥了重要作用。这本非常全面综合的著作再一次印证了他的贡献。

Philippe Lambin，PhD

荷兰马斯特里赫特大学精准医疗系主任

PREFACE 2

In November 8, 1895, the German scientist named Wilhelm Röntgen, discovered an unknown type of radiation that he named 'X-rays'. In fact, X-rays are still called 'Röntgen Radiation' in several languages, for example in German, Russian and Japanese. Röntgen was awarded the first Nobel Prize in Physics 1901 for his discovery which created the disciplines of radiology and nuclear medicine and paved the way for today's Precision Medicine.

Following the first famous photo of his wife's hand, over a century of extensive use of X-rays has saved millions of lives across the globe. However, interpretation of radiological images has relied on the human eye. It took me years to understand that our eyes do not fully see the reality. Our sense of sight is not quantitative and what we "see" is typically simplified and contextualized by our visual cortex.

The idea of *Radiomics* was born in my lab in 2008 in Maastricht after several formal and informal discussions with Robert Gillies during his sabbatical as TEFAF Chair Recipient. There is an expression in Dutch that says, "*Meten is weten*" or "Measuring is knowing". This is the foundation of Radiomics. Therefore, Radiomics, is synonymous with quantitative imaging: any imaging-based quantitative feature will do e.g. tumour volume, semantic features and deep features. In addition, in contrast to biopsy, Radiomics is based on three- and sometimes even four-dimensional information, when using a delta-Radiomics approach. It also has the benefit of being inexpensive and is easy to implement, compared to genomics and proteomics, because it uses existing images.

A few years ago, some experts predicted that handcrafted Radiomics, initially described in our 2012 (Eur J Cancer), 2014 (Nat Commun) & 2017 (Nat Rev Clin Oncol) papers, would disappear and be overtaken by 'Deep Learning', another type of quantitative imaging Radiomics approach. However, this did not happen mainly because Deep Learning is very data hungry and lacks the transparency of handcrafted Radiomics. Today, it is apparent that the medical community is not ready to prescribe or reimburse adjuvant chemotherapy or immunotherapy without understanding "why". So the next challenge will be to combine handcrafted Radiomics and Deep Radiomics to make Radiomics more accurate, explainable (the concept of "XAI") and correlate it to biology. Another challenge will be to deal with the large heterogeneity of images, produced by different generations of hardware's and different reconstruction algorithms.

I believe that the first clinical application of Radiomics will be for automatic segmentation and in answering diagnostic questions rather than predicting the future. I also believe that Radiomics will be part of the drug development process.

Radiomics is also a superb example of "Convergence Sciences" a combination of clinical questions, biological issues and technological solutions.

Dr. Jie Tian has played a key role in the development of Radiomics in China with several outstanding papers. This very comprehensive book illustrates his contribution once again.

Philippe Lambin, PhD

Head of the Department of Precision Medicine,

Maastricht University, the Netherlands

序　三

自 125 年前第一张 X 射线图像诞生以来，受过专门培训的人(放射科医生)就肩负起了解释医学图像并根据医学图像进行诊断的责任。但是最近，我们进入了一个时代，即在图像理解方面，特别是针对特定的任务，计算机的能力可与人类媲美甚至表现得更好。Gillies、Kinahan 和 Hricak 认识到了这一点，并描述了放射学的新范式，即"图像胜于图片，它们是数据"(Radiology, 2016)。2012 年 Phillipe Lambin 等人提出了用于定量描述图像特征的技术——影像组学。自此，影像组学便成为定量医学影像研究的重要组成部分，并被应用于诊断、预后、疗效评估以及肿瘤及其周围环境的分子表征相关的诸多研究中。

这本书由田捷教授主笔撰写，详细介绍了经典的影像组学原理(其中图像特征是通过预先定义和设计，并通过计算机代码实现)，各种影像组学软件工具的说明，以及对影像组学在癌症和其他疾病中的应用的详细讨论。当影像组学分析工具被集成到医学图像分析工作站中时，对于研究人员和临床医生而言，重要的是要了解它们的原理，如何实现它们，如何使用它们以及如何解释它们的输出结果。甚至在不久的将来，除了预先设计的影像组学特征之外，这些图像的特征本身都将通过人工智能(也称为"深度学习")技术被进一步发现和挖掘，而本书也详细解释了这些影像组学特征与人口统计学信息、临床信息、分子标志物、治疗效果等信息的关联。

Sandy Napel，PhD

美国斯坦福大学综合生物医学成像信息系主任

PREFACE 3

Since the first X-ray image was produced over 125 years ago, specially-trained human beings (radiologists) have had the responsibility to interpret medical images and to recommend action based on them. But recently we have entered an era when computers are at least as good, if not better, than humans at image understanding, particularly for well-defined tasks. Recognizing this, Gillies, Kinahan, and Hricak described a new paradigm for radiology, i.e., that "Images are More Than Pictures, They Are Data" (Radiology 2016). The technology for quantitatively describing image features was coined "radiomics" by Phillipe Lambin et al. in 2012. Since then, radiomics has become a prominent component of quantitative medical imaging research, having been employed in many studies linking imaging to diagnosis, prognostication, response assessment and, in the case of cancer, molecular characterization of tumors and their environment.

This book, written by Dr. Jie Tian, provides a detailed introduction to classical (wherein image features are pre-defined and engineered in computer code) radiomics principles, descriptions of various toolboxes with radiomics software, and detailed discussion of several concrete applications of radiomics in cancer and other applications. As we enter a world where radiomics analysis tools become integrated into medical image analysis workstations, it is important for researchers and physicians alike to understand the basis for them, how they are implemented, how to use them, and how to interpret their output. And even as we move into the future, where in addition to or instead of premeditated engineering of radiomics features, the features themselves will be discovered by artificial intelligence (also called "deep learning") techniques, this book provides important understanding of how they are integrated with demographic, clinical, molecular, and outcomes data.

Sandy Napel, PhD

Division Chief of IBIIS (Integrative Biomedical Imaging Informatics at Stanford),

Stanford University, The United States of America

前　言

随着医学影像数据的急剧增长和人工智能技术的迅速发展，疾病的影像诊断已经突破了常规计算机辅助诊断的范畴，进入到智能分析的时代，这催生了影像大数据与人工智能结合的新产物——影像组学(Radiomics)。

影像组学是 2012 年 Philippe Lambin 教授和 Robert Gillies 教授提出的一个新概念，其将计算机断层成像、磁共振成像、正电子发射断层成像、超声成像等医学影像转化为可挖掘的数据，从中提取海量、深层、定量的疾病影像特征，并利用人工智能技术将影像特征与临床信息结合，构建智能分析或预测模型，辅助临床进行疾病的诊断、疗效评估和预后预测。影像组学源于临床问题，利用多种临床数据构建诊疗模型，最终又能回归临床指导应用，所以具有极大的临床应用前景。目前已是最受关注的研究热点和前沿方向之一，国际影像主流会议如北美放射学会(RSNA)年会、国际医学磁共振学会(ISMRM)年会、世界分子影像大会(WMIC)以及临床肿瘤类的会议(AACR、ASCO)等都设置了影像组学的专场，国际上与影像组学相关的研究论文也呈现逐年快速增长的趋势。

我们多年来一直紧跟影像组学这一研究热点，并连续 6 年参加了 Robert Gillies 教授主办的国际影像组学研讨会，在看到影像组学的迅猛发展势头以及层出不穷的新方法和临床应用案例的情景下，我们深为国内缺乏专门介绍影像组学的书籍感到担忧。鉴于此，我们对影像组学技术流程和典型临床应用进行了系统性梳理，并汇集成本书，希望抛砖引玉，吸引国内更多的临床和科研人员共同开展影像组学技术及其应用的研究，为推动肿瘤等重大疾病的精准诊疗提供一种潜在的技术手段。

本书的出版得到了诸多方面的帮助和支持。感谢国家科学技术学术著作出版基金、科技部国家重点研发计划(2017YFA0205200)、国家自然科学基金重点项目(81930053)的长期大力支持。本书是在中国科学院分子影像重点实验室多年来积累的工作和参与影像大数据智能分析研究的各位硕士生、博士生、博士后、青年教师的前期工作基础上完成的。特别感谢影像组学领域的权威专家 Robert Gillies、Philippe Lambin、Sandy Napel 三位教授亲自为本书作序，支持国内影像组学的研究。感谢王坤、唐振超、胡朝恩、牟玮、刘瑜佳、喻冬东、何秉羲、方梦捷、巩立鑫、顾东升、韩玉齐、孙彩霞、张利文、孟令威、钟连珍、孙凯、张帅通、周辉、朱永北参与本书的撰写和整理工作，还要感谢郑健、向德辉、石雪、谢李鹏、江犇翔参与第 2 章的撰写，他们为本书的最终完成做出了很大贡献。

　　由于作者水平有限，书中难免有疏漏不足之处，衷心希望广大读者给予批评指正。

田　捷

2022 年 3 月

目　　录

第 1 章 绪 论

医学影像始于 1895 年德国物理学家威廉·康拉德·伦琴发现 X 射线，1978 年，G. N. Hounsfield 公布计算机断层成像（Computed Tomography，CT）技术，其被认为是 20 世纪科学技术的重大成就之一。自此，医学影像迅速发展，新的医学影像设备和医学成像技术不断涌现，医学影像在疾病诊断和治疗中也发挥了越来越大的作用。另一方面，近年来人工智能的迅猛发展，在人脸识别、目标检测等领域中展现出巨大的应用前景，而海量医学大数据的积累为人工智能应用于医学影像数据分析提供了良好契机，在此背景下影像组学应运而生，影像组学以人工智能为工具，通过对海量医学影像进行数据挖掘分析获得疾病图像的潜在病理生理信息，从而可实现疾病分期分型预测、疗效评估、预后预测等。本章内容以肿瘤为例，从医学影像的背景以及影像组学的概念、价值、方法流程和临床应用前景五个方面展开。

1.1 医学影像的背景

根据世界卫生组织下属的国际癌症研究机构（The International Agency for Research on Cancer）于 2018 年 9 月发表的 2018 全球癌症报告，全球新增癌症病例高达 1810 万，因癌症死亡人数达 960 万，且年轻患者的发病率在逐年增高[1]；中国国家癌症中心 2019 年 1 月发布的全国癌症统计数据报告表明，2015 年全国恶性肿瘤发病约 392.9 万人，死亡约 233.8 万人；癌症已然成为严重影响人类生活质量、威胁人类生命的主要疾病。而癌症的早期诊断和准确的预后评估对于制定准确的个性化治疗方案起着十分重要的作用。

随着 CT、核磁共振成像（Magnetic Resonance Imaging，MRI）、正电子发射断层成像（Positron Emission Tomography，PET）、超声（Ultrasound）等医学影像技术广泛应用于临床，为辅助肿瘤分期和评估肿瘤患者预后提供了影像学参考依据。医学影像是临床上对肿瘤进行临床评估以及治疗后疗效评估的重要工具。CT 对肿瘤的诊断价值在于可以从 CT 图像中观察癌变组织的形态和密度改变、肿瘤的侵犯范围，对病变的分期判断具有重要的作用，但是对形态学不明显的早期病变难以做出诊断；MRI 可多参数、多序列、多方位成像，在软组织对比度方面具有较高优势，可以清晰地显示肿瘤的大小、位置及其侵犯周围组织的程度，对肿瘤的诊断和分期有较好的临床价值，以帮助制订手术方案；PET 对疾病诊断的灵敏度高，但分辨率低，现通常将 PET 和 CT/MR 组合以弥补 PET 分辨率低的问题,从而实现解剖定位。超声成像可以清晰显示脏器及周围器官的各种断面像,接近解剖真实结构,因其价廉、简便、迅速、无创、无辐射性、准确、可连续动态及重复扫描等优势应用甚广,常作为实质脏器及含液器官的首选成像方法。

医学影像作为一种无创的肿瘤诊断方法,已被广泛应用于各类肿瘤的辅助诊断中,但仍存在诸多挑战:

首先,目前使用影像信息进行临床辅助诊断往往依靠医生的主观经验,通过影像反映出的病人疾病影像特征给予相应诊断,然而医学影像中仍有待开发的揭示病变分期和预后的有价值信息。例如基于标准的医学图像,临床医生只能从中获得类似于肿瘤形状大小和肿瘤代谢等视觉信息,而这些信息可能和肿瘤的病理生理或者诊疗效果相关性不高,从而无法提供有效的手段早期量化肿瘤的病理分期分型或者肿瘤接受治疗后的变化[2]。而医学影像不仅仅是图像,除了提供视觉信息之外,还包含和肿瘤病理生理及组织细胞微环境有关的大量潜在信息[3],长久以来临床上仍未对这些潜在信息进行有效利用,对医学影像数据的深度挖掘将能获得更多包括肿瘤形态学、潜在病理机制、肿瘤异质性等在内的信息,基于这些信息将有助于实现肿瘤的精准诊断、制定个性化治疗方案。

其次,医学影像已从最初单一的 X 射线成像发展为现在多种模态的医学成像技术,可以在病理、细胞和分子层次反映肿瘤信息。医学影像已成为临床上对肿瘤评估的有效手段,用于进行肿瘤分期分型诊断或者评估治疗效果[4, 5]。在肿瘤的标准化临床诊断和治疗中,对医学影像的应用大多数都只停留在对肿瘤解剖结构或者肿瘤大小的评估上,而且影像手段一般也被认为是一种较为简单的方法,这种偏见从一定程度上限制了医学影像在肿瘤异质性研究方面的应用潜力。医学影像为肿瘤异质性研究提供了一个潜在的数据来源。众所周知,肿瘤在不同的病人之间有着迥然不同的表型差异,而这种表型差异可以通过医学影像进行挖掘。医学影像的优势在于可以通过无创的方法获得肿瘤的外观表型,比如在宏观尺度的瘤内异质性,即肿瘤在生长过程中,经过多次分裂增殖,其子细胞呈现出分子生物学或基因方面的改变,从而使肿瘤的生长速度、侵袭能力、对药物的敏感性、预后等各方面产生差异。在目前的临床研究中,通过穿刺的方法也可以获取肿瘤相关信息,但是由于穿刺只能提取部分组织,而肿瘤异质性导致部分组织的检查无法全面地反映肿瘤内部病理信息。更进一步地,重复有创的穿刺操作对病人来说也是较重的负担。相反地,医学影像提供的肿瘤的影像表型则提供了包含肿瘤基因型、肿瘤微环境和潜在治疗效果的丰富信息。尽管肿瘤影像无法详细地量化肿瘤的生理过程,但是影像提供的信息可以对基因信息起到互补的作用。因此基于医学影像的肿瘤影像表型在精准医疗中的作用需要进一步地深入研究,肿瘤影像表型在临床上可以较为容易地获得,将对临床诊断、肿瘤分期和诊疗方案制定提供潜在帮助。而且，临床医师可以在每次随访都对病人的肿瘤影像表型进行量化评估，而病人不必为此增加额外的负担。

在目前的临床实践中，影像科医生采用一些简单量化指标去进行肿瘤评估，在CT 的断层图像中，肿瘤大小可以通过二维或者三维方法进行描述；而在 PET 影像中，则只是采用最大或者平均造影剂摄入量去量化代谢。尽管这些指标都是很有意义的生物标志物，但是能够提供的信息有限。除了量化的影像学特征之外，从医学图像中还可以获取语义型特征，语义型特征指通过影像专家对医学影像进行肉眼评估获得的肿瘤特性特征。在临床上，语义型特征是对肿瘤的定性判断，在获取语义特征时，需要评估者具备专业医学影像背景知识，同时评估结论容易受不同的评估者的主观因素影响。因此临床医师也需要做大量的工作来定义术语以统一标准。建立统一术语标准的好处在于，术语由经验丰富的影像学专家定义，可以为肿瘤定性地建立一个统一的衡量标准。

1.2　影像组学的概念

近年来，由于存储技术和信息处理技术的发展，病人的医学影像信息得到了很好的数字化保存，因此医学图像不再是少量的数据资源，而成为与互联网数据、金融数据并列的第三大数据资源。与以往的基于小样本的单纯图像处理相比，大量的医学图像带来了新的研究机遇：①基于大量的影像数据，可以建立更为精准的统计模型来提高计算机辅助诊断系统的诊断和检测水平,使其精度提高到接近人的诊断；②有了大数据的铺垫，很多更为复杂而且表达能力很强的机器学习、模式识别以及统计学方法可以发挥更好的作用，从而在海量的影像数据中挖掘出更多潜在的规律和信息。医学影像大数据的积累和人工智能技术的快速发展直接促使一项新的综合分析方法的诞生。

影像组学(Radiomics)是 2012 年由 Lambin 等人[6]提出的一种新兴的医学图像分析方法，指的是高通量地从影像中提取大量影像特征(因此最初译为放射组学)，同年 Kumar 等人做了补充，将影像组学的定义扩充为高通量地从 CT、PET 和 MRI中提取并分析大量高级的定量影像特征[7]，扩充了成像模态，加入了定量分析等概念，Aerts 等人在 2014 年 *Nature Commutations* 上发表了突破性的应用成果，指出影像组学的预后预测能力，进而引起了科研界的广泛关注[8]。通俗地来讲，影像组学是指从临床不同模态的影像数据中提取并分析具有强代表性的定量影像特征，即使用大量自动化的特征描述算法，将图像数据转换到高维可挖掘的特征空间，通过将其与临床信息进行对比分析，完成对病例数据的病变诊断和预测等工作。进一步来说，影像组学分析就是基于图像中提取的定量特征参数与肿瘤的分子表型及基因型存在一定的相关性这一假设，通过对临床诊断治疗中采集的医学图像进行后处理，提取肉眼难以看到的信息，并与其他基因组数据、代谢数据和蛋白质数据等结合，一起提高肿瘤的疗效预测及预后评估效能，最大程度上实现患者的个性化治疗。

1.3　影像组学的价值

不同类型的肿瘤由于其病理特性不同，在影像上的表现迥异，不同的肿瘤影像特征也预示肿瘤对于治疗的反应不同，并直接影响着预后。目前通过影像手段实现肿瘤的预判都需要医生根据其主观的临床经验、病理切片以及血检等进行详细的检测得到临床检测结果。然而，基于现有的医学影像特征分析研究，某些多维纹理特征能够准确反映病变组织的病理学信息，对于实现个体化医疗具有重要的研究价值，所以一个完备的特征库对于后续关键特征筛选能够提供更全面的数据支持。因此采用计算机方法辅助完成病变的预测分析并给出可信的建议具有很好的实用意义[9]。

影像组学分析主要从图像中提取出与诊断相关联的特征并对其进行量化，例如在肿瘤的 CT 图像中，不同病理级别的肿瘤的形状、大小和纹理等方面存在差异。这些特征经常被医生作为人工诊断的依据，但其判断结果存在主观性且与医生经验有关，难以保证客观性和可复现性。在影像组学的分析流程中，这些医生定性描述的特征可以从图像的角度用数学表达式进行定量描述，从而提供客观可重复的诊断。影像组学试图通过大量的医学图像提取出和诊断结果有关联的图像特征，并由图像直接进行诊断结果分析，而不仅仅是单独的图像处理工作。例如，研究人员通过影像组学的方法提取出高维的图像特征，并发现这些特征和肺癌预后生存期高度相关。根据这些特征的取值不同，可以将病人分为不同的风险组，从而可以采用不同的治疗方案[8]。

除了使用图像数据外，影像组学还引入了基因分析的方法以提高诊断精度。在传统的基因分析方法中，通常在肿瘤的某个位置采样然后进行基因测序来判断某个基因是否突变。由于肿瘤的异质性，基因突变可能在没有被取样到的肿瘤的其他部分发生。因此，传统的基因分析可能有抽样误差。一旦出现基因突变，这些基因会对肿瘤的生长产生影响，从而可以表现在影像数据中[10]。影像组学特征可以从整体肿瘤图像提取，进而包含更完整的信息。影像组学中基因分析的特点可以和传统基因分析互补提高诊断精度[11]。

影像组学可以使用多种模态的影像数据，影像组学对常见模态都可以进行分析。影像组学分析不仅局限在肿瘤学领域，包括 2020 年初在全球范围内蔓延的新型冠状病毒肺炎，影像组学也能够在其早期诊断、预后预测、疗效评估中产生一定的价值。

1.4　影像组学分析方法概述

影像组学的核心步骤是提取高维影像学特征。在获取影像数据后，可以使用自动算法进行病灶区域检测，针对检测到的病灶区域使用手动或自动分割以得到精准的肿瘤区域图像。针对提取出的肿瘤区域可以使用图像处理的方式提取出高维特征，最后，使用机器学习或统计学的方法对特征和病理结果进行关联性分析从而通过影像数据预测病理结果。

影像组学分析主要包含以下五个步骤[12]:

(1) 图像获取及重建。由于不同扫描仪的重建方法和层厚不同，日常临床获取的图像的参数(如分辨率等)也会有较大差异，而这会给不同研究中心和不同病人群体之间的比较带来很大困难。为了减少这种差异，一方面可以通过制定一系列临床医学图像采集规范，尽可能地减少参数的差异，另一方面可以在分析过程中尽量选取不同患者之间高重复性、有足够动态范围并且对图像获取协议和重建算法不敏感的特征[13]。

(2) 图像分割。影像组学分析提取的特征是针对肿瘤，正常组织及其他解剖结构等感兴趣区域(volumes of interest，VOI)的，因此 VOI 的准确勾画对接下来的特征量化、特征提取和统计分析起着非常重要的作用。通常将有经验专家的手工分割结果作为金标准，但是这种方法非常耗时，而且具有非常大的主观性，并不适合基于大数据量医学图像的影像组学分析。因此，研究鲁棒的自动或半自动分割方法是影像组学分析中非常重要的一个环节。

(3) 特征提取及特征选择。肿瘤区域确定了之后，需要进行图像特征的提取。常用的特征包含肿瘤灰度直方图的特点(高对比度或低对比度)、肿瘤形状(圆形或针状)、纹理特征(匀质或异质)，以及对肿瘤位置和与周围组织之间关系的描述。基于上述描述，通常可以提取大量的图像特征，特征的维度可能远大于样本量，但是对于特定的分析目标，并不是所有特征都是有价值的，因此减少特征维度，选择最有价值的特征是非常重要的。特征选择既可以使用机器学习的方法也可以基于统计分析来实现。选择过程中，除了考虑高信息量和非冗余性，高可重复性也是需要考虑的指标。

(4) 数据库和数据共享。影像组学的最终目标是建立图像特征和肿瘤表型或分子特征之间的联系，因此建立一套由图像、特征、临床数据及分子数据相关的完整的数据库是十分必要的。在建立这套数据库系统时，需要尽可能地遵循病人隐私最小化的原则，在不影响后续分析的基础上尽可能隐去 DICOM(digital imaging and communications in medicine)数据头文件中病人的个体信息。

(5) 临床应用。影像组学分析最需要解决的一点就是提出合适的、可识别的、可靠的、可重复性的、在临床诊断中具有潜在应用价值的特征。使用现有的生物信息学分析工具是影像组学特征数据分析的第一步，既可以减少开发新的分析方法的必要性，还可以使用已经被验证并被广泛接受的方法。在此基础上，专门针对影像组学分析的改进方法主要涉及：①多变量检验问题；②监督或半监督分析；③分类器的优化验证等。另外非常重要的一点是需要与患者的临床风险因素相结合，因为这些风险因素有可能与图像特征相关，也有可能它们的结合更具有统计学意义。因此，生物统计学、流行病学及生物信息学的结合对于建立鲁棒的临床相关的预测模型，将图像特征与肿瘤表型或基因蛋白质标记物建立联系，是十分必要的。当数据库建立之后将会进一步促进针对性分析方法的发展。

此外，由于自然图像处理和人工智能领域的飞速发展，具有特征自学习能力的深度学习模型在医学图像分析中也得到了很好的应用。与前一种影像组学流程不同的是：深度学习不需要进行精准的肿瘤边界分割和人工定义的特征提取，而是通过自学习的方式从图像数据中自动学习到和病理诊断相关联的特征。这是一种端到端的学习模型，其在人工智能领域取得了非常卓越的成就。在医学图像领域也逐渐被大家使用。深度学习技术也将在本章作为一个新的影像组学步骤进行详细讲解。

1.4.1 医学影像采集

获取足够多的数据建立模型是得到可靠结论的基础，尤其在影像组学领域更是如此，因为影像组学是从大量的医学图像数据中提取出定量特征并挖掘其与临床数据之间的相关性。医学图像分析对大数据的需求比其他领域更加迫切而且较为困难。首先，医学图像大多分散在各个地区的机构或医院，并且医疗图像的数目取决于当地患者群体的大小，数据资源较分散。其次，医学图像数据收集是非常耗时的。例如，在进行预后生存期分析时，往往需要数年时间对病人进行随访调查以确定其生存时间。最后，由于各个医院或机构使用的仪器和扫描参数以及扫描方式都有所不同，这会导致影像组学分析时图像格式不统一或不完整，从而影响到分析精度。因此，来自全国各地乃至世界各地的机构和医院的研究人员都致力于创建具有丰富诊断信息的大型医疗图像数据集。

最近，癌症成像存档平台(The Cancer Imaging Archive, TCIA)建立了医学图像数据共享平台[14]。TCIA 提供了公开的特定癌症的医学图像和元数据。这些图像数据来源于世界各地的不同机构和医院。基于这些数据集，研究人员和工程师可以开发新的医学图像分析方法和工具来验证他们的假设或协助放射科医生来做决策。其中，构成 TCIA 的一个大型数据集是肺图像数据库 LIDC-IDRI[15]。此数据集包含原始的 CT 影像和四个放射科医生对肿瘤边界的标记，同时也提供了医生对肺结节的一些诊断信息及详细的注解，其中包括结节的位置和结节的良/恶性等信息，这对于结节检测与分割方法的验证提供了很好的资源[16]，同时也有很多研究人员使用该数据库进行肺结节的病理分类，如良恶性分类等。

由于这些医学图像是在不同的机构和医院获得，通常对其重建需要不同的软件和编码协议。使用这些数据集的研究人员需要考虑这些差异，以避免对预测结果造成不利的影响。

1.4.2 肿瘤区域分割

肿瘤分割是影像组学分析中的一个基本步骤，因为它能将原始医学图像转换为可进行特征提取的图像。虽然分割算法已成为学术界的热点研究领域，但是能投入使用的全自动分割算法还有待完善，尤其是在医学图像分析领域。这主要是由于现有的分割算法存在以下几个难点：①对于肿瘤边界没有真正的金标准，因为肿瘤和周围组织往往存在粘连，其边界的界定具有一定的主观性，不同医生的标记必然会存在差异，得到高度一致的分割结果非常困难[14]。对基于机器学习的分割方法带来了巨大的挑战，因为训练集的标签不一定都是真实或鲁棒的。②医生的手动标记很费时，必须在医学图像切片上逐层标记，而较大的肿瘤通常会分布在很多层。此外，肿瘤是不规则几何形状的物体，因此很难对其进行建模。③由于受粘连等情况的影响，肿瘤边界会不清晰，这也给分割带来了困难。④分割的可重复性也非常重要，因为之后的特征提取过程是在分割好的肿瘤上进行的，分割的可重复性进而保证了提取特征的稳定性。尽管分割算法存在以上的难点与问题，研究人员仍在研究完善针对特定情形的分割方法[17, 18]。

目前肿瘤图像的分割方法从总体上可划分为手动分割、半自动分割和自动分割三大类，常用的分割算法主要有阈值分割、基于模糊理论的图像分割、基于区域的图像分割和基于边缘的图像分割。虽然肿瘤图像的分割算法繁多，但是在不同的情况下如何选用合适的算法，不同的分割算法对后期特征量化及特征提取的影响如何，什么样的分割方法会与金标准更一致，是否有通用的分割方法，目前还没有文献给出统一和全面的定论。

1.4.3 肿瘤影像表型

影像组学的核心就在于提取高维影像组学特征对肿瘤区域进行量化反映，基于自动特征提取算法，影像组学可以对医学影像进行深度挖掘并提取出高维影像组学特征[19]。特征提取是连接分割后的图像与临床分析结果的桥梁，提取的特征可分为语义特征和非语义特征两种。

语义特征是指医生理解的定性描述的特征，如均匀性和边缘毛刺等，这类特征通常缺乏有效的数学表达式。非语义特征可以定量地描述成数学表达式。目前，比较通用的产生非语义特征的方法是基于数学表达式从分割后的结节中进行提取。首先，分割的标记可以作为一个掩码用于提取形状相关的特征，如体积、表面积和紧实度等。其次，每个像素的灰度值可以用于构造大量的特征，比如一阶、二阶和高阶统计特征。一阶特征主要是和肿瘤区域内灰度分布相关的特征，如灰度最小值、最大值、中值、灰度直方图的熵以及峰度和偏度等特征；二阶特征主要是考虑当前像素和周围像素的统计相关性如纹理特征，这类特征可用于描述肿瘤的异质性，在影像组学分析中，纹理分析可以通过灰度游程矩阵、灰度共生矩阵等方法进行纹理分析反映肿瘤内异质性。此外，异质性通常被看作恶性肿瘤的一个特征，在基因到宏观的多个层面上都有体现，是近年来肿瘤研究的热点。作为一种评估异质性的有效手段，利用纹理参数来实现疗效预测及预后评估受到广大研究人员的重视[20]。纹理分析作为一种在医学图像中评估瘤内异质性的新的工具，尤其是在 PET 图像中的应用才刚刚出现。而且由于反映的是图像相邻像素之间的相对变化，还可以克服 SUV 鲁棒性差的一些缺点。虽然纹理分析还未广泛应用于临床，但越来越多的研究证明了其在诊断和疗效预测方面的重要作用。一些研究已经证明纹理参数在很多肿瘤的治疗效果预测和存活时间评估方面优于灰度值等特征。高阶特征如小波和谱分析等经常用于表征重复或非重复的潜在模式，除此之外还有形状、位置特征以及反映肿瘤三维特点的特征，比如圆球度、尖刺度、位置和附着特征等。

目前仍有较多研究致力于从医学图像中提取更多的影像组学量化特征，在较早的一个研究中，基于肺癌的 CT 图像提取了 182 个纹理特征和 22 个语义型特征；在后续的研究中，基于小波分析又提取了 442 个影像组学特征；在最近的一个研究中，基于高斯核的拉普拉斯变换分析等，研究者又提取了 662 个影像组学特征，包括 522 个纹理特征和分形特征等。显然影像组学特征的维度可以非常高，由此在后续建模分析过程中会产生过拟合的风险，因此必须进行合理的特征降维。目前最常用的方法是首先剔除掉相关性较大的冗余特征，相关性较强的一簇特征可以降维至一个代表性较强的特征，这个特征通常需要有最大的个体间差异性和动态范围。在减少特征之间的相关性之后，可以通过一些统计学方法进行特征挑选，例如双样本 T 检验或者 F 检验等方法可以挑选出在不同病人群体之间具有统计学差异的特征。此外，还可以借助于套索(least absolute shrinkage and selection operator, LASSO)回归[21]或者弹性网(Elastic-Net) [22]回归等方法进行特征挑选，选择和肿瘤良恶性、分期分型或者预后相关的有用特征。通常来说，特征提取步骤可以产生几百维特征，然而，大部分特征都是具有相关性的，因此存在特征冗余，需要进行特征选择去掉冗余的特征。例如，选择出在多次实验中具有高度可重复性的特征，然后使用层次聚类选取有高度依赖性的特征；还有"动态范围"度量函数表征不同病人间的变化以排除不同病人间变化小的特征。在 Aerts 的文章中[8]，作者使用了类似的步骤从四类特征中构造了影像组学标签。进行特征选择后的特征维度通常小于 100 维，这比选择之前的特征维度减少了很多。

1.4.4 肿瘤临床预测

对肿瘤的临床预测也是对医学影像进行知识挖掘的过程，其目标是找出影像组学特征和临床信息之间的关联性。在很多应用中，知识挖掘都是转换成分类问题，比如：图像与基因突变的关联可以转换成图像的二分类问题(基因突变类和基因非突变类)。这个步骤通过训练分类器来学习两类图像特征之间的差异。与病人生存期相关的特征挖掘也是数据挖掘技术的一个应用领域，在这个步骤中，机器学习和人工智能算法起到了非常重要的作用。

由于肿瘤区域与感染组织在肿瘤图像上具有相似的灰度值，因此它们的区分一直是临床的难题，Yu 等人利用 K 最近邻(K-nearest neighbor，KNN)分类法基于纹理参数实现了头颈癌和感染组织的区分，这为将来肿瘤诊断中排除因感染区域提供了量化的依据[23]。此外，还有一部分的研究工作集中在肿瘤的恶性程度判别，Chen 等人对从乳腺癌超声图像上提取到的纹理参数特征利用图像检索的方法实现了对肿瘤良性和恶性的分类[24]。Acharya 等人则利用支持向量机(support vector machine，SVM)的方法对乳腺癌热成像上提取到的纹理特征进行建模，实现了乳腺结节良性和恶性的分类[25]。虽然很多研究已证明图像的纹理参数在肿瘤不同的预后中存在显著性差异，但是还没有以此建立一个完善的预测系统。并且各种预测方法均有其自身的优缺点，目前还没有哪种方法具有普适性，因此需要我们对不同的分类方法进行实验比较并加以改进，得到在具体的某类肿瘤分类预测方面效果最优的方法。

研究和肿瘤诊断相关的影像组学特征组合类似于进行生物标记物的队列组合，基于此可以进行量化和验证。量化用来展示数据对预测指标有提示作用或者预测作用；而验证则是用来展示影像组学的特征组合的预测性能是否稳定。也就是说，我们需要将特征识别出来，并且验证这些特征在独立验证集上是否有预测作用。在构建模型时，特征被输入到模型中对病人的诊断或者预后进行预测。对于模型的选择取决于要预测的标签。一般而言，可以采用多个模型验证性能，然后挑选一个预测性能最好的模型，较简单的模型能够更容易地应用到独立验证集中，因此也将作为模型选择的首选。在训练集上进行模型构建以后，必须由一个独立的其他机构的数据进行模型性能验证，但是当样本数量较少时，也可以考虑采用基于交叉验证的内部验证[26]。除此之外，还需要对模型的决策收益进行判断，评估影像组学模型是否可以提供比临床医师的判断更多的临床收益。

尽管影像组学模型的输出能够决定最终的预测性能，但是模型建立是否成功则在于模型的可解释性。如果模型的预测结果无法被合理解释，即使影像组学模型由一个较大的患者群体建立，并且在独立验证集上进行了成功的验证，这个影像组学模型也无法被临床接受。此外，影像组学模型需要进行可视化显示，一个典型的显示方式就是诺模图的形式，诺模图是在 20 世纪初提出的一种数学公式的图形化显示手段，可以方便地将影像组学模型应用到临床使用，从而实现临床决策辅助。

1.4.5　人工智能新技术

人工智能，特别是深度学习具有研究临床肿瘤影像的潜力；而影像组学则是人工智能在医学影像分析方面的应用。人工智能方法从医学影像中挖掘的信息可以用于诊断预测和临床辅助决策，也可以进行肿瘤疗效评估。人工智能的巨大潜力促使其在医学影像领域产生了大量的应用研究，较多研究针对异常情况监测或者自动疾病量化，另外一些则集中研究影像学表型和基因之间的对应关系。鉴于目前已有众多积极的研究成果，影像组学研究在不久的将来会持续升温。

深度学习[27]是近年来发展非常蓬勃的领域，已经有很多研究人员将其应用到了各个领域，卷积神经网络(convolutional neural network，CNN)是其中在图像领域使用最广泛的一种模型[28, 29]。CNN 的第一次成功应用可追溯到 20 世纪 90 年代，LeCun使用 LeNet-5 模型进行了手写体数字识别。第二波发展浪潮是 2012 年 CNN 模型在ImageNet 大规模视觉识别竞赛(ILSVRC)中获得了第一名。由于硬件技术的发展(如图形处理器 GPU)，研究者现在可设计更大型的网络用于更复杂问题的求解。医学图像分析中的很多应用都专注于提高现有 CAD 系统的性能，如提高结节检测精度和诊断精度。近年来，Kumar 等人引入了"发掘式影像组学"的概念用于 CT 影像的肺癌检测。他们提出的影像组学框架使用一个深度 CNN 模型判断肿瘤的表型，这种模型提取了抽象的基于图像的特征。使用 CNN 模型主要有两个优势：①由于CNN 是一种端到端的机器学习架构，所以其输入可以是原始的未分割的图像；②具有判别力的特征是在训练过程中自动学习的。这些优势对于提高模型的分类精度来说非常重要。正如前文提到的一样，分割存在诸多困难，但是对于当前的影像组学架构来说又不可避免。不可靠的分割会对特征提取带来影响甚至产生错误的预测结果。在特征选择步骤，哪些特征和疾病或预后有关联还属于未知，因此，在进行特征选择之前会提取非常多的无关特征，这非常耗时。而深度学习可以大大地加速知识挖掘过程。

尽管深度学习具有非常多的优势，其相关研究依然存在很多困难。例如，深度学习筛选出的特征不具有可解释性，同时这些特征与诊断数据的关联性也未知。换言之，深度学习产生的特征对于研究人员和医生来说都类似于黑盒子。还需要开展很多研究工作来使得这些模型更具有可解释性。

在自然图像处理领域，有很好的研究环境使大家共享自己训练好的深度神经网络，这样，其他的研究人员就不需要花很长时间重新训练模型。而在医学图像领域，深度学习仍然处于早期阶段，而且很多研究者倾向于直接使用现有模型而不是对其进行研究。因此，开发者和开源社区共同创建模型共享的氛围对于深度学习在医学图像领域的应用意义重大。

1.5 影像组学的临床应用前景

影像组学是一个快速发展的领域，在过去几年间，很多研究已经表明图像特征和肿瘤诊断以及基因表达等有关联[30]。目前影像组学的临床应用主要包括辅助诊断、疗效评估和预后预测等方面。随着医学影像大数据的发展，越来越充足的海量影像数据使得更多的人工智能方法得以应用到该领域中，同时各种先进模式识别方法所取得的优异临床表现也使得影像组学在辅助诊断、疗效评估和预后预测等方面的应用得以实现。现在，越来越多的研究者进入到影像组学在临床应用的研究领域中，现在的研究成果表明影像组学特征可以作为医生诊断的一个辅助互补的工具[31]。在以下的章节中会讲解更多的影像组学的应用和实现细节。

参 考 文 献

[1] Bray F, Ferlay J, Soerjomataram I, et al. Global cancer statistics 2018: GLOBOCAN estimates of incidence and mortality worldwide for 36 cancers in 185 countries [J]. CA: A Cancer Journal for Clinicians, 2018, 68(6): 394-424.

[2] O'Connor JPB. Rethinking the role of clinical imaging [J]. Elife, 2017. DOI: 10.7554/eLife. 30563.

[3] Gillies R J, Kinahan P E, Hricak H. Radiomics: Images are more than pictures, they are data [J]. Radiology, 2016, 278(2): 563-577.

[4] Park J E, Kim H S, Park S Y, et al. Prediction of core signaling pathway by using diffusion-and perfusion-based MRI Radiomics and next-generation sequencing in isocitrate dehydrogenase wild-type glioblastoma [J]. Radiology, 2020, 294(2): 388-397.

[5] Visvikis D, Le Rest C C, Jaouen V, et al. Artificial intelligence, machine (deep) learning and radio(geno)mics: Definitions and nuclear medicine imaging applications [J]. European Journal of Nuclear Medicine and Molecular Imaging, 2019, 46(13): 2630-2637.

[6] Lambin P, Rios-Velazquez E, Leijenaar R, et al. Radiomics: Extracting more information from medical images using advanced feature analysis [J]. European Journal of Cancer, 2012, 48(4): 441-446.

[7] Kumar V, Gu Y, Basu S, et al. Radiomics: The process and the challenges [J]. Magnetic Resonance Imaging, 2012, 30(9): 1234-1248.

[8] Aerts H J W L, Velazquez E R, Leijenaar R T H, et al. Decoding tumour phenotype by

noninvasive imaging using a quantitative radiomics approach [J]. Nature Communications, 2014, 5.

[9] Aerts H J W L. The potential of radiomic-based phenotyping in precision medicine a review [J]. Jama Oncology, 2016, 2(12): 1636-1642.

[10] Zwanenburg A. Radiomics in nuclear medicine: Robustness, reproducibility, standardization, and how to avoid data analysis traps and replication crisis [J]. European Journal of Nuclear Medicine and Molecular Imaging, 2019, 46(13): 2638-2655.

[11] Cook G J R, Goh V. What can artificial intelligence teach us about the molecular mechanisms underlying disease? [J]. European Journal of Nuclear Medicine and Molecular Imaging, 2019, 46(13): 2715-2721.

[12] Sollini M, Antunovic L, Chiti A, et al. Towards clinical application of image mining: A systematic review on artificial intelligence and radiomics [J]. European Journal of Nuclear Medicine and Molecular Imaging, 2019, 46(13): 2656-2672.

[13] Balagurunathan Y, Gu Y, Wang H, et al. Reproducibility and prognosis of quantitative features extracted from CT images [J]. Translational Oncology, 2014, 7(1): 72-87.

[14] Armato S G, McLennan G, Bidaut L, et al. The lung image database consortium, (LIDC) and image database resource initiative (IDRI): A completed reference database of lung nodules on CT scans [J]. Medical Physics, 2011, 38(2): 915-931.

[15] McNitt-Gray M F, Armato S G, Meyer C R, et al. The lung image database consortium (LIDC) data collection process for nodule detection and annotation [J]. Academic Radiology, 2007, 14(12): 1464-1474.

[16] de Carvalho A O, de Sampaio W B, Silva A C, et al. Automatic detection of solitary lung nodules using quality threshold clustering, genetic algorithm and diversity index [J]. Artificial Intelligence in Medicine, 2014, 60(3): 165-177.

[17] Gu Y H, Kumar V, Hall L O, et al. Automated delineation of lung tumors from CT images using a single click ensemble segmentation approach [J]. Pattern Recognition, 2013, 46(3): 692-702.

[18] Song J D, Yang C Y, Fan L, et al. Lung lesion extraction using a toboggan based growing automatic segmentation approach [J]. IEEE Transactions on Medical Imaging, 2016, 35(1): 337-353.

[19] Mayerhoefer M E, Materka A, Langs G, et al. Introduction to radiomics [J]. Journal of nuclear medicine: Official publication, Society of Nuclear Medicine, 2020, 61(4): 488-495.

[20] Tomasi G, Turkheimer F, Aboagye E. Importance of quantification for the analysis of PET data in oncology: Review of current methods and trends for the future [J]. Molecular Imaging and Biology, 2012, 14(2): 131-146.

[21] Friedman J, Hastie T, Tibshirani R. Regularization paths for generalized linear models via

coordinate descent [J]. Journal of Statistical Software, 2010, 33(1): 1-22.

[22] Zou H, Hastie T. Regularization and variable selection via the elastic net [J]. Journal of the Royal Statistical Society Series B-Statistical Methodology, 2005, 67(2): 301-320.

[23] Yu H, Caldwell C, Mah K, et al. Automated radiation targeting in head-and-neck cancer using region-based texture analysis of Pet and CT images [J]. International Journal of Radiation Oncology Biology Physics, 2009, 75(2): 618-625.

[24] Chen D R, Huang Y L, Lin S H. Computer-aided diagnosis with textural features for breast lesions in sonograms [J]. Computerized Medical Imaging and Graphics, 2011, 35(3): 220-226.

[25] Acharya U R, Ng E Y K, Tan J H, et al. Thermography based breast cancer detection using texture features and support vector machine [J]. Journal of Medical Systems, 2012, 36(3): 1503-1510.

[26] Moons K G M, Kengne A P, Grobbee D E, et al. Risk prediction models: II. External validation, model updating, and impact assessment [J]. Heart, 2012, 98(9): 691-698.

[27] Hinton G E, Salakhutdinov R R. Reducing the dimensionality of data with neural networks [J]. Science, 2006, 313(5786): 504-507.

[28] Hinton G E, Osindero S, Teh Y W. A fast learning algorithm for deep belief nets [J]. Neural Computation, 2006, 18(7): 1527-1554.

[29] Hinton G, Deng L, Yu D, et al. Deep neural networks for acoustic modeling in speech recognition [J]. IEEE Signal Processing Magazine, 2012, 29(6): 82-97.

[30] Ozkan E, West A, Dedelow J A, et al. CT gray-level texture analysis as a quantitative imaging biomarker of epidermal growth factor receptor mutation status in adenocarcinoma of the lung [J]. American Journal of Roentgenology, 2015, 205(5): 1016-1025.

[31] Leijenaar R T H, Nalbantov G, Carvalho S, et al. The effect of SUV discretization in quantitative FDG-PET Radiomics: The need for standardized methodology in tumor texture analysis [J]. Scientific Reports, 2015, 5: 11075.

第 2 章　影像组学的关键技术及软件平台

影像组学的关键技术包括肿瘤自动分割、影像组学特征提取、影像组学模型构建等部分。同时，为了衡量影像组学模型的性能，需要使用统一的质量评估体系，以确定该模型的临床应用价值。在影像组学研究中，首先需要使用人工或自动的算法进行肿瘤分割(检测)；然后针对肿瘤 ROI 区域进行海量影像组学特征提取；由于提取的特征中包含大量高维度的无关信息，因此，需要对影像组学特征进行特征降维，以筛选出关键影像组学特征；最后，使用少量的关键影像组学特征进行建模分析提供临床可用的影像组学模型。本章将介绍国内外在影像组学关键技术及软件平台研发方面的工作以方便影像组学研究。

2.1　肿　瘤　检　测

在过去的二十年里，为了提高医学影像分析的效率，辅助医生进行疾病诊断，研究人员研发了计算机辅助诊断(computer aided diagnostic，CAD)系统。肺癌作为死亡率最高的癌症，其早期筛查意义重大。同时，肺癌检查以 CT 为主，由于 CT 扫描层数较多，肺结节相对较小，易出现漏诊。因此，肺结节检测的 CAD 系统有较大临床应用价值。一个典型的肺结节检测系统包括三部分：①数据预处理；②检测候选肺结节；③降低假阳性率。预处理通常用于规范数据，减少噪声和伪影。在检测候选肺结节阶段，为了提高召回率，算法会以非常高的灵敏度检测出肺部的疑似结节，这种方法通常带有很高的假阳性率。随后，在降低假阳性率阶段，大量的假阳性结节将被去除。下面将详细介绍一个典型的肺结节检测 CAD 系统的实现。

2.1.1　数据预处理

数据预处理对于影像组学分析非常重要，可减少不同仪器对 CT 影像造成的影响。医学影像数据中层厚、层间距等各种机器扫描参数对算法的影响较大。因此，在进行目标检测之前，需要进行重采样，使所有的数据分辨率保持一致。同时，CT 影像的像素值需要进行预处理，保证其在一个合理的范围，如：①使用肺窗或纵隔窗进行限幅，只保留肺部区域组织。②对 CT 影像进行 z-score 归一化，使图像均值为 0，标准差为 1，便于后续算法处理。③对 CT 影像中异常值进行抑制，如去除均值以外 3 倍标准差的像素点，去除噪声。

在数据预处理中，数据归一化是最基础的步骤，常用的方法包含如下几种：

(1)最大-最小值缩放;

(2)均值标准化(也称为移除直流分量);

(3)z-score 标准化(使图像中所有像素值都具有零均值和单位方差)。

最大-最小值缩放的目的是通过对数据的每一个维度的像素值进行重新调节(这些维度可能是相互独立的),使最终的像素值落在[0,1]或[-1,1]区间内(根据数据情况而定)。例如,在处理自然图像时,像素值在[0, 255]区间中,常用的处理是将这些像素值除以 255,将其缩放到[0, 1]中。

均值标准化:如果数据是平稳的(即数据每一个维度的统计都服从相同分布),则可以考虑在每个样本上减去数据的统计平均值(逐样本计算)。例如:对于图像数据,这种归一化可以移除图像的平均亮度值(intensity)。很多情况下,我们对图像的亮度绝对值并不感兴趣,而更关注其亮度的变化等信息,这时对每个数据点移除像素的均值是有意义的。

z-score 标准化:由于不同的图像可能存在亮度的整体漂移或存在一些异常值,导致使用最大-最小值标准化的时候对噪声和均值的偏移较为敏感。使用 z-score 标准化则可减少异常噪声对归一化的影响,z-score 标准化将原图像减去图像的均值,再除以图像的标准差,以获得具有 0 均值和 1 倍标准差的图像。

2.1.2　候选结节检测

候选结节检测是指在 CT 影像中使用矩形框检测出可能的结节区域,此阶段旨在以较高的敏感度确保结节不被漏检。目前较为常用的候选区域检测算法可通过图像处理的方式实现。首先使用 CT 阈值将肺区域分割出来,然后在肺部区域检测潜在的候选结节。该方法首先采用 300~750HU 的窗位将血管和气管进行去除。然后,使用形态学腐蚀运算去除血管等组织产生的噪声。最后,使用连通域分析对所有体素进行聚类,得到候选区域。

上述步骤可产生大量的候选区域,其中大部分候选区域均不是肺结节。因此,需要对所有候选区域进行特征提取,以筛选出真正的肺结节。常用的特征包含强度特征、纹理特征和形状特征。

强度特征:对于候选结节区域内的体素,使用 50HU 的组距统计图像强度的归一化直方图,并计算如下的统计量:熵、平均值、平均直方图间距、峰度、偏度、峰值,以及占比为 5%、25%、50%、75%和 95%的直方图间距处的值。此外,标准偏差、最小值、最大值也可被用来描述相关的强度分布。

纹理特征:纹理特征主要使用局部二值模式(local binary pattern,LBP)和二维 Haar 小波。两者都可描述局部空间纹理信息,并且已被广泛应用于 CT 图像的纹理分析。这些特征能够帮助排除由运动伪影造成的毛玻璃区域的假阳性样本。

形状特征:多数肺结节都具有椭球形等形状特性,而非肿瘤区域如血管等可能呈现条状。因此，形状成为区分真实结节和假阳性结节的一个重要的特征。形状特征主要包含球形度、紧实度、半径等。

对所有候选结节提取完上述特征后，使用分类器对每一个候选结节进行分类，并最终确定其是否为真正的肺结节。由于不同的机器学习算法都有相应的优缺点，所以需要选择与特征匹配的分类器。分类器选择过程中常在训练集上使用 10 折或 5 折交叉验证对分类器参数进行优化，并选择出性能相对最好的分类器。下面列举几种常见的分类器，并对比其优缺点。

1. 朴素贝叶斯分类算法

朴素贝叶斯分类算法的原理是利用各个类别的先验概率，再利用贝叶斯公式及独立性假设计算出属性的类别概率以及对象的后验概率，即该对象属于某一类的概率，选择具有最大后验概率的类作为该对象所属的类别。其优点在于：①数学基础坚实，分类稳定，容易解释；②所需估计的参数很少，对缺失数据不太敏感；③无需复杂的迭代求解框架，适用于规模巨大的数据集。但其存在以下缺点：①属性之间的独立性假设可能不能满足；②需要知道先验概率，在数据分布较为复杂的情况下，这种简单的分类器分类性能较低。

2. Logistic 回归算法

Logistic 回归模型是一种分类模型，由条件概率分布 $P(Y|X)$ 表示，形式为参数化的 Logistic 分布。这里随机变量 X 取值为实数，随机变量 Y 取值为 1 或 0。可以通过有监督的方法来估计模型参数。该模型具有以下优点：①计算代价不高，易于理解和实现；②适用于数值型和分类型数据。但也存在以下缺点：①容易欠拟合；②分类精度可能不高。

3. 支持向量机算法

对于两类线性可分的学习任务，支持向量机找到一个间隔最大的超平面将两类样本分开，最大间隔能够保证该超平面具有最好的泛化能力。在小样本的情况下，该模型表现出了非常优秀的性能，但其对缺失数据敏感，且对于非线性问题依赖于特定的核函数的选择。

4. 决策树

决策树是一种启发式算法，其各个节点使用信息增益等准则来选取特征，进而递归地构造出树形分类器。该模型计算复杂度不高，易于理解和解释，并且能够同时处理连续型和类别型特征。但是对于各类别样本数不一致的数据，信息增益的结果偏向于样本数量更多的类，从而降低分类性能；此外，过深的树很容易出现过拟合问题。

5. AdaBoost 算法

AdaBoost 算法是从弱学习算法出发，反复学习，得到一系列的弱分类器(即基本分类器)，然后组合这些弱分类器，构成一个强分类器。大多数的提升(boosting)方法都是改变训练数据集的概率分布(训练数据的权值分布)，针对不同的训练数据分布调用弱学习算法学习一系列的弱分类器。这类集成分类器通常的分类精度高，并且可以使用多种方法构建子分类器，不容易造成过拟合。

2.2 图 像 配 准

在进行多模态的影像组学分析时，通常需要将不同模态或不同序列的医学图像配准到同一空间，便于提取空间位置统一的多模态特征。图像配准指在同一个体或不同个体的两幅/多幅相同模态或不同模态的图像间寻找对应解剖结构的最佳空间映射关系，将待配准的两幅/多幅图像映射到同一空间坐标系，使对应相同解剖位置的点在空间上一一对应。图像配准已经被广泛应用于多模图像融合诊断、图像引导治疗、肿瘤发展监测、治疗效果评估、基于配准的分割等诸多领域。根据采用的配准框架类型不同，图像配准目前大致可以分为基于特征的配准、基于灰度的配准和基于深度学习的配准等三类。基于特征的配准主要通过对齐一系列人为设计的图像描述子从而得到最佳变换关系，但这些特征的设计依赖于经验知识，其通用性有待提高。因此在接下来的部分，本书重点介绍几个基于图像灰度和基于深度学习的医学图像配准方法。其中基于图像灰度的算法主要介绍基于空间区域加权的相关比测度的弹性配准；基于深度学习的算法主要介绍基于无监督的脑核磁共振图像形变配准和基于无监督对抗相似度判别网络的图像形变配准。

2.2.1 基于空间区域加权的相关比测度的弹性配准

基于互信息(mutual information，MI)的弹性配准框架是一种广泛使用的灰度配准策略，其通过最大化待配准图像间的互信息测度来寻找最佳对齐关系。但它只利用了图像间的灰度信息，而忽略了像素点之间的空间位置关系，因此容易受到局部灰度畸变、噪声干扰以及模态差异等因素的影响。利用一个额外的空间通道来扩展二维灰度联合直方图可以有效地在灰度信息统计中嵌入空间位置信息，提高图像配准的精度，已经被成功应用于 MI 的改进研究中[1]，但其时间开销较大，而且性能容易受分块大小的影响。基于此，Gong 等[2]将这种三通道策略与相关比(correlation ratio，CR)测度结合，提出了基于空间区域加权的相关比(spatially region-weighted correlation ratio，SRWCR)测度。SRWCR 利用一个可以描述块内像素点拓扑结构的三次 B 样条函数拟合空间分布函数，更适于估计像素点的最佳映射关系，其主要设计思想如下。

(1) 将整个图像域划分为一系列索引为 r 的子块，其中 $r \in R = \{0, 1, 2, \cdots, R_n\}$，并假设像素点出现在指定块内的概率符合一个已知的空间分布函数 $w(r, \boldsymbol{x})$，则可以定义一个包含空间位置信息和灰度信息的三维联合概率密度函数 (probability density function，PDF)：

$$p(a, b, r) = \frac{1}{Z} \sum_{\boldsymbol{x} \in \Omega} w(r, \boldsymbol{x}) h(a - A(\boldsymbol{x})) h(b - B(\boldsymbol{x})) \tag{2-1}$$

式中，A 和 B 表示参考 (目标) 图像和待配准图像，a, b 分别是它们对应的灰度级。Z 为归一化因子。$h(\cdot)$ 为 Parzen 窗函数，本质上，$p(a, b, r)$ 表示灰度级 (a, b) 同时出现在区域 r 的概率。根据条件概率的性质，它可以改写成灰度对 (a, b) 出现在指定区域 r 的概率 $p_r(a, b)$ 与区域 r 出现在整个图像域的概率 $p(r)$ 的乘积，因此可以得到：

$$p_r(a, b) = p(a, b, r) / p(r), \quad p_r(a) = \sum_b p(a, b, r) / p(r)$$

$$p_r(b) = \sum_a p(a, b, r) / p(r), \quad p(r) = \sum_a \sum_b p(a, b, r) \tag{2-2}$$

(2) 假设像素点的空间分布符合一个三次 B 样条函数，并使该函数与自由形变模型中的三次 B 样条函数在网格控制点分布和网格间距上保持一致。利用形变模型中的网格控制点作为子块中心，$w(r, \boldsymbol{x})$ 可以表示为：

$$w(r, \boldsymbol{x}) = \begin{cases} \beta_e(x - u_{r,x}) \beta_l(y - u_{r,y}) \beta_q(z - u_{r,z}), & \boldsymbol{x} \in \Omega_r \\ 0, & \boldsymbol{x} \notin \Omega_r \end{cases} \tag{2-3}$$

式中，$(u_{r,x}, u_{r,y}, u_{r,z})$ 为控制点 $\boldsymbol{u}_r$ 的坐标，β 为式 (2-3) 中定义的三次 B 样条函数，e, l, q 为当前像素点在 X、Y、Z 三个方向上对应的基函数索引。三次 B 样条函数假设 Ω_r 内的像素点 $\boldsymbol{x}$ 的权值与其到子区域中心的距离成反比，因此它能够更精确地描述块内像素点间的位置拓扑关系。

(3) 不同于 CR 在整个图像域内计算函数依赖性，该方法在每个子区域上估计局部统计特性从而计算出一系列局部的 CR 值，然后利用这些值加权构造一个全局的测度函数。对于参考图像 A 和待配准图像 B，如果将每个子块的标签看作空间级的索引，则它们之间的 SRWCR 可以定义为：

$$D(A, B) = \mathrm{SRWCR}(A, B, R) = \sum_r p(r)(1 - \mathrm{CR}(A, B \mid r)) = \sum_r p(r) \left(\frac{1}{\sigma_r^2} \sum_a \sigma_r^2(a) p_r(a) \right)$$

$$\tag{2-4}$$

式中，σ_r^2，$\sigma_r^2(a)$ 表示待配准图像 B 在指定空间级 r 上的区域方差：

$$\sigma_r^2 = \sum_b b^2 p_r(b) - \mu_r^2, \qquad \mu_r = \sum_b b p_r(b),$$

$$\sigma_r^2(a) = \frac{\sum_b b^2 p_r(a,b)}{p_r(a)} - \mu_r^2(a), \quad \mu_r(a) = \frac{\sum_b b p_r(a,b)}{p_r(a)} \tag{2-5}$$

式中，$p_r(a), p_r(b), p_r(a,b)$ 为两幅图像在区域 Ω_r 上的局部边缘和联合概率密度函数（见式 (2-2)），μ_r 和 $\mu_r(a)$ 分别是 B 在 Ω_r 的期望和条件期望。将式 (2-5) 整合到式 (2-4) 中，可以得到：

$$SRWCR(A,B,R) = \sum_r p(r)\left[\frac{1}{\sigma_r^2}\left(\sum_b b^2 p_r(b) - \sum_a p_r(a)\mu_r^2(a)\right)\right] \tag{2-6}$$

考虑到 $\mu_r(a)$ 和 B 的独立性，式 (2-6) 可以进一步化简为一个包含有两个灰度通道和一个额外空间通道的简化形式：

$$
\begin{aligned}
SRWCR(A,B,R) &= \sum_r p(r)\sum_a \sum_b \left[\frac{(b^2 - \mu_r^2(a))}{\sigma_r^2} p_r(a,b)\right]\\
&= \sum_r \sum_a \sum_b \left[\frac{(b^2 - \mu_r^2(a))}{\sigma_r^2} p(a,b,r)\right]
\end{aligned}
\tag{2-7}
$$

（4）引入薄板样条能量函数来约束位移场以保证其平滑性。对于三维图像域 $\Omega = \{\boldsymbol{x} = (x,y,z) \mid 0 \le x < N_x, 0 \le y < N_y, 0 \le z < N_z\} \subset \mathbb{R}^3$，图像 A 和 B 之间的代价函数为：

$$C(A,B) = D(A,B) + w_R \cdot C_{\text{smooth}}(\boldsymbol{T}) = SRWCR(A,B) + w_R \cdot C_{\text{smooth}}(\boldsymbol{T}) \tag{2-8}$$

式中，3D 图像域的约束项为：

$$C_{\text{smooth}}(\boldsymbol{T}) = \frac{1}{N}\sum_{\boldsymbol{x}\in\Omega}\left[\left(\frac{\partial^2 \boldsymbol{T}}{\partial x^2}\right)^2 + \left(\frac{\partial^2 \boldsymbol{T}}{\partial y^2}\right)^2 + \left(\frac{\partial^2 \boldsymbol{T}}{\partial z^2}\right)^2 + 2\times\left(\frac{\partial^2 \boldsymbol{T}}{\partial x\partial y}\right)^2 + 2\times\left(\frac{\partial^2 \boldsymbol{T}}{\partial x\partial z}\right)^2 + 2\times\left(\frac{\partial^2 \boldsymbol{T}}{\partial y\partial z}\right)^2\right]$$
$$\tag{2-9}$$

式中，N 为整个图像域内像素点数目。

（5）在总体配准框架部分，采用基于梯度的有限内存拟牛顿优化算法寻找代价函数的最优解以及基于三次 B 样条函数的自由形变模型描述组织形变，在此基础上，设计了一个具有三层金字塔框架的多分辨率测度用于实现从粗到细的分层配准以提高优化效率。

为了评估 SRWCR 在弹性配准中的性能，该研究在 10 组临床采集的肺部 3D CT/PET 数据上进行了测试，并选取经典的 MI 测度和其他两个三通道测度：SEMI[3] 和 RaPTOR[1] 作为对比算法，采用豪斯多夫距离（Hausdorff distance，HD）和平均豪斯多夫距离（mean Hausdorff distance，MHD）来衡量配准算法的性能。

　　表 2.1 中黑体是不同测度下的较好结果，从该结果可以看出，SRWCR 得到的平均 HD 值和平均 MHD 值都是最小的，从而说明该算法对于不同的数据具有更好的稳定性。图 2.1 给出了一组 PET/CT 数据配准前后对比结果，分别展示了横断面、冠状面和矢状面的融合图，其中 PET 图像利用绿色伪彩增强。可以看到，SRWCR 在三个视图上都显著提高了融合精度，更适于描述图像间的局部形变。

表 2.1　定量分析不同测度方法在 3D PET/CT 数据集上的差异

样本	不同测度的 MHD/mm					不同测度的 HD/mm				
	Initial	MI	SEMI	RaPTOR	SRWCR	Initial	MI	SEMI	RaPTOR	SRWCR
#1	10.30	6.71	6.07	4.72	**4.22**	62.54	60.55	65.90	46.45	**28.91**
#2	13.25	5.12	4.27	5.30	**3.71**	70.13	36.23	36.19	29.69	**28.82**
#3	4.12	3.32	3.28	2.59	3.14	30.77	31.26	34.42	27.47	25.42
#4	7.52	**3.67**	4.14	4.33	4.12	43.91	30.58	31.97	26.83	**23.58**
#5	11.91	5.34	4.49	4.93	**4.47**	71.38	45.42	48.82	44.89	**40.95**
#6	8.79	4.96	4.52	4.04	**4.02**	78.01	44.09	49.68	**30.03**	31.85
#7	5.66	**2.93**	3.43	3.02	3.37	36.45	25.82	26.56	**25.66**	27.34
#8	10.03	3.80	3.24	3.40	**2.75**	58.19	**26.53**	27.07	27.44	27.38
#9	7.72	3.66	3.24	**3.16**	3.56	47.94	**32.16**	39.49	32.49	36.36
#10	9.26	5.70	5.64	4.41	**3.63**	54.07	54.93	63.31	43.77	**31.87**
平均值	8.86	4.52	4.23	3.99	**3.70**	55.34	38.76	42.34	33.47	**30.25**
标准差	2.75	1.22	1.00	0.90	**0.52**	15.63	12.42	14.10	8.94	**5.22**

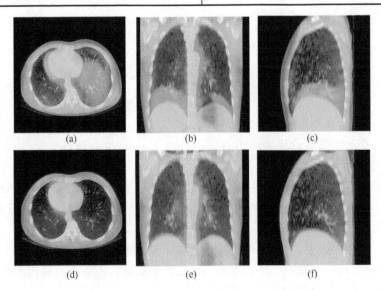

(a)　　　　　　　　　(b)　　　　　　　　　(c)

(d)　　　　　　　　　(e)　　　　　　　　　(f)

图 2.1　配准前后融合图对比：(a)～(c)分别为配准前横断面、冠状面和矢状面的融合图；(d)～(f)分别为配准后横断面、冠状面和矢状面的融合图

2.2.2　基于无监督网络的脑磁共振图像形变配准

为了解决传统配准方法迭代优化步骤烦琐，运行时间长等问题，Duan 等[4]提出了一种基于深度学习的三维脑磁共振(magnetic resonance，MR)图像配准方法。采用全卷积网络(fully convolutional networks，FCN)，输入参考图像 F 和待配准图像 M，输出预测形变场 φ，并产生形变后的图像 $M(\varphi)$，通过最大化 $M(\varphi)$ 和 F 之间的相似性来优化更新配准网络 FCN 的参数，因此该配准模型的训练不需要金标准形变场。生成式对抗网络(generative adversarial networks，GAN)在图像生成、分割方面取得了显著的成功。为了产生更接近于参考图像的配准后图像，该研究引入对抗策略来进一步训练配准网络。即添加了一个额外的判别器网络。整个配准流程如图 2.2 所示。整个配准模型由两个深度网络组成：①配准网络 G(FCN)，基于输入的待配准图像对，预测形变场并产生配准后图像；②判别器网络 D，用于判别配准后图像 $M(\varphi)$ 和参考图像 F 中谁是真实的参考图像。在反向传播过程中，利用判别器的判别损失进一步更新 FCN 的参数，使得配准网络能够产生令判别器无法区分真假的配准图像。

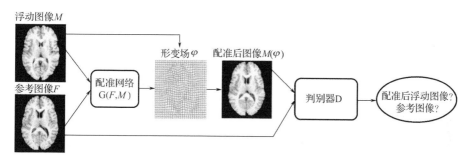

图 2.2　无监督脑 MR 图像配准流程图

下面详细介绍模型中的配准网络 G 和判别器网络 D。

1. 配准网络 G

该研究提出了多尺度的配准网络 G(多尺度全卷积网络)，如图 2.3 所示。它是一个全卷积网络，采用了类似于 U-Net 跳接的编码器-解码器架构。该多尺度 FCN 可以通过融合编码器子网中的不同操作策略来获取互补的图像多尺度特征，从而准确地描述图像对之间的空间对应关系，提高配准性能。

编码器子网络包括两个具有不同感受野卷积操作的编码分支。每个编码分支包含两个分辨率逐渐降低的块，来自这两个分支的相同分辨率的特征将被合并，然后输入给下一个块。在一个分支中，依次包含两个步长为 1 的卷积层和最大池化层，类似于典型的 U-Net 中的编码操作。在另一个分支中，先进行最大值池化，然后使用膨胀率为 2 的卷积操作，使得其感受野更大。以上卷积层的卷积核大小均为 3×3×3，采用 LeakyReLU 激活函数。

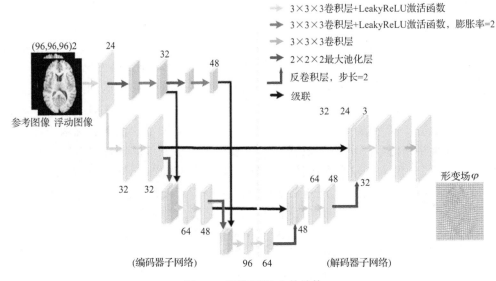

图 2.3　配准网络 G 的结构

随后的解码器子网络包含两个分辨率递增的上采样块。每个块中包含两个相同的卷积层和一个步长为 2 的反卷积层。

在最后一层中，通过一个简单的卷积层建立 3 个通道输出，分别表示 X、Y、Z 三个方向的位移。

2. 判别器网络 D

判别器网络 D 是一种典型的 CNN 结构，如图 2.4 所示。它包含三次重复的卷积层、BN、ReLU 和池化层，后接两个连续的卷积层，然后展平送入三个全连接层。最后一层采用 Sigmoid 函数评估输入图像为真实参考图像的概率。

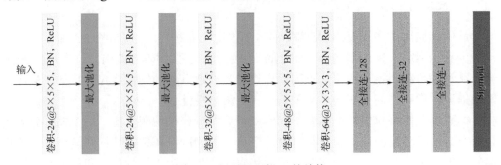

图 2.4　判别器网络 D 的结构

判别器网络 D 的学习目标是准确判别配准后的图像 $M(\varphi)$ 和参考图像 F 中谁是真实的参考图像，其目标函数为：

$$L_D(F, M(\varphi)) = L_H\big(D(F), 1\big) + L_H\big(D(M(\varphi)), 0\big) \tag{2-10}$$

式中，$D(\cdot)$ 是判别器网络 D 的输出，表示将输入图像判别为 F 或 $M(\varphi)$ 的概率，L_H 是交叉熵损失函数：

$$L_H(Y', Y) = -\sum_i \big(Y_i \log(Y_i') + (1 - Y_i) \log(1 - Y_i')\big) \tag{2-11}$$

式中，Y 是输入图像的标签（F 是 1，$M(\varphi)$ 是 0），$Y' \in [0,1]$ 是判别器 D 的预测值。

同时，配准网络 G 旨在生成配准良好的图像，使判别器 D 无法区别其真假。因此，对 G 的优化目标是对 L_D 最大化。配准网络 G 的对抗性损失函数项定义为：

$$L_{\text{adversary}}(M(\varphi)) = L_H(D(M(\varphi)), 1) \tag{2-12}$$

则配准网络 G 的总的损失函数为：

$$L_G(F, M(\varphi)) = \lambda_1 L_{\text{similarity}}(F, M(\varphi)) + \lambda_2 L_{\text{smooth}}(\varphi) + \lambda_3 L_{\text{adversary}}(M(\varphi)) \tag{2-13}$$

其中第一项表示配准后两幅图像的相似度，采用如下归一化互相关 (normalized cross correlation，NCC) 函数。

$$L_{\text{similarity}}(F, M(\varphi)) = -\text{NCC}(F, M(\varphi)) \tag{2-14}$$

式 (2-13) 中第二项如式 (2-15) 所示是对空间梯度施加平滑约束的正则项，以避免不连续的形变场。

$$L_{\text{smooth}}(\varphi) = \sum_{p \in \Omega} \left\| \nabla \varphi(p) \right\|^2 \tag{2-15}$$

该研究采用公开的脑 MR 图像 AONI 数据集作为训练集，LPBA40、MGH10、IBSR18 和 CUMC12 数据集作为测试集，与传统的 D.Demons、ANT-SyN 和 B-spline 模型 (SRWCR)[2] 以及深度配准网络 (VoxelMorph[5]和 Li [6]) 进行了性能对比，利用脑白质 (white matter，WM) 和灰质 (gray matter，GM) 区域的 Dice 相似度系数来定量比较配准结果，详细结果见表 2.2；利用 LPBA40 数据集中的各区域表面点计算配准距离误差进一步评估配准性能，详细结果见表 2.3，其中黑体为各项中较好的结果。

表 2.2 不同配准方法对脑白质（WM）和灰质（GM）区域配准后的 Dice 相似度系数

数据集	脑组织	D.Demons	SRWCR[2]	VoxelMorph[5]	Li[6]	G+D (Proposed)
LPBA40	GM	68.57±4.64	72.79±2.70	70.91±3.55	70.46±3.30	**75.77±3.53**
	WM	72.55±2.30	76.35±1.77	72.89±2.01	71.31±1.74	**77.95±2.05**
IBSR18	GM	73.56±3.70	84.16±3.29	79.95±2.15	79.88±2.03	**84.83±2.10**
	WM	69.92±2.93	80.13±2.19	75.25±2.46	73.89±1.94	**80.30±2.13**
CUMC12	GM	64.77±2.23	70.91±2.85	66.55±1.97	65.99±1.88	**73.40±1.57**
	WM	70.72±1.97	80.41±1.70	74.71±1.85	73.73±1.14	**81.16±0.82**
MGH10	GM	71.72±2.29	75.65±2.80	72.69±1.06	72.85±1.07	**78.63±1.04**
	WM	73.15±1.18	84.09±0.90	76.27±1.10	76.87±0.83	83.05±0.64

注：G+D 表示使用了多尺度生成网络 G 和判别器网络 D 的生成对抗模型。

表 2.3 不同配准方法的脑各个区域表面点的平均配准误差

	Initial	D.Demons	SRWCR[2]	VoxelMorph[5]	Li[6]	G+D (Proposed)
距离误差/mm	2.97±3.20	2.70±2.91	**2.02±2.57**	2.47±2.79	2.35±2.75	2.20±2.66

注：G+D 表示使用了多尺度生成网络 G 和判别器网络 D 的生成对抗模型。

此外，该研究也将其与 GPU 加速后的 Demons 和 B-spline 等方法的配准运行时间进行了对比（见表 2.4），证实了基于深度学习的配准方法在时间上的显著优势。

表 2.4 不同配准方法进行脑配准的平均运行时间

	D.Demons-CPU	SRWCR[2]-GPU	VoxelMorph[5]-GPU	Li[6]-GPU	G+D-GPU
时间/s	120.8	64.3	0.68	0.61	0.74

注：G+D 表示使用了多尺度生成网络 G 和判别器网络 D 的生成对抗模型。

2.2.3 基于无监督对抗相似度判别网络的图像形变配准

基于深度学习的配准方法大多需要金标准形变场或特定的相似性度量函数。为此，Fan 等[7]提出了一种基于无监督对抗相似度判别网络的图像配准方法，避免了对金标准形变场和相似性度量函数的需求。该方法的主要设计思想是用一个空间转换网络（spatial transformer network，STN）连接一个配准网络 R 和一个判别网络 D，具体的网络结构如图 2.5 所示。其中，配准网络 R 的具体结构如图 2.6 所示，输入待配准图像 I_M 和目标图像 I_F，预测出形变场 φ。

该研究中配准网络的训练不再需要特定明确的相似性度量函数，而是通过一个判别网络 D 来度量配准网络产生的配准图像和目标图像的相似性，以更新配准网络的参数。判别网络的结构如图 2.7 所示，输入配准后的图像以及参考图像，输出两幅图像的相似度，并反馈给配准网络。利用对抗式训练策略对配准网络进行训练，使其能够产生足够对齐的两幅图像来欺骗判别网络。

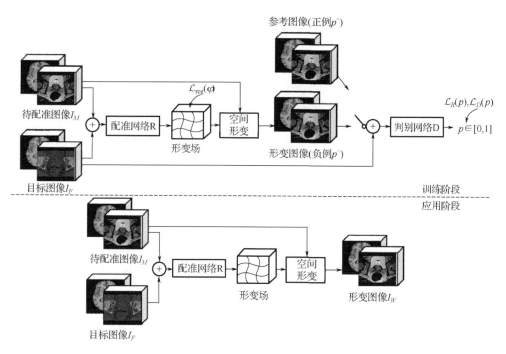

图 2.5　基于无监督对抗相似度判别网络的配准模型

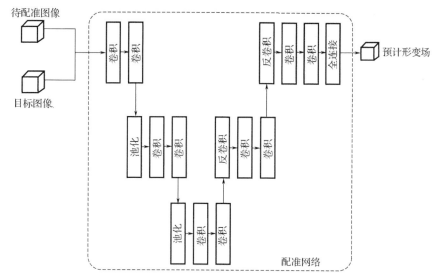

图 2.6　配准网络 R 的结构图

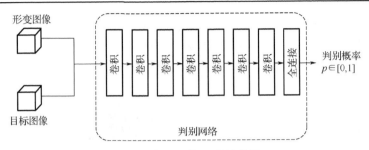

图 2.7 判别网络 D 的结构图

对于判别网络的训练,该研究需要准备配准好的图像对(正例)和未对齐的图像对(负例)。每个正例是一个配准良好的图像对,由一个参考图像和一个配准后的形变图像组成。对于单模态配准,理想的正例是图像对完全相同。然而,这是一个过于严格的要求,不符合实际,因为不同人的解剖结构是不同的。为了避免这种情况,该研究使用原始的待配准图像 I_M 和目标图像 I_F 来生成参考图像。

$$I_R = \alpha \cdot I_M + (1-\alpha) \cdot I_F, \quad 0 < \alpha < 1 \tag{2-16}$$

在多模态配准中,参考图像和待配准图像 I_M 属于同一模态,而目标图像属于不同的模态,因此可直接将目标图像作为参考图像。

判别网络 D 的作用是判断输入图像对是否相似。配准好的图像对(p^+)和未对齐的图像对(p^-)交替输入到网络中训练判别网络 D,D 的损失函数定义如下:

$$L_D(p) = \begin{cases} -\lg(p), & c \in p^+ \\ -\lg(1-p), & c \in p^- \end{cases} \tag{2-17}$$

式中,p 表示 D 输出的图像对的相似度,c 表示输入情况。在训练过程中,每个正例被期望给出一个接近 1 的值,每个负例被期望给出一个接近 0 的值。通过最小化损失函数(2-17)来优化判别网络 D。

配准网络 R 的目标是使配准后的图像与目标图像尽可能相似,从而使判别网络 D 的输出值大。

$$L_R(p) = -\lg p, \quad c \in p^- \tag{2-18}$$

还有一个正则项对形变场施加平滑约束:

$$L_{\text{reg}}(\varphi) = \sum_{v \in R^3} \nabla \varphi^2 \tag{2-19}$$

因此,该研究中配准网络总的损失函数为:

$$L = L_R(p) + \lambda \cdot L_{\text{reg}}(\varphi) \tag{2-20}$$

通过交替迭代地对配准网络 R 和判别网络 D 进行优化训练,直至判别网络 D 不能正确评估配准对是否配准好(正例和负例)时达到收敛。

对于单模态图像配准的验证，该研究采用 LPBA40 脑 MR 数据集中的 30
幅图像作为训练集训练网络，在 MGH10 数据集上测试。图 2.8 给出了不同方
法的实验结果，通过对比可以看出，该研究提出的 R+D 的方法提供了更好的
配准结果。

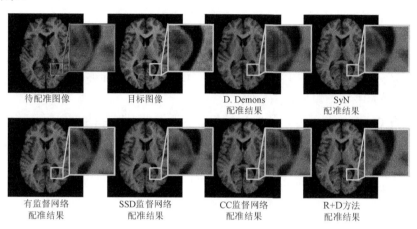

图 2.8　不同配准方法对 MGH10 数据的配准结果示例

对于多模态图像配准的验证，采用了 22 例前列腺癌患者的盆腔 MR 和 CT 图像
进行多模态配准实验，该研究使用来自同一受试者的对齐的 MR 和 CT 图像作为参
考图像。利用未对齐的 MR 和 CT 图像来训练判别网络，结果如图 2.9 所示。MR 和
CT 图像中由医生手工标记的前列腺、膀胱和直肠用于定量评估分析，可以看出该
方法能够更好地配准多模态图像。

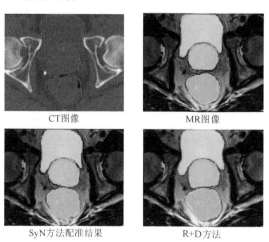

图 2.9　不同方法的 MR 和 CT 图像的配准结果

2.3　肿瘤图像分割

在完成了肿瘤图像的检测、配准等操作后，精确的肿瘤分割对提取肿瘤的定量影像特征有重要意义。然而，肿瘤的异质性以及肿瘤与周围环境视觉特征之间的相似性使肿瘤分割存在很大的困难。深度学习模型在此类分割任务上有较好的效果，近年来出现了较多优秀的模型，下面将介绍几种有代表性的肿瘤图像分割模型，并详述相关技术的原理和实现，例如，基于中心池化卷积神经网络[8]的肺结节分割(CF-CNN)和基于全卷积的肿瘤分割。

在肿瘤 CT 影像分析中，临床标签的获取或者数据标注的成本较高，导致规范化的肿瘤 CT 影像数据量通常较少。若直接在几百例样本中进行分析，则难以训练深度学习模型，难以发挥深度学习的优势。虽然患者级的肿瘤 CT 影像数据量较少，但一个肿瘤的 CT 影像通常包含大量的体素点。例如，一个常见大小的肺肿瘤的 CT 影像可包含 $10×10×5=500$ 个体素点。若将肿瘤 CT 影像中的每一个体素点当作一个训练样本，则可产生大量的训练样本，进而可以训练更复杂的深度学习模型，这就是体素级分类算法的思想。在医学影像分割这种小样本量的任务中，将分割问题转化为体素级分类问题，是一种很好的扩充样本量的方法。通过将图像分割问题转化为每一个体素点的分类问题，可以将每一个体素点(像素)都作为训练样本，进而扩充数据集。

虽然上述研究通过将分割问题转化为体素级分类问题，产生了大量的训练样本，但他们所使用的 CNN 网络缺乏针对体素级分类问题的特定的改进。若针对体素级分类问题的特点，设计出与之匹配的 CNN 网络结构，则可进一步发挥体素级分类方法的优势。有研究针对 CT 影像中肺肿瘤分割的问题，使用体素级分类方法扩充训练样本。同时，针对体素级分类方法的特点，对 CNN 网络结构和训练样本的选择方式进行改进，提出了新的 CNN 模型和训练样本采样方法。

2.3.1　基于卷积神经网络的脑肿瘤分割

卷积神经网络不仅在图像分类上取得了很好的效果，在图像的语义分割问题中同样取得了成功。深度学习方法中常见的一种语义分割方法是将图像分割转化为像素点分类问题。对于图像中的每一个像素点，以其为中心取其周围固定邻域大小的图像进行分类(patch classification)，最后将这个邻域分类的标签赋予该邻域图像中心像素点，即利用像素周围的图像块对每一个像素进行分类。得益于深度学习在图像分割上的成功应用，Havaei 等人[9]提出了一种基于像素点分类的卷积神经网络。该模型提出了一种双分支级联网络结构，其中一个分支用于处理局部信息，另一个分支用于处理全局信息。对于每一个像素点，该模型提取 $33×33$ 的小块，用双分支网络进行局部和全局信息提取。其中细粒度分支使用 7×7 和 3×3 的两层卷积层和最大池化层进行局部信息提取，粗粒度分支使用 13×13 的卷积核进行全局信息提取；最后两分支的特征图拼接在一起，以融合局部和全局信息。得到融合的特征图后，模型使用 21×21 的卷积层替代全连接层，用于拟合特征和像素标签间的映射，同时减少网络的参数，防止过拟合。

为了进一步防止过拟合，模型的损失函数使用了 L1 和 L2 正则，如下式所示：

$$loss = -\lg p_{10}(Y \mid X) + \lambda_1 \|W\|_1 + \lambda_2 \|W\|_2 \tag{2-21}$$

该模型最终在 2019 年第 22 届医学图像计算和计算机辅助干预国际会议(The 22nd International Conference on Medical Image Computing and Computer Assisted Intervention，MICCAI 2019)的脑胶质瘤分割的比赛中取得了 Dice = 0.88 的结果。

2.3.2　基于 MV-CNN 的肺结节分割算法

针对肿瘤 CT 影像分割和体素级分类方法的特点，Wang 等[10]提出了多视角卷积神经网络(multi-view convolutional neural network，MV-CNN)模型，利用多个视角的 CT 影像和多尺度策略进行肺结节分割。对于 CT 影像中的每一个体素点，在 CT 影像的三个正交的视角上分别提取多尺度邻域图像作为 MV-CNN 模型的输入，并预测该体素点属于肺结节还是背景正常组织。

与已有的肺结节分割方法相比，该模型具有以下优势：

(1)该模型不需要引入任何形状假设或复杂的用户参数设置，更简单易用，鲁棒性更强。

(2)在 CT 影像的每一个视角上，该模型使用多尺度输入图像，既考虑了小尺度图像提供的细节纹理信息，又考虑了大尺度图像提供的全局形状信息。

(3)该模型使用三个网络分支分别学习 CT 影像三个视角的信息，可同时从三个正交的视角观察肿瘤，更有利于分割与周围组织有粘连的肿瘤图像。此外，该模型是通过数据驱动的方式自动学习有利于区分肺肿瘤体素和背景体素的特征，其提取的图像特征比人工定义的特征更适合肺肿瘤分割问题。

对于 CT 图像中的每一个体素，该研究在三个正交的图像方向(轴状位、冠状位、矢状位)上分别提取一个以该体素为中心的多尺度二维邻域图像，并将它们作为 MV-CNN 的三个分支进行输入，并预测该体素属于肿瘤还是正常组织。

MV-CNN 模型的三个分支分别处理来自轴状位、冠状位和矢状位的 CT 图像。三个分支使用相同的结构，均由六个卷积层、两个最大值池化层和一个全连接层构成。每一个分支中的 6 个卷积层被分为 3 个块(block)，每个块包含 2 个卷积核大小为 3×3 的二维卷积层。卷积层对输入图像进行卷积运算，以学习图像与体素点类别标签之间的映射。卷积层的运算过程如下式所示：

$$f^j = \sum_i c^{ij} * f^i + b^j \qquad (2\text{-}22)$$

其中，f^i 和 f^j 分别表示第 i 个和第 j 个特征图（feature map）；c^{ij} 表示 f^i 和 f^j 间的卷积核（*为二维卷积运算）；b^j 是卷积核 c^{ij} 的偏置项。在 CNN 中，特征图是指卷积层的输出图像。在每个块之间，使用一个窗口大小为 2×2、步长为 2 的最大值池化层来进行特征降维，以减小卷积后特征图的大小。在最后一个卷积层之后，包含一个全连接层，该层中的每个神经元与所有的输入神经元均保持连接。全连接层可以捕获卷积层产生的不同特征之间的相关性。为了实现非线性变换，在全连接层和每个卷积层后均使用参数化的线性校正单元（parametric rectified linear unit，PReLU）作为非线性激活函数，其定义如下：

$$\text{PReLU}\left(f^j\right) = \begin{cases} f^j, & \text{if} \quad f^j > 0 \\ a_j f^j, & \text{if} \quad f^j \leqslant 0 \end{cases} \qquad (2\text{-}23)$$

在该等式中，a_j 是可训练参数，j 表示该卷积层中第 j 个特征图。在该模型中，a_j 被初始化为 0.25。当输入小于 0 时，PReLU 函数的输出由参数 a_j 控制，这种对于负值输入引入非零斜率的方式被证明在 ImageNet 数据集的分类任务中比传统的 ReLU 函数更有效。

已有的研究表明，多尺度特征可提升 CNN 的分类性能，因此，MV-CNN 的每个 CNN 分支的输入是一个双通道的多尺度邻域图像。在这里，通过多尺度输入图像来提取多尺度特征，而不是构建两个 CNN 模型分别处理两种尺度的图像，这样可以减少运算量和网络参数。在选取多尺度邻域图像时，以目标体素点为中心，选取两个大小分别为 65×65 和 45×45 的矩形图像。然后，使用三次样条插值算法将两个尺度的图像缩放到 45×45 的大小，再组成双通道图像输入对应的 CNN 分支。由于 CT 图像的灰度值分布范围较大，使用 z-score 对邻域图像进行标准化，其计算公式如下：

$$f(x) = \frac{x - x_{\text{mean}}}{x_{\text{std}}} \qquad (2\text{-}24)$$

其中，x_{mean} 和 x_{std} 分别表示邻域图像的均值和标准差。MV-CNN 在输入图像上的多尺度策略使模型能够学习多尺度特征，而三个视角的 CNN 分支使模型可以学习到肿瘤的三维信息，这在分割与周围组织有粘连的肿瘤图像时有重要作用。例如，在判断有些体素点是否是肿瘤组织时，只利用轴状位图像难以区分，但从冠状位和矢状位图像上较容易区分。在 CNN 模型的最后，这三个分支提取的特征通过全连接层进行融合，并在输出层通过两个神经元预测输入的目标体素点的类别标签。MV-CNN 的输出层由两个神经元组成，这两个神经元的输出值经过二值 softmax 函数后被转换为输入图像在两种类别标签上的概率分布。假设 o_k 是输出层的第 k 个神

经元的输出,则该输入图像属于第 k 个类别的概率由 softmax 函数计算获得,softmax 函数定义如下:

$$p_k = \frac{\exp(o_k)}{\sum_{h \subseteq \{0,1\}} \exp(o_h)} \tag{2-25}$$

其中, $k=0$ 和 $k=1$ 分别表示背景体素点和肺肿瘤体素点这两个类别。

构建好 MV-CNN 网络后,通过使用训练集数据对其进行训练,可使其具有良好的预测性能。网络训练的目标是最大化正确分类的概率,这可通过最小化训练集上每个训练样本的交叉熵损失函数来实现。假设 y_n 表示第 n 个输入图像的真实标签(属于 0 或 1 中的一个数值),则交叉熵损失函数定义如下:

$$L(W) = -\frac{1}{N} \sum_{n=1}^{N} [y_n \lg \hat{y}_n + (1-y_n) \lg(1-\hat{y}_n)] + \lambda |W| \tag{2-26}$$

其中, $\hat{y}_n$ 表示 MV-CNN 的预测概率, N 是样本数。为避免过拟合,对模型参数 W 使用 L1 范数进行正则化。正则化强度由 λ 控制,在该模型中 λ 设置为 5×10^{-4} 。在模型训练过程中,通过计算损失函数 L 在网络参数 W 上的梯度,可逐步最小化损失函数,优化模型性能。在此过程中,模型参数 W 使用 Xavier 算法进行初始化,并使用随机梯度下降(stochastic gradient descent,SGD)算法对其进行更新,如下述公式所示:

$$W_{t+1} = W_t + V_{t+1} \tag{2-27}$$

$$V_{t+1} = \mu V_t - \alpha \nabla L(W_t) \tag{2-28}$$

在该等式中, t 表示训练的迭代次数, V 表示每次迭代过程中网络参数的更新量,其初始值为 0。在计算梯度 $\nabla L(W)$ 时,由于难以在内存中同时存储数万个训练样本,使用 128 个样本(batch size)进行批量运算。式中, μ 是 SGD 算法的学习动量,设置为 0.9; α 是学习率。在训练开始时,初始学习率 $\alpha_0 = 6 \times 10^{-5}$,这个较大的初始学习率可以让网络的学习过程加快,使网络参数快速到达最优解附近;在训练过程每迭代完四个周期(epoch)后,学习率 α 就减小到 1/10,这是由于网络在最优解附近时,需要使用较小的学习率寻得更精细的最优解以帮助网络收敛。若此时学习率依然较大,则可能造成网络学习过程振荡,难以收敛。

由于 MV-CNN 通过数据驱动的方式从图像中自动学习基于 CNN 的特征,因此需要大量的邻域图像作为训练样本进行模型训练。在胸腔的 CT 影像中,肿瘤区域只占整个肺部组织非常小的一部分,肿瘤区域的体素点个数在一个 CT 切片中占总体素的 5%以下。因此,直接在整个肺部的 CT 图像中随机选择体素点作为训练样本,将会产生大量的背景组织的体素点(负样本),造成正负样本不均衡。

针对这个问题,在产生训练样本时,该研究首先在训练集中确定每个肺肿瘤的外接矩形 ROI，并将 ROI 在每个坐标轴上扩展 8 个体素的大小，得到一个扩展后的 ROI。然后，在这个扩展后的 ROI 中，以隔点均匀采样的方式选择体素点作为训练样本，也就是说，在行和列方向每跳过一个体素点后再选取一个体素点作为训练样本。此过程选取了 ROI 中 1/4 的体素点作为训练样本。由于选取的训练样本中正负样本的数量很可能不一致，为了避免不平衡的数据分布造成的影响，通过随机采样的方式保证两个类别的训练样本数量相同。最终，共选取了约 34 万个训练样本。对于每一个作为训练样本的体素点，以其为中心，在轴状位、冠状位和矢状位分别提取多尺度的邻域图像，用于训练 MV-CNN 网络。

在得到分割的金标准图像 Gt 和模型的自动分割结果 Auto 后，使用 Dice 相似性系数(dice similarity coefficient，DSC)和平均对称表面距离(average symmetric surface distance，ASD)作为主要指标评价分割算法的精度。DSC 用于测量两个分割结果之间的重叠度，其取值范围为 0～100%，完全重叠对应 100%。ASD 用于测量两个分割物体表面间的平均距离，取值越小说明分割结果越好。此外，该研究还使用灵敏度(sensitivity，SEN)和阳性预测值(positive predictive value，PPV)来测量体素分类的性能。这些指标的完整定义如下式所示：

$$DSC = \frac{2 \cdot V(Gt \cap Auto)}{V(Gt) + V(Auto)} \tag{2-29}$$

$$ASD = \frac{1}{2}(\text{mean}_{i \in Gt}\text{mean}_{j \in Auto}d(i,j) + \text{mean}_{i \in Auto}\text{mean}_{j \in Gt}d(i,j)) \tag{2-30}$$

$$SEN = \frac{V(Gt \cap Auto)}{V(Gt)}, \quad PPV = \frac{V(Gt \cap Auto)}{V(Auto)} \tag{2-31}$$

式中，V 是肺结节的体积大小，即肺肿瘤内体素点的个数；$d(i,j)$ 表示体素 i 和体素 j 之间的欧氏距离，单位为毫米。

为了对比 MV-CNN 模型的分割性能，该研究使用了两种应用广泛的方法进行对比，包括基于活动轮廓的水平集算法和图割算法。水平集和图割算法均使用 Fiji 软件实现，且其中的参数均通过 Fiji 软件的网格搜索进行优化。在水平集方法中，首先采用快速行进法(fast marching)生成初始肺肿瘤轮廓；然后，使用主动轮廓模型进一步细化分割结果，其参数设置为：快速行进时灰度阈值为 50，距离阈值为 0.1；活动轮廓模型平流值为 2.20，曲率为 1.00，灰度容差为 30.00，收敛值为 0.005。在图割法中，Fiji 软件涉及两个参数，这些参数设置为：数据先验(前景偏置)为 0.86，边缘权重(平滑度)为 0.56。在测试阶段，MV-CNN、水平集和图割算法均在二维 CT 切片上进行分割与测试。

该研究使用 LIDC-IDRI 公开数据集中的一部分数据集作为测试集，在该测试集中，MV-CNN 取得了比其他的传统分割方法更好的结果，对于孤立的实性肺结节，其分割难度较低，MV-CNN 和其他方法都表现良好。然而，当肺肿瘤与周围组织有粘连时，水平集和图割算法的分割性能有所下降，因为这两种算法难以将肺肿瘤与周围组织分割开。例如，当肺肿瘤与肺壁有粘连时，水平集和图割算法都容易将肺壁误分为肺肿瘤；当肺肿瘤与血管有粘连时，水平集和图割算法也容易将血管误分为肿瘤。相比之下，MV-CNN 算法在分割此类肿瘤时仍保持较好的鲁棒性，说明MV-CNN 算法学习到了能够区分肺肿瘤与粘连组织的关键特征。对于内部含有空腔的肺肿瘤，水平集和图割算法都错误地将空腔区域判断为背景，但是，MV-CNN 能够正确地将空腔区域保留下来。对于内部有钙化的肺肿瘤，由于钙化组织和非钙化组织之间的灰度差异较大，水平集方法仅分割出了钙化区域，而错误地将非钙化区域认为是背景。对于磨玻璃结节(ground-glass opacity，GGO)肺肿瘤来说，肿瘤呈现出非实性的状态，与背景的对比度较低。此时，水平集和图割算法倾向于过度分割，容易将非实性的 GGO 肿瘤分割成很多分裂的小区域；而 MV-CNN 则保持了较好的鲁棒性。

2.3.3　基于中心池化卷积神经网络的肺结节分割

在通过体素级分类方法进行肿瘤分割时，目标体素总是位于邻域图像的中心。此时，邻域图像中不同空间位置处的图像的重要性也有所不同。例如，邻域图像中心处的图像与目标体素越近，其重要性也越高；而邻域图像边缘处的图像与目标体素距离较远，有用信息量较少。体素级分类方法中，针对不同空间位置的图像重要性不同的现象，Wang 等[8]提出了中心池化卷积神经网络(central focused convolutional neural networks，CF-CNN)进行肺肿瘤分割。对于 CT 图像中的每一个体素，提取一个以该体素为中心的三维邻域图像和一个二维多尺度邻域图像作为 CF-CNN 模型的输入，并预测该体素属于肿瘤还是正常组织。

针对 CT 图像中的一个体素点，CF-CNN 模型以这个体素为中心，分别提取出三维邻域和多尺度的二维邻域(patch)作为 CNN 模型的输入。最后得到这个体素属于肺结节或者属于正常组织的分类标签。该模型包括两个结构完全相同但使用不同尺度的图像进行训练的网络分支。其中每一个分支包括 6 个卷积层，2 个中心池化层和一个全连接层。CF-CNN 模型的结构如图 2.10 所示。

由图 2.10 可知，该网络包含六个卷积层(C1～C6)，两个中心池化层(中心池化层 1 和中心池化层 2)和两个全连接层(F7，F8)；每个卷积层下面的数字表示卷积后的特征的大小。在向 CNN 模型输入了所有体素点的邻域图像后，可得到一幅与输入图像同样大小的概率图，其中每一个体素点的值表示其属于肺肿瘤的概率。

模型输出结果为图像的概率图，概率图中每一个值都是对应位置的像素属于肺结节的概率。每一层卷积层对输入图像进行 $f^j = \mathrm{PReLU}\left(\sum_i c^{ij} * f^i + b^j\right)$ 的运算，其

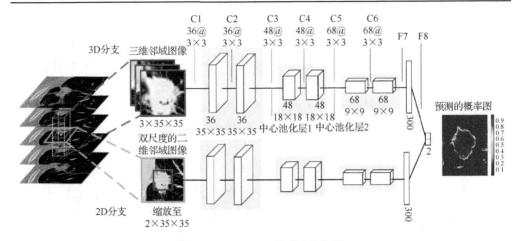

图 2.10　CF-CNN 模型的结构图

中 f^i 和 f^j 分别代表第 i 个通道和第 j 个通道的特征图。b^j 是第 j 个通道的偏置。为了加速训练过程，每个卷积操作之后，该模型使用批量标准化(batch normalization，BN)对输出结果进行归一化。在卷积层计算之后，该模型使用非线性激活函数进行非线性映射。此处的非线性激活函数为一个参数校正线性单元(PReLU)。该模型中，a_j 被初始化为 0.25。在每个块中间，采用了一种叫作中心池化的方法来从卷积层中选择特征子集。在最后一个卷积层之后，采用一个全连接层，每个输出单元都和所有的输入相连接。全连接层可以获取不同特征的相关性。为了获得非线性变换，PReLU 被用作全连接层之后的激活函数。在模型的最后，两个 CNN 分支的输出被全连接层合并起来用于描述两个分支之间特征的相关性。

　　CF-CNN 使用双分支网络结构同时学习病灶的 3D 和 2D 信息。3D 分支使用 3×35×35 体素大小的三维邻域图像作为输入。具体来说，给定一个体素点，选取一个以该体素为中心的 3×35×35 大小的长方体作为该体素的三维邻域图像，并将其输入到 3D 分支中。三维邻域图像包括目标体素所在的 CT 切片和目标体素上、下两层 CT 切片，在每层切片上截取 35×35 的矩形区域，这三层切片图像被当作三通道图像输入 3D 分支中。由于 CT 图像的灰度值分布范围较大，该研究使用 z-score 对三通道图像进行标准化。

　　与此同时，还设计了一个二维分支聚焦于从轴状位图像中学习更细粒度的特征，由于轴状位图像在 CT 影像中比其他两个方向(冠状位和矢状位)的分辨率更高，因此选用轴状位图像进行细粒度分析。首先，以目标体素为中心，选取两个尺寸为 65×65 和 35×35 的二维邻域图像。然后，使用三次样条插值算法将它们重新缩放到相同大小(35×35)以构成双通道图像，并将其输入到 2D 的 CNN 分支。这种多尺度邻域图像的策略可以仅用一个网络来学习多尺度特征，而不需要训练多个单独的网络。

　　此外，相比于传统的最大值池化，该模型提出了中心池化层。与最大值池化层不同的是，中心池化层使用了非均匀的池化操作。在中心池化操作中，图像中心处使用较小的池化窗，图像边缘处使用较大的池化窗，这样保证了池化操作过后图像中心处更多的信息被保留下来，而图像边缘处的信息则保留较少。由于做像素点分类时，目标像素总在图像中心，而背景像素在图像周围，这种非均匀的中心池化操作可保证在取出周围冗余信息的同时，还放大中心点的目标像素，防止多次池化导致的目标信息丢失，如图 2.11 所示。

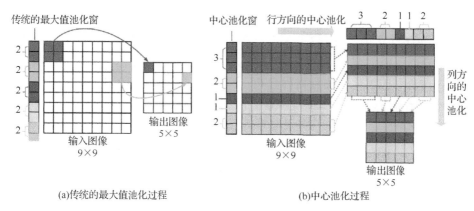

图 2.11　中心池化示意图

中心池化算法使用了多个不同尺度的池化窗对图像进行非均匀池化，在非均匀池化过程中，需要确定以下两个参数：①每种池化窗的大小；②每种池化窗的数量。该研究使用了三种最大值池化窗(池化窗大小 $s = 1$，2，3)。每种类型的池化窗的数量可以通过以下规则来确定：

(1)与传统的最大值池化方法类似，保证中心池化操作后输出图像在每个方向上是输入图像的一半大小。

(2)为了避免非均匀分布的池化窗带来太大的图像畸变，让一半的池化窗保持 2×2 的大小，这也是传统的最大值池化操作中经常使用的池化窗大小。给定一个大小为 $O×O$ 的输入图像，可以用下式确定三种池化窗的数量 n_1、n_2 和 n_3：

$$\begin{cases} n_1 + 2n_2 + 3n_3 = O \\ n_1 + n_2 + n_3 = \dfrac{O}{2} \\ n_1 + n_3 = n_2 \end{cases} \tag{2-32}$$

第一个方程确保所有池化窗的累计总长度等于输入图像大小。第二个方程表示在中心池化之后，每个方向上输出图像的大小是输入图像大小的一半。第三个方程确保整个中心池化过程中有一半的池化窗使用 2×2 的大小。上式的唯一解是 $n_1 = O/8$，$n_2 = O/4$，$n_3 = O/8$。但是，O 可能不能被 8 或 4 整除。因此，分两步解决这个问题：①首先，让 $n_1 = \lfloor O/8 \rfloor$，$n_2 = \lfloor O/4 \rfloor$，$n_3 = \lfloor O/8 \rfloor$，其中 $\lfloor . \rfloor$ 表示向下取整操作。在这个操作之后，可能会产生一个 $r \in [0,7]$ 的余数（由 $n = O/8 - \lfloor O/8 \rfloor$ 产生）。②然后，建立一个查找表 L（见表 2.5）来分配三种池化窗的数量，确保覆盖剩余的 r 个体素。最终，使用下式确定 n_1、n_2 和 n_3 三种池化窗的数量。

$$
\begin{cases}
n_1 = \lfloor O/8 \rfloor + L[1,r] \\
n_2 = \lfloor O/4 \rfloor + L[2,r] \\
n_3 = \lfloor O/8 \rfloor + L[3,r]
\end{cases}
\tag{2-33}
$$

在该式中，$L[i,r]$ 表示查找表 L 中第 i 行第 r 列的值。例如，当输入图像的大小是 9×9 时，计算得 $n_1 = 1 + 1 = 2$，$n_2 = 2 + 0 = 2$，$n_3 = 1 + 0 = 1$。确定好三种尺寸的池化窗的数量后，对所有的池化窗进行对称分布。例如 1×1 的池化窗位于图像中心，2×2 的池化窗位于图像中间，3×3 的池化窗置于图像的最边缘，以完成中心池化操作。对于当前图像来说，三种池化窗的分布顺序是{3，2，1，1，2}。

表 2.5　中心池化运算的查找表

池化窗大小	余数 r							
	0	1	2	3	4	5	6	7
$s=1$	0	1	0	1	0	0	0	0
$s=2$	0	0	1	1	2	1	3	2
$s=3$	0	0	0	0	0	1	0	1

图 2.12 显示了中心池化和传统的最大值池化的效果对比。

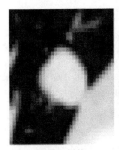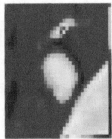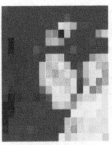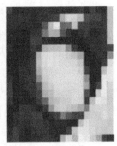

(a)输入图像　　　　(b)特征图　　　　(c)传统的最大值池化　　　　(d)中心池化

图 2.12　中心池化效果图

在使用 CF-CNN 模型时，需要用长方体选出肺肿瘤的区域(ROI)，然后在该区域内进行体素点分类，达到分割的目的。因为肺肿瘤通常分布在多个切片上，在每一个切片上，勾画矩形 ROI 区域的过程很烦琐。因此，通过 3D 处理步骤来简化用户的交互过程。用户只需在一张 CT 切片上指定一个矩形 ROI 来标记肿瘤位置。用户标记的这张切片被定义为起始切片（图 2.13 中的 S1）。随后，用户指定的 ROI 将被迭代地应用于起始切片上面和下面的切片，直到以下两个终止条件中的至少一个条件得到满足：①CF-CNN 在此切片中未分割出肿瘤（图 2.13，切片 S6）；②此切片中，CF-CNN 分割出的肿瘤面积小于前面切片中肿瘤面积的 30%。例如，图 2.13 中的切片 S3 最终被去除，因为在此切片中，CF-CNN 分割出肿瘤仅包含四个体素，这仅为前一切片（切片 S2）大小的 10%。此外，为了消除三维分割过程中的孤立微小区域（切片 S5 中的蓝色区域 R1）等噪声体素，进行如下的连通域选择操作：①当噪声出现在起始切片中时，选择最接近 ROI 中心的连通域。②当噪声出现在其他切片中时，选择质心最接近前一切片肿瘤质心的区域。例如，CF-CNN 在切片 S5 中分割出两个独立的候选区域 R1 和 R2。这两个区域的质心与前一张切片（S4）中肿瘤质心的距离分别表示为 d1 和 d2。由于 d2<d1，因此保留区域 R2，去除区域 R1（噪声）。

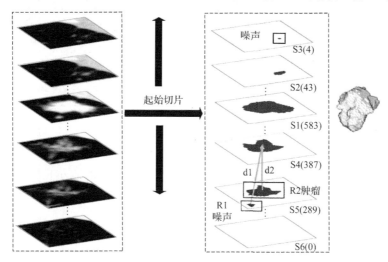

图 2.13　三维分割流程

图 2.13 中每个切片图像右侧的数字是分割出的肿瘤区域所包含的体素点个数。左列图像显示的是原始 CT 切片，中间列的图像显示 CF-CNN 模型的分割结果，其中红色和蓝色区域分别代表肿瘤和假阳性噪声（蓝色标记的假阳性噪声最终会被算法去除）。右列的图像是最终分割结果的三维可视化。

在训练模型时，所有像素点都可作为训练样本；但有些分割难度较低的像素点不需要选取太多，而分割难度较大的像素点如结节边缘处的像素点需要大量采样，以保证模型对这些分割难度较大的像素点分类效果更好。针对该问题，有研究提出了一种新的基于像素点分割难度进行加权采样的方法。对于所有的结节内部和结节外部的像素点，该方法提出以下样本分割难度计算公式：

$$PW_i = \frac{\exp(-\min_{j \in N} d(i, j))}{Z} \tag{2-34}$$

$$NW_i = \frac{I_i \exp(-\min_{j \in P} d(i,j))}{Z} \tag{2-35}$$

其中，PW 和 NW 分别表示结节像素点和背景像素点的表征分割难度的权重；$d(i,j)$ 表示体素点 i 和体素点 j 的欧氏距离；集合 N 和集合 P 分别表示背景像素点集以及结节像素点集；Z 为归一化因子，保证所有像素点的权重之和为 1。使用这种新的采样方式后，其采样结果如下图 2.14 所示。

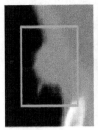
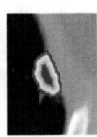
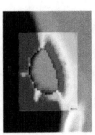
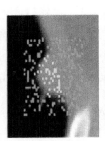
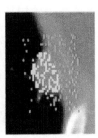

(a)输入图像　　(b)正样本采样权重图　　(c)负样本采样权重图　　(d)随机采样结果　　(e)基于像素点分割难度的采样结果

图 2.14　基于像素点分割难度的采样方法效果图

该研究提出的 CF-CNN 方法在 LIDC-IDRI 公开数据集中 495 例肺结节和广东省人民医院 74 例肺结节数据中分割的 Dice 为 82.15% 和 80.02%，如表 2.6 所示。表中数据为平均值±标准差；最佳性能以粗体显示。CF-CNN-MP 表示使用传统的最大值池化层的 CF-CNN 模型，SEN 表示敏感性，PPV 表示阳性预测值。

表 2.6　各种分割方法的定量结果

LIDC 测试集	DSC /%	ASD /mm	SEN /%	PPV /%
水平集	60.63 ± 17.39	0.48 ± 0.25	64.38 ± 22.75	71.03 ± 24.35
图割	68.90 ± 16.03	0.48 ± 0.30	80.81 ± 15.25	65.09 ± 22.42
U-Net	79.50 ± 13.95	0.24 ± 0.23	86.81 ± 18.43	78.18 ± 16.13
3D 分支	79.20 ± 11.88	0.21 ± 0.17	90.93 ± 14.72	72.91 ± 13.73
2D 分支	80.47 ± 11.23	0.18 ± 0.15	91.36 ± 14.40	74.64 ± 13.16
CF-CNN-MP	80.39 ± 11.90	0.18 ± 0.15	91.33 ± 14.88	74.52 ± 13.54
CF-CNN	82.15 ± 10.76	0.17 ± 0.23	92.75 ± 12.83	75.84 ± 13.14
GDGH 测试集	DSC /%	ASD /mm	SEN /%	PPV /%
水平集	66.02 ± 17.21	0.78 ± 0.65	60.83 ± 17.98	79.24 ± 21.38
图割	74.13 ± 13.32	0.83 ± 0.56	82.94 ± 13.66	69.24 ± 16.60
U-Net	75.26 ± 11.82	0.49 ± 0.4 8	76.65 ± 16.42	77.21 ± 11.57
3D 分支	77.89 ± 10.64	0.40 ± 0.31	81.29 ± 15.60	76.95 ± 11.62

GDGH 测试集	DSC /%	ASD /mm	SEN /%	PPV /%
2D 分支	78.98 ± 11.96	0.38 ± 0.39	81.42 ± 16.90	79.65 ± 12.20
CF-CNN-MP	78.61 ± 12.18	0.39 ± 0.38	80.93 ± 17.07	79.38 ± 12.03
CF-CNN	80.02 ± 11.09	0.35 ± 0.34	83.19 ± 15.22	79.30 ± 12.09

从表 2.6 可以看出, CF-CNN 模型在 LIDC 数据集上优于传统的图割算法和水平集算法。此外, 在独立的 GDGH 数据集上进行测试时, CF-CNN 也取得了最好的效果, 其对于不同类型的肺肿瘤均能实现较好的分割。为了进一步证明中心池化层的优势, 研究者比较了 CF-CNN 与 CF-CNN-MP 模型。其中 CF-CNN-MP 是将 CF-CNN 中的中心池化层替换为传统的最大值池化层, 其他参数和网络结构均与 CF-CNN 模型一致。表 2.6 表明, 中心池化层在两个数据集上都将平均的 DSC 值提升了 2% 左右。此外, 3D 分支和 2D 分支的组合也提升了模型性能。对比 3D 分支、2D 分支和 CF-CNN 可发现, CF-CNN 在两个数据集上的性能均优于单个 3D 分支模型或单个 2D 分支模型。

为了能够具体看到 CF-CNN 对于每个肺肿瘤的分割精度, 图 2.15 展示了 CF-CNN 和其他的对比方法的分割结果。

对于孤立的实性肿瘤(L1), 其分割难度较低, CF-CNN 方法和其他方法都表现良好。然而, 当肺肿瘤与周围组织有粘连时(L2), 水平集和图割算法的分割性能有所下降, 因为这两种算法难以将肺壁与肺肿瘤分割开。相比之下, CF-CNN 算法在分割此类肿瘤时仍保持鲁棒性, 显示出 CF-CNN 模型良好的特征学习能力。对于含有空洞的肺肿瘤(L3), 水平集、图割算法和 U-Net 算法都错误地认为空腔区域是背景, 但是, CF-CNN 能够正确地将空腔区域保留下来。由于钙化组织和非钙化组织之间的灰度差异较大, 水平集算法仅识别出了钙化区域, 而错误地将非钙化区域认为是背景。相比之下, CF-CNN 能够完整地将两部分组织都分割出来以得到完整的肺肿瘤(L4)。在分割含有空腔结构的 GGO 肺肿瘤(L5)时, 水平集和图割算法倾向于欠分割, 因为它们难以识别与背景灰度差异太小的 GGO 肿瘤。受空腔结构的影响, U-Net 也容易将空腔结构识别为背景, 而仅仅分割出部分肿瘤(L5)。

在 GDGH 数据集上进行测试时, 具有挑战性的肿瘤主要是有肺壁粘连和有空腔的肺肿瘤。图 2.15(G1~G3) 显示了不同算法在 GDGH 数据集中具有挑战性的肺肿瘤上的分割结果。G1、G2 和 G3 分别表示有血管粘连、有多个空腔和 GGO 肺肿瘤。当肺肿瘤与肺壁(G1)或血管(G3)之间有粘连时, 水平集和图割算法会出现欠分割现象, 这两种算法难以区分与肺肿瘤粘连的背景组织。与 LIDC 测试集中的 L3 肿瘤相似, 空腔结构也会影响 U-Net 算法在 GDGH 数据集上的性能(G2)。相比之下, CF-CNN 算法可较为完整地分割出整个肺肿瘤。

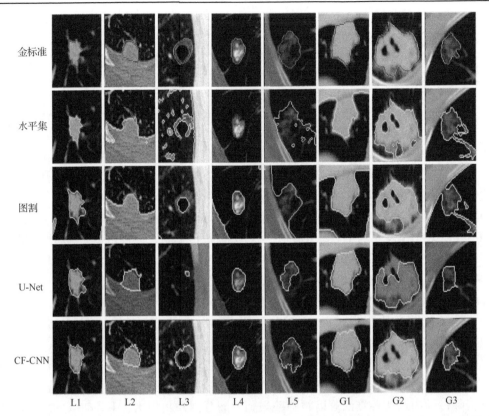

图 2.15　CF-CNN 效果图：L1～L5 是 LIDC 测试集中不同类型的肺结节；G1～G3 是 GDGH 测试
集中的肺结节

2.3.4　基于全卷积网络的肿瘤分割方法

2015 年，加州大学伯克利分校的 Long 等人[11]提出全卷积网络 (fully convolutional network，FCN)，使卷积神经网络不需要全连接层就可以实现密集的像素级分割，从而成为当前非常流行的图像分割架构。由于不需要全连接层，所以可以对任意大小的图像进行语义分割，而且比传统方法更快。之后，语义分割领域大量的先进方法都是基于该模型进行扩展的。

FCN 模型通过对输入的图像进行逐层卷积，使用不同的可学习的卷积核提取出不同的组合特征，这些组合特征逐层经过激活函数进行高维非线性融合，进而能识别出图像中肿瘤轮廓，最终达到肿瘤分割的目的。FCN 的每一层卷积层使用 $f_k = \mathrm{ReLU}(W^k * x + b)$ 的运算进行特征提取。其中 W 为可学习的卷积核，$*$ 表示卷积操作，b 为模型的偏置项。卷积核 W 的参数由网络自动训练获得，因此可通过自学习提取出有判别力的特征。ReLU 为分段线性激活函数。该变换可对卷积特征进行非线性变化，增强特征的表达能力，同时起到特征稀疏的作用。最终，卷积层输出所提取的特征 f_k。

在卷积层后，通常使用最大池化层进行特征降维，最大池化层进行特征降维后可减少模型参数，提高模型鲁棒性。在最后一层池化层后，FCN 通过使用上采样和卷积层堆叠，将分割好的图像复原到原始分辨率，以提高分割的精度。

除了全连接层，池化层的参数设置是 CNN 语义分割中的另一个主要问题。CNN 中池化层能够扩大感受野，丢弃位置信息从而聚合上下文信息。但是语义分割要求输出图像与输入图像完全贴合，因此需要保留位置信息。下面将介绍两种不同的网络架构解决这个问题。

一种是编码器-解码器架构。编码器通过池化层逐渐减少空间维度，解码器则逐渐恢复物体的细节和空间维度。编码器到解码器之间通常存在快捷连接(shortcut connections)，从而更好地恢复物体的细节信息。U-Net 是这类架构中最常用的模型之一。

第二种是使用空洞/带孔卷积[12](dilated/ atrous convolutions)结构并去除池化层。池化操作能够增加感受野，从而提升分类网络模型的性能。但是池化操作会降低分辨率，因此它并不是语义分割的最佳方法。而空洞卷积能够在不降低空间分辨率的前提下，使感受野呈现指数级增长。

2.4　基于知识的医学图像分割方法

相比于自然图像，医学图像在分割边缘与精度上具有更高的要求，在自动分割中引入先验知识能够更好地应用于医学图像中器官、结构和病灶的分割。

2.4.1　融入先验信息的深度学习模型

近年来深度学习算法，特别是卷积神经网络，被广泛用于医学图像分割领域，包括对器官、结构、病灶等区域的分割。2015 年，Ronneberger 等人[13]提出了 U-Net 网络，通过融合浅层特征图与深层特征图生成像素级别的特征图，实现了像素到标签(per-pixel-labeled)的快速分割方法，并在医学图像分割领域取得很好的使用效果，然而 U-Net 模型的一个重大缺陷是难以将医学先验知识融入模型中，导致其所分割出的结果与实际不符。如图 2.16 所示，一些基于 U-Net 的 MRI 心肌分割结果无法保持环形结构和凸形特点，与手动分割结果差异较大。

为了将先验信息融入卷积神经网络中，有研究者提出了一些有效的方法。例如，Zotti 等人[14]为了防止 CNN 模型产生解剖上不可能的分割，在 CNN 损失函数上添加了一个形状约束，该形状信息是三维体素上任何一个位置属于左心室、右心室与心肌的概率，通过统计训练集的标注数据中各类别的出现概率得到，如下所示：

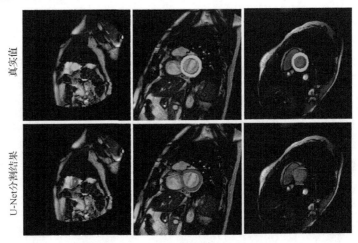

图 2.16　基于 U-Net 的 MRI 心肌分割结果

$$P(C\,|\,\vec{v}) = \frac{1}{N}\sum_{i=1}^{N}1_C\{T_{i,\vec{v}}\} \tag{2-36}$$

其中，N 为所有训练图像的个数，$1_C\{T_{i,\vec{v}}\}$ 是指示函数，当 $T_{i,\vec{v}} = C$ 时该函数的值为 1，否则为 0。该心脏先验概率图如图 2.17 所示，其中红色、蓝色和绿色分别表示右心室、左心室和心肌。假设 CNN 预测各体素属于 C 类的概率为 $\hat{P}(C\,|\,\vec{v})$，则可以通过回归误差来约束预测值近似先验概率，如下所示：

$$L_s = \left\| \hat{P}(C\,|\,\vec{v}) - P(C\,|\,\vec{v}) \right\|^2 \tag{2-37}$$

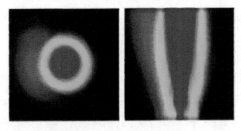

短轴 MRI　　　　　　　　　　长轴 MRI

图 2.17　基于概率学的 MRI 先验形状

此外，融入先验形状信息的深度学习模型也被用在其他医学图像处理领域，例如 Mirikharaji 等[15]提出了一个基于形状先验知识的全卷积神经网络用于皮肤损伤部位分割；Ravishankar 等[16]将先验形状信息融入全卷积神经网络的损失函数中，得到较好的超声肾脏分割性能；Dalca 等[17]则提出了一个基于解剖结构的变分自编码网络，并在脑部 MRI 分割领域取得很好的分割结果。

2.4.2　基于活动轮廓线模型的医学图像分割方法

活动轮廓线模型发源于参数化活动轮廓线模型，通过在图像中移动曲线的方式实现图像中特定目标的分割。对 N 维图像来说，曲线的维度为 N–1 维。在参数化活动轮廓线模型中，曲线由同维度的参数化方程定义；通过对曲线的弧长求积分并在积分中引入权重函数的方式定义模型的外部能量泛函；通过对曲线一阶导数和二阶导数求积分的方式定义模型的内部能量泛函。根据定义，外部能量在曲线移动至分割区域与背景区域交界时取得最小，而内部能量则保持曲线在移动过程中的光滑性。参数化活动轮廓线模型的总能量泛函定义为：

$$\begin{cases} E_{\text{snake}}^* = \int_0^1 E_{\text{int}}(\boldsymbol{v}(s))\, \mathrm{d}s + \int_0^1 E_{\text{ext}}(\boldsymbol{v}(s))\, \mathrm{d}s \\ E_{\text{int}}(\boldsymbol{v}(s)) = \frac{1}{2}(\alpha|\boldsymbol{v}'(s)|^2 + \beta|\boldsymbol{v}''(s)|^2) \\ E_{\text{ext}}(\boldsymbol{x}) = -\left|\nabla(G_\sigma * \mu(\boldsymbol{x}))\right|^2 \end{cases} \tag{2-38}$$

其中，u 是分割图像，$\boldsymbol{v}(s)$ 是参数方程定义的曲线，$\boldsymbol{x}$ 是空间坐标系数，E_{int} 是模型的内部能量，E_{ext} 是模型的外部能量，G_σ 是高斯算子。

在参数化活动轮廓线模型中，使用参数方程定义曲线的方式不能保证总能量在曲线贴近分割目标的过程中始终下降，早期的水平集方法由此提出。水平集方法在基于曲率相关速度的曲线演化的过程中，将曲线定义为更高维度的水平集函数 $\phi(\boldsymbol{x})$ 的零水平轮廓，$\phi(\boldsymbol{x})$ 定义成符号距离函数，即：

$$\phi(\boldsymbol{x}_N) = \begin{cases} \text{dist}(\boldsymbol{x}, \boldsymbol{v}), & \text{if } \boldsymbol{x} \text{ is outside } \boldsymbol{v} \\ 0, & \text{if } \boldsymbol{x} \text{ is on the } \boldsymbol{v} \\ -\text{dist}(\boldsymbol{x}, \boldsymbol{v}), & \text{if } \boldsymbol{x} \text{ is inside } \boldsymbol{v} \end{cases} \tag{2-39}$$

相比于参数方程定义曲线，水平集函数定义的曲线实现了对图像中多目标的同时分割。

相较于参数化活动轮廓线模型，基于测地线曲线演化的测地线活动轮廓线模型直接在偏微分的基础上定义曲线演化，其定义为：

$$\frac{\partial \boldsymbol{v}}{\partial t} = F\mathcal{N} \tag{2-40}$$

其中，$\mathcal{N}$ 为曲线移动过程中的单位法向量，F 可以是与曲线有关的函数或常量。

测地线活动轮廓线模型的定义为：

$$\frac{\partial \phi}{\partial t} = g|\nabla\phi|\left(\text{div}\left(\frac{\nabla\phi}{|\nabla\phi|}\right) + v\right) + \nabla\phi \cdot \nabla g \tag{2-41}$$

其中，g 是与图像梯度模有关的权重函数。

在测地线活动轮廓线模型的基础上，Li 等[18]使用能量函数定义了一种基于边缘的活动轮廓线水平集模型，其定义为：

$$\mathcal{E}(\phi) = \lambda \int_\Omega g\delta(\phi)\left|\nabla\phi\right|\mathrm{d}x\mathrm{d}y + v\int_\Omega gH(-\phi)\mathrm{d}x\mathrm{d}y \tag{2-42}$$

其中，$H(-\phi)$ 为关于 ϕ 的 Heaviside 算子，$\delta(\phi) = H'(\phi)$ 为关于 ϕ 的 Delta 算子。

以上活动轮廓线模型在使用的过程中均利用了图像的梯度模信息。水平集模型中的 Chan-Vese 模型，简称 CV 模型，是一种不需要使用梯度模信息的图像分割方法。CV 模型实现了一种基于全局区域的活动轮廓线水平集模型，其能量函数的定义为：

$$\begin{aligned}F_{\mathrm{CV}}(\phi,c_1,c_2) = {}&\mu\int_\Omega \delta(\phi)\left|\nabla\phi\right|\mathrm{d}x\mathrm{d}y + \int_\Omega H(\phi)\mathrm{d}x\mathrm{d}y \\ &+ \int_\Omega H(\phi)\left|u - c_1\right|^2\mathrm{d}x\mathrm{d}y + \int_\Omega (1 - H(\phi))\left|u - c_2\right|^2\mathrm{d}x\mathrm{d}y\end{aligned} \tag{2-43}$$

其中，c_1 和 c_2 分别为图像在曲线内部区域的平均灰度值和图像在曲线外部区域的平均灰度值。

CV 模型在用于复杂图像中目标的分割时往往效果不佳，由此 Li 等[19]在 CV 模型的基础上提出了基于局部区域的活动轮廓线模型，其定义为：

$$\begin{aligned}F(\phi,f_1(x),f_2(x)) = {}&\lambda_1 \int_\Omega\left[\int_\Omega K_\sigma(x-y)\left|u(y) - f_1(x)\right|^2 H(\phi(y))\mathrm{d}y\right]\mathrm{d}x \\ &+ \lambda_2\int_\Omega\left[\int_\Omega K_\sigma(x-y)\left|u(y) - f_2(x)\right|^2(1 - H(\phi(y)))\mathrm{d}y\right]\mathrm{d}x\end{aligned} \tag{2-44}$$

其中，x 和 y 均为空间坐标系数，K_σ 是高斯卷积核函数，$f_1(x)$ 和 $f_2(x)$ 是两个与 K_σ 大小相当的函数，其作用与 CV 模型中的 c_1 和 c_2 相当。

在早期的由水平集函数定义曲线的活动轮廓线模型中，曲线的演化过程较为烦琐。因为水平集函数在演化的过程中，边缘不能保持光滑从而导致无法从水平集函数的零水平轮廓提取曲线的情况，因此在演化的过程总需要不停地重新初始化水平集函数。Li 等[18]定义了正则能量 $\mathcal{R}(\phi)$ 解决了重新初始化的问题，其定义为：

$$\mathcal{R}(\phi) = \mu\int_\Omega p(\left|\nabla\phi\right|)\mathrm{d}x\mathrm{d}y \tag{2-45}$$

其中，$p(\left|\nabla\phi\right|)$ 为势能方程，其定义为：

$$p(s) = \begin{cases} \dfrac{1}{(2\pi)^2}(1 - \cos(2\pi s)), & \text{if } s \leqslant 1 \\[2mm] \dfrac{1}{2}(s-1)^2, & \text{if } s \geqslant 1 \end{cases} \tag{2-46}$$

由此活动轮廓线模型中曲线的演化可以通过简单的有限差分迭代实现。

2.4.3 融入解剖学和成像知识的图像分割与 Bias 校正的数学模型

数据驱动的深度学习模型在实际应用中遇到的主要困难就是对大量的训练数据以及高质量标注的依赖，而在很多应用场景中通常难以获取大量的、具有高质量标注的训练数据，这个困难在医学图像分析的临床应用上表现得尤为突出。当前学术界普遍意识到，数据驱动和领域知识相结合是解决深度学习面临的瓶颈问题的最有希望成功的解决方案之一。然而，如何表达领域知识，如何把它融入人工智能的算法中，又是人工智能研究的难题之一，目前还没有有效的方案。相比之下，水平集方法和其他基于变分原理的数学模型便于融入各种知识，包括成像知识和解剖学知识。

1. 基于心脏解剖学知识的医学图像分割

分割心脏磁共振图像的左右心室，可以为医生诊断和治疗心血管疾病提供重要信息。但由于在左右心室的生理解剖结构中，心肌、小梁和乳头肌的灰度非常相似，而且不同患者的左右心室形态各异，在有病变的情况下，这种情况更为明显，因此，对心脏左右心室的同时分割非常具有挑战。尤其是对心脏右心室的分割难度较大，因为右心室的解剖结构很复杂，是非凸的半月形且右心室的心肌非常薄。现有文献中对左右心室都分割的研究相对较少。

针对心脏的解剖学特性，选择合适的心脏解剖学结构的数学表示，并用准确的数学语言刻画解剖学结构的形态学特性；充分利用心脏磁共振图像的特点和心脏解剖学知识，建立心脏图像分割的数学模型，达到分割结构与心脏解剖学结构一致的效果，从而提高分割的精度和鲁棒性。Feng 等[20]在基于区域的分割模型中引入距离正则化的概念，提出使用水平集方法同时分割心脏磁共振图像的左心室内膜和外膜的算法。该方法利用了一个非常基本的解剖学知识——心肌厚度变化的光滑性，它可以自然简洁地在变分水平集模型中表达为两个水平集之间距离的正则化。Liu 等[21]在基于边缘的水平集分割模型中也采用了双层水平集距离正则化，用于分割心脏磁共振图像的左心室内膜和外膜。在此之后，Shi 等[22]将算法用于分割心脏磁共振图像的左右心室内膜和外膜，提出保持凸性和基于心脏解剖学几何特征的水平集演化模型，将心脏分解为两个均为凸的结构。右心室在生理解剖结构上是非凸的，但是通过数学模型将它分解为和左心室相同的凸型结构，将左右心室的分割融入到一个统一的框架中，而无需专门针对右心室训练特殊的形状模型。具体实施中，该模型利用了一个基本的几何知识，即曲线的凹凸性由曲线曲率的正负号确定。因此，可以通过曲率的正负号来控制曲线的演化，确保曲线演化结果为凸的轮廓。而曲线曲率在水平集方法中有个很简单的计算公式：

$$\kappa = \mathrm{div}\left(\frac{\nabla\phi}{|\nabla\phi|}\right) \tag{2-47}$$

对于心脏右心室，它的生理解剖结构并不为凸，为了在右心室中继续运用在左心室分割中使用的曲线凸性约束，该模型采用几何分解方法，在真实心脏模型中添加辅助线，将心脏模型分解为两个凸的结构——左心室和"扩大版"的右心室。该方法用两个水平集函数的 0-水平集和 k-水平集，并结合集合的加减法运算表示左右心室的内外膜、心肌和室间沟等结构，将心脏分割的问题转化为如何计算水平集函数的问题。

2. 基于多模态图像融合和成像知识的正常组织与病灶分割

Li 等人[23]率先将图像获取的知识融入水平集方法中，开发出一种更新的水平集方法，提出了一种能够对图像同时进行分割和偏场估计的水平集方法。Zhao 等人[24, 25]提出基于磁共振 T1、T2 图像融合以及 MRI 成像模型的大脑白质、灰质、脑脊液和多发性硬化病灶分割的能量极小化模型与算法和变分水平集模型与算法。

3. Bias 校正的数学模型

在临床磁共振图像中，灰度不均匀性是由磁共振图像的成像原理导致的固有伪影，在同一器官组织中灰度不均匀性表现为缓慢的灰度变化，给图像的精确分割带来一定程度的干扰。导致磁共振图像灰度不均匀性的因素有很多，如 B1 和 B0 场的不均匀性与患者特异性相互作用。由于灰度不均匀性，不同器官组织之间的灰度值范围会存在重叠，这给精确分割器官组织带来不便。因此，在处理磁共振图像时，首先需要进行偏移场校正的预处理。

Bias 校正的数学模型，采用乘法内部成分优化，使得 MRI 图像偏移场估计和组织分割同时进行。该模型将磁共振图像分解为两项乘积，其中一项为缓慢平滑变化，另一项为阶梯式常量。Li 等[26]提出了一个磁共振图像序列能量最小化模型，称为乘法内部成分优化算法，将磁共振图像的先验成像知识融入数学模型中，在估计磁共振图像偏移场的同时实现图像分割的目标。

2.5　医学数据可视化

在医学影像分析过程中，对医学影像进行三维可视化可进一步辅助医生对疾病的诊断；在完成肿瘤等病灶分割任务后，利用三维可视化技术可更好地观察到病灶的形态学信息。在当今数据丰富的医疗行业中，现代交互式可视化方法可以在其中发挥重要作用。这些技术的巨大潜力体现在最近的一些研究与应用中。例如，可视化领域中的最新文章对特定医疗问题的新兴研究进行了调研[27, 28]。此外，美国医学信息学协会(American Medical Informatics Association，AMIA)于 2015 年成立了正式的视觉分析工作组，以促进医疗数据可视化研究。《美国医学信息学杂志》于 2015 年初出版了专刊介绍医疗数据中的可视化分析[29]，该刊包括有关新研究的文章以及对该领域新技术的系统回顾[30]。自 2010 年以来，每年秋天在 AMIA 的年度研讨会和 IEEE VIS 会议上举行的医疗可视化分析(Visual Analytics in Healthcare，VAHC)研讨会中，也会发布医学可视化领域的最新进展。

以患者为中心的医疗服务专注于单个患者的信息交流和分析。这样的可视化必须向临床医生(医生、护士、社会工作者、护理员等)提供所需信息，以更有效地提供服务，因此数据量可能非常庞大。临床医生需要综合患者纵向病历中多年的数据，以了解病情的发展。该数据可以包括数百次和数千次医疗事件(例如诊断、程序、药物和实验室检查)和非结构化的临床记录。最近，基因组测序和遗传标志物数据的引入使医疗数据更加复杂。因此，总结这些信息并在当前临床情况下提供最相关的数据视图至关重要。但是，可视化视图需要针对特定的医疗环境。例如，心脏病患者病历随访期间的最有效视图可能与肿瘤科医生随访时所需的视图显著不同。因此，这一挑战需要在可视化和相关分析方面开展研究，支持以患者为中心的目的，确定患者病历中信息的优先级和汇总。在许多情况下，精准医学要求对患者的个人数据和其他患者进行情境化对比。例如，对比类似患者接受的各种治疗及疗效，这对给定患者的治疗选择可能很有帮助[31]。

在医疗领域进行可视化的最大挑战也许就是可用数据的多样性。电子健康记录(electronic health record，EHR)系统包括人口统计数据、诊断、治疗规划、药物、实验室检查、非结构化临床记录、影像学检查、基因组数据等。这些类型的数据中的每一种本身都包含大量的变量。例如，ICD-10-CM 编码系统(美国当前的诊断代码标准)中大约有 68,000 个唯一的诊断代码。在所有数据类型中，变量的数量可以增长到数十万。因此，尽管可视化维度的数量永远无法接近数据集的真实维度，但在兼顾维度复杂性的条件下，可视化必须设计为用户能够正确识别并操作的系统。除了多维的数量外，这些维度内的数据表示形式也有很多种。可视化必须能够有效地处理和显示多种数据类型(例如数字、分类和层次结构)，然后显示它们之间的关系[32]，还必须采用有效的汇总和优先级排序技术，包括分层和时间聚合，以支持不同详细程度的用户分析[33]。最后，许多变量随着患者病情的发展而变化。因此，对于许多案例而言，有效的可视化必须能够揭示重要的时间模式，这些时间模式涉及离散事件、间隔事件以及随时间重复记录的各种度量[34]。

另外，数据源的异构性是医学数据可视化领域另一个日益严峻的挑战，特别是在信息系统分散的国家。例如，电子健康记录(EHR)系统通常由每个厂商和组织独立维护，而跨机构之间的联合处理较难。此外，在不同标准下联合收集的数据包含更大的异质性，这使得本已复杂的数据变得更加具有多样性。不同来源的数据通常采用不同的格式，因此需要灵活的数据模型来集成和可视化信息。此外，在许多医疗卫生系统中缺乏标准的患者标识符，这意味着必须经常进行身份解析。在许多领域中，以这种方式跨源链接非常困难，例如在处理个人健康信息时，因为个人健康信息涉及隐私问题，会限制可用于执行链接的信息量。从基因组学到社交媒体数据再到新的个人医疗设备数据收集，这些新资源加剧了数据复杂性带来的挑战。尽管这些设备有望以各种方式改善医疗，但它们也大大增加了数据处理成本。此外，数据质量不可信、缺乏标准化的采集方法(例如，用户忘记佩戴设备、电池寿命短、装配或使用不当)，也是需要解决的问题。

2.5.1　多模态医学图像可视化

医学图像可视化已被医生广泛用于影像学数据分析，将组织器官与病灶在解剖学背景下显示，以便用户能够对观察到的数据进行深入分析。为了使医生对复杂的组织器官结构和功能有最佳的了解，高效的影像学数据分析软件至关重要，可用于交互式查看医学图像，标注组织器官以及显示其与病变的关系。

很多方法和软件包已用于医学图像可视化和渲染。例如，Prckovska 等[35]提出了一个交互式框架来显示多角度弥散张量成像(Diffision Tensor Imaging，DTI)的影像，该框架利用了现代图形处理单元(GPU)的图形渲染和光线追踪功能[36]。为了减少光线追踪的不确定性，Brecheisen 小组开发了一种可视化工具，使用户可以探索参数值的微小变化对光线追踪输出的影响。Peng 等[37]开发了用于大规模多维图像可视化和管理的综合 3D 可视化辅助分析软件平台，该平台可用于新医学应用，例如显微图像显示和定量分析。Rieder 等[38]提出了一种交互式技术，用于渲染神经外科治疗计划的多峰图像，实现基于距离的功能数据可视化和病变增强，目的是使外科医生能够同时感知功能和解剖结构，并将其与干预手段相关联。为了帮助外科医生更好地感知三维图像，Pfeifle 等[39]开发了几种交互方法，并将其集成到他们的可视化框架 VolV 中，包括自适应场景图、焦点和上下文、距离测量以及访问计划等。此外，Diepenbrock 等[40]提出了一个肿瘤切除计划系统，其中使用纤维跟踪和不确定性提取进行体数据分析。为了描述病变与处于危险中的各种组织结构之间的关系，研究者开发并链接了一组 2D 和 3D 视图。该系统允许外科医生通过单击 3D 视图以交互方式定义进入路径，并在 2D 和 3D 视图中执行距离测量。此外，为了评估可能的访问路径并进行风险评估，Vaillancourt 和他的小组成员将 FiberNavigator 扩展到神经外科手术计划中[41]。他们在软件平台中添加了一些可视化功能，以量化和突出显示肿瘤、大脑功能区域、白质纤维束和血管之间的关系。现有的大多数医学数据可视化软件都是基于二维切片的，但二维切片只能提供较少的空间背景信息。在大多数已发表的研究中，3D 可视化通常仅限于表面渲染或进行图像质量较差的体绘制。

基于 GPU 的体绘制算法使用 OpenGL 进行体数据渲染。首先，将原始体数据和颜色表作为 3D 和 2D 纹理加载到显存。将其纹理坐标从对象空间转换到局部纹理空间。这些转换后的纹理坐标首先被加载到顶点着色器进行插值，然后输出到片段着色器。在片段着色器中，首先通过从原始体数据得出的因子对插值的 3D 纹理坐标进行缩放，将其用作投射射线的入口点。然后，该算法从模型视图矩阵中获取摄像机位置，并利用投射射线入口点和摄像机位置计算射线方向。接下来，使用吸收光线模型来统计模拟光线穿过小颗粒云及其反射的过程：

$$\frac{\mathrm{d}I(\zeta)}{\mathrm{d}\zeta} = c(\zeta)\tau(\zeta) - I(\zeta)\tau(\zeta) = \tilde{c}(\zeta) - \tilde{I}(\zeta) \tag{2-48}$$

$$I(D) = I_0 + \int_0^D \tilde{c}(\zeta)\exp\left(-\int_0^\zeta \tau(t)\mathrm{d}t\right)(\zeta)\mathrm{d}\zeta \tag{2-49}$$

第一项 I_0 表示来自背景的光，D 是光线发出的强度，最后一项说明了数据的发射和吸收入射光行为。使用黎曼方程将式 (2-49) 离散化，从而实现从前到后的 alpha 混合：

$$I(D)_{f\_b} = \sum_{i=0}^n \alpha_i C_i \prod_{j=0}^{i-1} T_j = \sum_{i=0}^n \alpha_i C_i \prod_{j=0}^{i-1}(1 - \alpha_j) \tag{2-50}$$

其中，项 $\alpha_i C_i$ 是从点 i 发出的总光。$T_j(0 \leq T_j \leq 1)$ 是该点的透明度，而 α_i 是其不透明度，定义为 $\alpha_i = 1 - T_j$。最后，使用 alpha 混合将输出的目标颜色与背景颜色混合，并将结果作为输出片段颜色。

下面将介绍多模态数据融合可视化流程。在渲染过程中，使用帧缓冲对象 (FBO) 进行实时纹理渲染。它是独立于窗口系统的屏幕外渲染技术，是 OpenGL 的扩展，用于灵活的屏幕外渲染。多模态数据融合可视化流程创建了两个顶点和片段着色器对：Π_1 和 Π_2。Π_1 用于渲染基于多边形的组织，而 Π_2 用于显示包含于组织的融合的多个体数据。该算法创建了三个 FBO，每个 FBO 都具有唯一的颜色和深度纹理对：①体数据对象的正面颜色和深度。②体数据对象的背面颜色和深度。③这些组织的颜色纹理以及这些基于几何多边形的组织正面的深度纹理。将多个 3D 数据集以及相应的颜色查找表分别作为 3D 和 2D 纹理加载到 GPU 片段着色器，并且将三个新生成的 2D 纹理对也加载到该片段着色器。在 GPU 显存缓冲区中，点的关联深度与其纹理坐标非线性相关，因此，很难精确计算其深度值。此时，"深度纹理索引"算法可用于解决此问题。首先，获取体数据对象正面和背面的纹理颜色坐标和深度值，以获取相应的颜色和深度纹理，即 ς_{cf}，ς_{cb} 和 ς_{df}，ς_{db}。然后，设置一个可调整的

采样数 n 来计算颜色和深度纹理的采样步骤：$sp_c = |\varsigma_{cf} - \varsigma_{cb}| / n$ 和 $sp_d = |\varsigma_{df} - \varsigma_{db}| / n$，其中 sp_c 称为颜色纹理索引步长，sp_d 称为深度纹理索引步长。由于裁剪的影响，对于体渲染过程中的投射射线 $r(t)$，其实际的入口和出口点可能与体积边界不同，因此，分别计算射线 $r(t)$ 与裁剪平面 cp_i（$i = 0, 1, \cdots, 5$），并且将距离最短的两个点分别用作射线的新起点 ς'_{cf}，ς'_{cb}。然后，计算采样数 $n_{sp} = \left\lceil |\varsigma_{cf} - \varsigma'_{cf}| \times \dfrac{n_s}{sp_c} + 0.5 \right\rceil$，$n_{sp}$ 用于找到新的起点 p'_{cs} 和 p'_{ds}：$p'_{cs} = \varsigma_{cf} + n_{sp} \times sp_c$，$p'_{ds} = \varsigma_{ds} + n_{sp} \times sp_d$。

以下各项描述 GPU 加速的多模态融合算法。所有 3D 医学图像均具有相同的大小，用于存储解剖体数据的 3D 纹理 Ψ_i，并使用 Γ_i（$i = 0, 1, 2$）表示它们相应的颜色和不透明度查找表。假设有 M 个多模态体数据。

(1) 计算 GPU 片段着色器上的纹理体积 Ψ_0 的正面和背面的颜色纹理坐标，即 ς_{cf} 和 ς_{cb}。从显示平面上的每个像素 p 发送投射射线 $r(t)$，并计算体数据 Ψ_0 内 $r(t)$ 的线段长度 l。如果 $l = 0$，则停止处理射线 $r(t)$，否则，转到步骤(2)。

(2) 计算具有剪裁平面 cp_i（$i = 0, 1, \cdots, 5$）的射线 $r(t)$ 入口点和出口点 ς'_{cf}，ς'_{cb}，用于计算采样数 n_{sp} 以及新的起点 p'_{cs} 和深度比较点 p'_{ds}。

(3) 获得组织的颜色和深度 ζ_{cf}^h 和 ζ_{df}^h（$h = 0, 1, \cdots, H$，H 是可视化的总组织数量）。当可视化三个交叉体积平面时，还计算了投射射线 $r(t)$ 与平面相交的纹理颜色和深度，即 ζ_{cf}^{cr} 和 ζ_{df}^{cr}。在计算管道中选择深度最小的纹理对，ζ_{cf} 和 ζ_{df}。

(4) 在采样点 p_k 处，使用查找表 Γ_i 将标量值 s_i^k 映射到颜色 C_i^k 和不透明度 α_i^k（$i = 0, 1, \cdots, M$；$k = 0, 1, \cdots, N$），N 是沿 $r(t)$ 的总采样步长。计算 p_k 点的颜色 C^k 和不透明度 α^k：

$$C^k = \sum_{i=0}^{M-1} C_i^k \left(1 - \sum_{j=0, j \neq i}^{M-1} \alpha_i^k \right) \tag{2-51}$$

$$\alpha^k = \sum_{i=0}^{M-1} \alpha_i^k \tag{2-52}$$

(5) 假设在采样步骤 $k-1$ 处累积的颜色和不透明度分别为 C_{ac}^{k-1} 和为 α_{ac}^{k-1}，计算在采样步骤 k 处累积的颜色和不透明度，即 C_{ac}^k 和为 α_{ac}^k：

$$C_{ac}^k = C^k \left(1 - C_{ac}^{k-1} \right) + \alpha_{ac}^{k-1} \tag{2-53}$$

$$\alpha_{ac}^k = \alpha^k \left(1 - \alpha_{ac}^{k-1} \right) + \alpha_{ac}^{k-1} \tag{2-54}$$

(6) 分别使用步长 sp_c 和 sp_d 更新纹理坐标 sp'_{cs} 和深度 p'_{ds}。

(7) 将更新后的深度与从步骤 (3) 获得的组织前面 ζ_{df} 的深度进行比较。如果深度等于或大于 ζ_{df}，或者累积的不透明度大于预设阈值 α_{max}，或者累积的采样长度大于 l，请停止沿 $r(t)$ 的采样过程。否则，继续采样过程。

(8) 在 $r(t)$ 停止后，假定总共采样 K 步（$K \leqslant N$）。计算输出颜色 $C_f = C_{ac}^{K-1} + (1.0 - \alpha_{ac}^{K-1} \times \vartheta) \times \zeta_{cf}$。这里，$C_{ac}^{K-1}$ 是累积的不透明度相关颜色，ζ_{cf} 是几何对象获取的颜色纹理，$\vartheta(\vartheta \in [0,1])$ 是透明度调整因子。

2.5.2 可视化工具包

医学图像在疾病诊断和治疗规划中起着重要作用，三维医学图像可以从计算机断层扫描 (CT)、磁共振 (MR) 或 3D 超声 (US) 等不同方式获得。四维 (3D + 时间) 图像是对三维图像的扩展以显示其随时间变化的功能，例如血流或心脏运动。这些数据主要使用二维屏幕查看，这限制了人眼的深度感知和对数据三维性质的理解。目前专门为医学影像设计了多种可视化库，其中可视化工具包 (VTK) 是最流行的工具包之一。VTK 已集成在许多医学图像软件中，例如 Paraview、ITKSnap、MITK 和 3D Slicer 等。

VTK 是用于 3D 图形、图像处理和可视化的开源 C++ 库，特别针对医学影像可视化。VTK 实现了 OpenGL 渲染，最近已将其更新为 OpenGL Core，可在外部应用程序中使用。将 VR 集成到 VTK 中引起了人们极大的研究兴趣，例如，将 VR 添加到基于 VTK 的医疗应用程序 MeVisLab 中[42]。最近，VTK 增加了对 OpenVR 和 Oculus VR 平台的支持[43]，进而允许 VR 渲染与视镜。

Sandy 等[44]对 VTK 的体积渲染功能做了大量工作。体绘制功能包括裁剪、合成，添加混合、最大和最小强度投影等。它经过优化，可以在 GPU 上运行，以最大限度地提高性能。可以设置目标帧速率（以每秒帧数 (fps) 为单位），而 VTK 会调整渲染质量以满足要求。此后进行了进一步的增强，包括升级到 OpenGL 3.2(OpenGL 核心规范)，多组件数据支持和性能改进。

最近，虚拟现实 (VR) 和增强现实 (AR) 最流行的开发环境之一是 Unity(unity3d.com)。Unity 主要用于视频游戏开发，其流行是由于良好的支持，快速的原型制作功能以及与大多数市售 VR/AR 显示器和交互工具的兼容性。Unity 也已用于开发医学应用程序，主要用于手术模拟器的研发[45]。但是，用于医学图像的本机 Unity 可视化功能在某种程度上局限于网格模型的表面渲染。Unity 是一个跨平台环境，用于在许多移动、桌面和 Web 平台上开发 2D、3D、VR 和 AR 视频游戏。Unity 支持一些最受欢迎的 VR API，例如 Oculus 和 OpenVR。大多数 3D 显示设备通常也通过插件在 Unity 中得到了支持。在医学领域，Unity 能够用于创建 VR 培训环境、科学和医学可视化等。这些研究使用表面渲染技术，该技术需要从医学图像中分割表面。体渲染直接渲染三维医学图像，可以通过片段着色器在 Unity 中实现[46]。但是，大多数现有的体绘制技术都可以作为单独的库使用，这些库合并了体渲染交互功能，例如裁剪、多平面重建和传输功能。Unity 提供了一个底层本机插件接口[47]，以通过插件回调启用多线程渲染。考虑到 Unity 支持多种图形环境，包括 Direct3D 和 OpenGL Core，可以从外部插件调用 OpenGL 渲染并直接在 Unity 中显示。

2.6　特　征　提　取

特征提取是影像组学分析中的关键步骤，直接影响后续影像组学分析结果。因此，特征提取算法应提取能有效反映肿瘤信息或与临床标签相关的特征，而且应尽量减少冗余特征。通常来说，影像组学分析中的特征可分为：人工设计的特征和深度学习特征。

2.6.1　人工设计的特征

人工设计的特征通常为经典的描述图像信息的特征。这些特征包含底层视觉特征和高维非线性的特征，可以从多尺度反映肿瘤信息。如图 2.18 所示，人工设计的特征可大致分为如下几类。

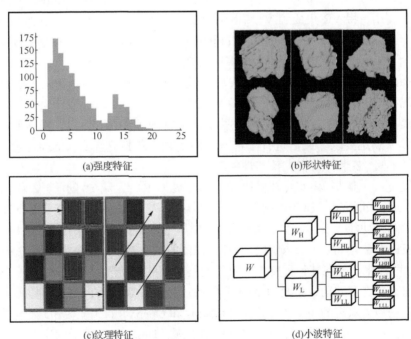

(a)强度特征　　　　　　　　　　　(b)形状特征

(c)纹理特征　　　　　　　　　　　(d)小波特征

图 2.18　人工定义的特征示意图

1. 强度特征

强度特征通过直接统计肿瘤影像的灰度值获得。通常包含均值、最大值、最小值、峰度、偏度、熵等一阶灰度值统计量。强度特征可反映肿瘤与周围组织在影像上的对比度差异，以及肿瘤内部组织的异质性。

2. 形状特征

形状特征通常用于衡量肿瘤的形态、大小、规则度等信息。如肿瘤的最大径、最小径和体积可反映肿瘤的大小信息；肿瘤的椭球度反映肿瘤的形状信息，可对肿瘤趋于球形还是椭球形进行量化评估；肿瘤的紧实度则可提供肿瘤边缘是否规则等形状信息。

3. 纹理特征

纹理特征不同于强度与形状信息。强度与形状信息反映的是低维的视觉信息，如亮度、形状、均匀度、边缘等便于视觉感知的图像特征；而纹理特征则用于量化肿瘤内部的纹理模式或组织分布等难以视觉感知的信息。纹理特征可通过多种纹理计算矩阵来获得，例如：灰度游程矩阵(gray level run-length matrix，GLRLM)，可用于量化图像中的灰度游程信息，在某一方向上连续的相同灰度值的像素点的个数被定义为灰度游程，即 $M(i, j \mid \theta)$ 中第 (i, j) 位置的元素在 θ 方向上重复的次数。

为了提取某些方向上固定模式的纹理信息，Gabor 纹理特征被广泛使用。Gabor 滤波器又名为 Dennis Gabor，是一种用于边缘检测的线性滤波器，可提取出不同方向上的多频率的边缘信息。由于包含不同频率的边缘信息，Gabor 纹理通常表现出优秀的性能。

4. 小波特征

强度、形状、纹理等特征可反映肿瘤的底层视觉信息和高维纹理信息，但它们反映的信息量有限。为了提取不同频域的肿瘤信息[48]，利用小波变换将肿瘤影像分解至不同频域，再提取肿瘤的形状、强度、纹理等信息。小波变换可将肿瘤影像分解成水平、垂直、对角和低频四个方向的不同频域的图像。由于小波分解产生了不同频域的图像，小波特征可反映肿瘤的多频段多尺度信息。在很多课题中，肿瘤影像与临床标签间的关系难以用简单的视觉特征描述，此时，小波特征这种高维抽象特征可发挥作用，捕捉到难以被视觉感知但却包含临床信息的特征。

2.6.2　深度学习特征

人工定义的特征具有明确的计算公式且可解释性强，但是它的设计难度大，而且缺乏对不同研究的自适应性。例如，人工定义的特征需要知道特征的定义公式才能设计出新的特征，这导致人工定义特征的设计不灵活、依赖专家知识且可扩展性较弱。此外，针对不同的临床课题，人工定义的特征难以全面兼顾不同的临床标签。在设计人工定义的特征时，研究者一般只关注从多个角度刻画肿瘤的信息，但难以根据临床标签而设计特征或针对不同的课题设计出不同的特征。

相比之下，通过借助深度学习强大的特征自学习能力，深度学习特征通过从数据中自动学习获得，而不依赖于手动设计。常用的深度学习特征提取过程包含以下两种方式：①训练卷积神经网络模型，将其全连接层的输出作为深度学习特征；②用无标签数据训练自编码器，将编码器的输出作为深度学习特征。当有标签数据可以训练监督学习模型时，研究者通常训练一个小型的卷积神经网络，利用第一种方法提取深度学习特征。在已有的研究中，Yu 等[49]构建了一个三层的卷积神经网络，用以预测肺癌 EGFR 基因突变。在完成对卷积神经网络的训练后，该研究将全连接层的 30 维深度学习特征取出，单独训练 SVM 分类器。在测试集上，该深度学习特征的 AUC(area under curve) 达到 0.668。

当有标签数据量太小，不能直接训练有监督的卷积神经网络时，自编码器可通过无监督学习的方式自动地学习深度学习特征。自编码器训练时无需提供疾病的临床标签，只需使用病灶图像进行训练。与监督学习的方式不同，自编码器训练时使用编码器网络进行深度学习特征提取，然后使用解码器网络从深度学习特征中重构出病灶影像，以测试深度学习特征中信息量的多少。当深度学习特征可以重构出原始的输入图像时，该深度学习特征已经包含大部分病灶图像的信息，此时的深度学习特征可被用于临床预测模型的构建。

相比于人工定义的影像组学特征，深度学习特征是通过有监督或无监督的方式从数据中学习得到的，因此这些特征与临床标签或病灶图像有天然的相关性，比人工定义的特征更有针对性。此外，深度学习特征无需人工定义特征的计算公式，一些难以被公式化但却很有意义的特征可通过深度学习网络的自学习能力自动获得。深度学习网络结构设计灵活，只需改变网络结构或训练方式即可得到不同的深度学习特征。

2.7　特征选择与降维

在进行影像组学数据分析时，为了更加全面地对数据进行描述，一般会从多个方面生成大量的特征。但过多的特征并不一定有利于对结果进行分析。一方面，大量的特征需要足够量的数据支持才能训练出鲁棒性高且有效的模型，否则，高复杂度的计算会导致维度灾难；另一方面，大量特征中会存在干扰项、冗余项以及不相关的特征。通过对特征的选择与降维，可以减少过拟合(overfitting)，提高模型的准确性，缩减模型的训练时间。本节中，我们将介绍影像组学常用的一些特征选择或降维方法，并分析其应用场景。

2.7.1　传统线性降维

在机器学习算法中，有很多基础的线性降维方法，包括 PCA、LDA、ICA、LFA、LPP，但其中大部分基于数据的投影导致降维后的数据难以解释。目前在影像组学中比较常用的降维方法包括主成分分析法和线性判别分析法。本节将对这两种方法进行介绍。

1.　主成分分析

主成分分析[50] (principal component analysis，PCA) 是机器学习中最常用的一种线性降维方法。它的主要思想与最小二乘法相近，相当于在高维空间中保持最小二乘法误差的方法。PCA 的目标是在损失最小的情况下减少维度。举例来说，在把一个面的点压缩成一条线时，为了损失最小，我们会想找到一条离所有点距离和最小的线。这条线就相当于压缩的结果，而每个点的距离就是误差，如图 2.19 所示。

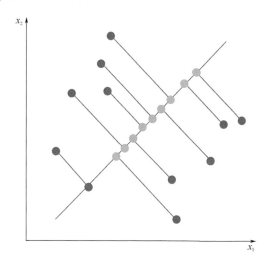

图 2.19　PCA 示意图：红色点代表原始数据，绿色点为降维后对应的数据

2.　线性判别分析

线性判别分析 (linear discriminant analysis，LDA)，也叫作 Fisher 线性判别 (Fisher linear discriminant，FLD)，是机器学习中常用的一种监督降维方式。它与 PCA 不同，需要输入已知的标签 (label)，即需要监督条件。它的思想是在高维空间中找到一个低维空间，从而使两类或多类数据的均值 (中心点) 距离都最远，且每一类的类内方

差尽可能小。如图 2.20 所示，μ 表示数据类的中心，而红蓝色圈的大小则表示方差的大小。可以看出通过将数据投影到左侧的斜线上，红绿两个数据集的中心能没有交叉地分开。

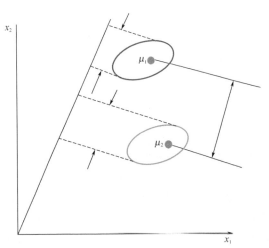

图 2.20　LDA 示意图：红蓝色圈表示两个原始数据集的分布
μ 表示数据类的中心，左侧斜线为投影目标

2.7.2　基于特征选择的降维方法

虽然机器学习中有 PCA、LDA 等传统的特征降维方法，但它们都对原始数据进行投影变换，并且损失了一定的信息，导致降维后的特征难以解释，也不能简单与降维前的特征对应起来。因此，在机器学习中，PCA 和 LDA 只能与分类模型一同使用，作为一个整体分析。因而在影像组学中的应用也较为局限。本节将介绍通过对每个原有特征的重要性进行评估，进而对原有特征的选择达到降维的方法。

通常得到特征以后，可以通过简单的统计或检验的方法对每个特征的判别能力进行评估，从而对每个特征有一定的认识。例如在分类问题中，最关心的是哪些特征可以最有效地帮我们进行分类；在回归问题中则会关心哪些特征和目标结果相关性最高。根据目标问题使用不同的特征选择方法能够很好地提升模型的性能，也有助于更好地对问题进行分析。

对于回归性的问题（一般目标为连续值），可以使用相关性分析、方差分析（analysis of variance，ANOVA）、线性回归等方式对特征与目标值的相关性进行评估。相关性分析一般常用皮尔森相关系数，即两集合的协方差除以两集合的标准差，相关系数绝对值的大小也就表达了特征与标签之间的相关程度。

$$r = \frac{N \sum x_i y_i - \sum x_i \sum y_i}{\sqrt{N \sum x_i^2 - \left(\sum x_i\right)^2} \sqrt{N \sum y_i^2 - \left(\sum y_i\right)^2}} \tag{2-55}$$

式中，r 为相关系数，x_i 表示数据集 x 的第 i 个样本，N 为总样本数。而线性回归和方差分析的效果类似，针对特征与目标值线性拟合的误差大小来衡量特征有效性。

对于分类问题，可以使用线性判别分析，或针对两个类别的数据通过 t 检验或卡方检验判断是否有显著不同。这里说的线性判别分析与 LDA 思想类似，但并不使用投影，通过不同类别的标签，可以算出每个类别中该特征的均值与方差。线性分析中，通过各类均值的方差大小评价特征的分离程度。而 t 检验、卡方检验则结合数据均值方差对两个类别中特征取值的分离程度进行假设检验。下式为 t 检验公式，$\overline{X_1} - \overline{X_2}$ 表示均值差，n 表示样本数，S 为标准差。

$$t = \frac{\overline{X_1} - \overline{X_2}}{\sqrt{\dfrac{(n_1 - 1)S_1^2 + (n_2 - 1)S_2^2}{n_1 + n_2 - 2}\left(\dfrac{1}{n_1} + \dfrac{1}{n_2}\right)}} \tag{2-56}$$

2.7.3　基于模型与正则化的特征选择

在训练线性模型的时候，模型会赋予每一个特征一个系数，训练好的模型公式中每个特征的系数可用于判断该特征的重要性（判别能力），系数太小的特征对整体模型的预测性能影响不大，通常去除这些特征可以提高模型的鲁棒性并减少模型的复杂度。但系数的筛选也需要一些标准和方法。本节介绍基于正则化的线性模型特征降维方法和针对非线性模型的特征降维方法。通常使用的线性回归模型可以用下式表示：

$$y = a_0 + \sum a_i x_i \tag{2-57}$$

式中，y 为目标值；a_i 表示方程的系数；x_i 为第 i 个特征。通常使用的线性回归或分类模型均使用最小二乘法的规则进行迭代收敛，每一次迭代的目标函数即：

$$J = \left(y - \left(a_0 + \sum_{i=1}^{n} a_i x_i\right)\right)^2 \tag{2-58}$$

其中，J 为目标函数；n 为特征个数；y 为目标真实值；$\left(a_0 + \sum_{i=1}^{n} a_i x_i\right)$ 表示回归方程得到的预测值；J 相当于回归预测值与真实值的均方误差。原方程通过误差迭代找到使 J 最小的系数集 a。

1. L1 范数正则化

最小绝对值收敛和选择算子(least absolute shrinkage and selection operator, LASSO)方法是一种压缩估计, 有时也叫作线性回归的 L1 正则化。它通过构造一个惩罚函数得到一个较为精炼的模型, 使得它压缩一些特征对应的系数, 同时将一些特征系数置为零。LASSO 方法的基本思想是在回归系数的绝对值之和小于一个常数的约束条件下, 使残差平方和最小化, 从而能够将某些特征对应的系数置为 0, 进而达到特征降维的目的。

LASSO 回归通过在线性回归的目标函数中加入 L1 范数, 即原方程系数 a 的绝对值之和, 来约束目标函数, 其公式如下:

$$J = \left(y - \left(a_0 + \sum_{i=1}^{n} a_i x_i \right) \right)^2 + \lambda \sum_{i=1}^{n} |a_i| \tag{2-59}$$

式中加入的 $\lambda \sum_{i=1}^{n} |a_i|$ 为 L1 范数, λ 是一个超参数, 用于调整 L1 范数所占的权重。

由于正则项 $\sum_{i=1}^{n} |a_i|$ 的存在, 可以使一些 a_i 降为 0, 最终达到降维的目的。

如图 2.21 所示, 一般调用 LASSO 程序时, 会根据不同 λ 测试相应的效果, 选取既能有效分类又能有效对系数进行收缩的惩罚系数。

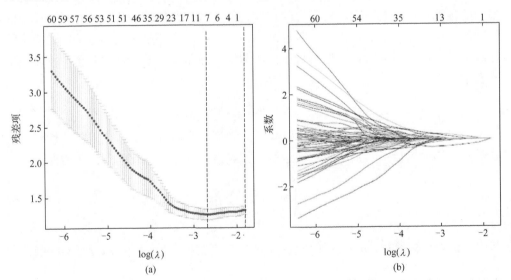

图 2.21 LASSO 惩罚项系数递归示意图: (a)为随 λ 变化残差项的变化; (b)为系数的变化

2. L2 范数正则化

L2 范数正则化也称岭回归(ridge regression)，与 LASSO 类似，只是将 L1 范数换成了 L2 范数，即系数的平方和项。由于 L2 范数是平方项，曲线比 L1 更平滑一些，也就没有了 LASSO 的严格系数压缩，得到的系数更多是接近零而不等于零，相对保存的信息量也更多些。

$$J = \left(y - \left(a_0 + \sum_{i=1}^{n} a_i x_i \right) \right)^2 + \lambda \sum_{i=1}^{n} |a_i|^2 \tag{2-60}$$

图 2.22 为 L1、L2 范数的图形示意图，可以看出 L2 比 L1 圆滑很多，这也就导致在回归时有更多的点可以选择。而 L1 范数的形状类似菱形，回归更容易接近离中心最远的 4 个角的位置，也就导致更多的特征系数会降为 0。因此在降维效果上 L1 比 L2 更有效，而 L2 则会保留更多的细节。

3. 弹性网

弹性网(elastic net)回归分析是 LASSO 回归分析的扩展，其克服了 LASSO 和岭回归的缺点，压缩系数程度介于 LASSO 和岭回归之间。虽然 LASSO 回归分析可以很好地解决特征数远远大于样本数情况下的特征挑选问题，但是在多个特征之间相关性较强时，LASSO 存在随机挑选其中一个特征而将其他有相关性的特征系数都置零的情况。在医学影像处理中，所提取的特征之间会存在很强的相关性，在这种情况下 LASSO 回归分析会将很多有用特征信息剔除掉，不利于后期构建临床辅助诊断模型。和 LASSO 回归分析相比，岭回归分析的惩罚项为 L2 范数，可以使得相关特征之间的系数彼此接近，从而不被压缩至零，但导致岭回归分析无法实现较为有效的特征挑选。而在弹性网回归分析中，惩罚项是 LASSO 惩罚项和岭惩罚项的线性组合，使弹性网回归分析可以解决在特征之间存在较强相关性情况下的特征挑选问题。

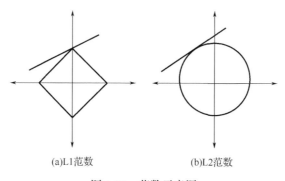

(a)L1范数　　　　　　　　　(b)L2范数

图 2.22　范数示意图

弹性网约束域的形状介于正方形与圆形之间，它兼具 LASSO 与岭回归的优点，可以实现变量选择，同时可以避免自变量间强相关性的影响。

4. 使用树模型和最小冗余最大相关性进行特征选择

与线性分析不同，树模型和最小冗余最大相关性 (max-relevance and min-redundancy，mRMR) 方法通过基于系统的混乱程度的变化对特征进行筛选。通过熵 (信息不纯度的评价指标) 对现有特征进行排序，最后选取对模型影响较大的特征。

1) 树模型

目前树模型包括决策树、随机森林、梯度树等多种形式，评价指标有 Gini 因子、熵增益、残差等，它们的基本思想都是往对模型改进程度大的方向进行拓展，逐步地使模型更加精细、有效。这里主要介绍树模型中常用的目标函数：信息增益和信息增益比。

熵是无序度的度量。在信息论和统计学中，熵表示随机变量不确定性的程度。假设 X 是一个取有限值的离散型随机变量，它的概率分布如下：

$$P(X=x_i)=p_i, \quad i=1,2,\cdots,n \tag{2-61}$$

随机变量 X 的熵定义为：

$$H(X)=-\sum_{i=1}^{n}p_i \log p_i \tag{2-62}$$

从上式中可以看到，熵只依赖于 X 的分布，与 X 的取值没有关系。熵越大，随机变量的不确定性就越大。设有随机变量 (X, Y)，其联合概率分布为：

$$P(X=x_i,Y=y_j)=p_{ij}, \quad i=1,2,\cdots,n, \quad j=1,2,\cdots,m \tag{2-63}$$

条件熵 $H(Y|X)$ 表示在已知随机变量 X 的条件下随机变量 Y 的不确定性。随机变量 X 给定的条件下随机变量 Y 的条件熵 $H(Y|X)$，定义为 X 给定条件下 Y 的条件概率分布的熵对 X 的数学期望：

$$H(Y|X)=\sum_{i=1}^{n}p_i H(Y|X=x_i) \tag{2-64}$$

信息增益表示已知特征 X 的信息而使得类 Y 的信息不确定性减少的程度。特征 A 对训练数据集 D 的信息增益 $g(D, A)$，定义为集合 D 的经验熵 $H(D)$ 与特征 A 给定条件下 D 的经验条件熵 $H(D|A)$ 之差：

$$g(D,A)=H(D)-H(D|A) \tag{2-65}$$

信息增益大的特征具有更强的分类能力。对训练数据集 D，计算其每个特征的信息增益，并比较它们的大小，对所有特征进行排序，选择靠前的特征。

通过信息增益选取特征的时候，存在偏向于选择取值较多的特征的问题。使用信息增益比可以纠正这一问题。特征 A 对训练数据集 D 的信息增益比 $g_R(D,A)$ 定义为其信息增益 $g(D,A)$ 与训练数据集 D 关于特征 A 的值的熵 $H_A(D)$ 之比：

$$g_R(D,A)=\frac{g(D,A)}{H_A(D)}, \quad H_A(D)=-\sum_{i=1}^{n}\frac{|D_i|}{|D|}\log_2\frac{|D_i|}{|D|} \qquad (2-66)$$

如图 2.23 中所示，一般熵增益较高的节点分裂的深度都会更高，也就标志着得到该信息后对分类效果的提升程度。

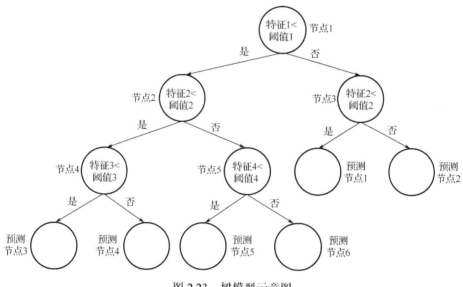

图 2.23　树模型示意图

2) 最小冗余最大相关性方法

最小冗余最大相关性方法是一种滤波式的特征选择方法。一种常用的特征选择方法是最大化特征与分类标签之间的相关度，就是选择与分类标签拥有最高相关度的前 k 个变量。但是，在特征选择中，将单特征性能较好的多个特征组合后，有可能由于特征之间是高度相关的，导致特征组合中包含大量冗余信息。因此最终有了 mRMR，即最大化特征与分类标签之间的相关性，而最小化特征与特征之间的相关性。

mRMR 方法中常用的度量方式是互信息：

$$I(x,y)=\iint p(x,y)\log\frac{p(x,y)}{p(x)p(y)}\mathrm{d}x\mathrm{d}y \qquad (2-67)$$

可以看成是由于知道了 y，而 x 损失掉的熵，p 为事件发生的概率：

$$I(x,y)=H(X)-H(X|Y) \qquad (2-68)$$

于是最大相关性可以定义为：

$$\max D(S,c), \quad D = \frac{1}{|S|}\sum_{x_i \in S} I(x_i;c) \tag{2-69}$$

其中，x_i 为第 i 个特征，c 为类别标签，S 为特征子集。最小冗余度为：

$$\max R(S), \quad R = \frac{1}{|S|^2}\sum_{x_i,x_j \in S} I(x_i;x_j) \tag{2-70}$$

使用 mRMR 时，一般将 D、R 通过加减或乘除组合成一个式子作为目标函数进行优化，得到有效的特征排序。

3）递归特征消除

递归特征消除（recursive feature elimination，RFE）的主要思想是反复地构建模型（如线性模型的 LR、SVM，树模型的随机森林、梯度树等），并去除对模型性能提升影响最小的特征，然后在剩余的特征上重复这个过程，直到对所有特征都进行了重要性评估。这个过程中特征被消除的次序就是特征的排序。因此，这是一种寻找最优特征子集的贪心算法。具体算法如下：

（1）输入特征向量和类别标签值。

（2）使用选择的分类器评估去除某一特征后模型性能降低的程度。

（3）将对模型性能影响最小的特征去除。

（4）重复（2）、（3）步骤直至对所有特征的重要性均进行了评估。

按特征被去除的顺序确定特征重要性，越晚去除的特征越重要。

RFE 的稳定性在很大程度上取决于迭代时候底层选用的模型。由于它对特征的评价主要通过模型结果来衡量，因此也会受底层模型的影响。例如线性模型的回归系数需要惩罚项或不同的损失函数来保持模型的稳定性，而树模型则需要选择对应的损失函数来进行评价等。

2.8 模型构建

在完成特征选择与降维之后，需要建立影像组学模型用于描述特征与预测标签之间的相关性。这一节重点讲述影像组学中常用的模型以及模型的应用场景。

影像组学中常用的模型包括基础的线性回归模型、线性分类模型、树模型、自适应提升模型等传统模型以及近年来发展的深度学习模型等。本节首先对传统模型进行介绍，并介绍实际情况下的模型选择，随后将介绍一种常用的深度学习模型——卷积神经网络，以及两种不同的学习策略——迁移学习和半监督学习。

2.8.1　线性回归模型

线性回归模型一般用于拟合一条回归曲线，与分类器不同，回归模型的目标函数可以是连续值，而不一定是类别变量。因此线性回归模型常应用于连续值的预测，例如生存期、风险指数等。

1. 线性回归

线性回归(linear regression，LR)是最常见的回归模型，它的公式非常简单，通过多个特征求出每个特征与目标值之间的关系系数，最后加上偏置。

$$y = a_0 + \sum a_i x_i \tag{2-71}$$

式中，y 为目标值；x_i 为第 i 个特征；a_0 为偏置；a_i 表示 x_i 的系数。通常线性回归的求解方式有两种：最小二乘法拟合或基于目标函数的迭代。最小二乘法指的是找到一组参数使目标值与回归值之间差的平方最小，其目标函数如下：

$$J = \left(y - \left(a_0 + \sum_{i=1}^{n} a_i x_i \right) \right)^2 \tag{2-72}$$

式中，J 为目标函数；n 为特征个数；y 为目标真实值；$\left(a_0 + \sum_{i=1}^{n} a_i x_i \right)$ 表示回归方程得到的预测值。

2. 比例风险回归模型

比例风险回归模型又称 Cox 模型，是生存分析的一种半参数分析方法，它提出一种比例风险模型的想法，能够有效处理多个因素对生存时间影响的问题。其优势在于可以不考虑生存时间的分布，并有效利用删失数据，其公式如下：

$$h(t) = h_0(t) e^{\sum a_i x_i} \tag{2-73}$$

其中，a_i 为回归系数；x_i 表示第 i 个患者的特征向量；$h(t)$ 为风险率，表示患者在 t 时刻存活而在 t 时刻之后死亡的概率。$h_0(t)$ 表示当 x_i 在 t 时刻的初始风险率。由于存在 $h_0(t)$ 这个隐变量，导致公式难以计算。因此在计算 Cox 函数的目标函数时，需要约去 $h_0(t)$ 项。

Cox 模型的目标函数是 t 时刻具有某一特征的人群的死亡风险与 t 时刻所有人的死亡风险之比，通过极大似然公式变换后可以得到：

$$J = \prod_{j=1}^{n} \left[\frac{e^{\sum a_i x_{i,j}}}{\sum_{i \in R(t_j)} e^{\sum a_i x_{i,k}}} \right]^{\delta_j} \tag{2-74}$$

其中，$R(t_j)$ 表示在时刻 t 时还没有发生终点事件(如死亡)的患者集合；δ_j 表示该数据是否删失，即是否随访中断。通过该式可以在不知 $h_0(t)$ 的情况下对 a_i 进行估计。

Cox 模型主要应用在生存分析方面，对各因素进行分析。回归系数 a_i 表示该因素的危险程度，$a_i > 0$ 表示该特征是危险因素，该值越大生存时间越短，$a_i < 0$ 表示该特征是保护因素，该值越大生存时间越长。经过标准化的 a_i 绝对值体现了该因素对生存期影响的相对大小。在找到有效特征后，Cox 模型也用于对样本风险的评估，图 2.24 为通过 Cox 回归风险系数得分的中位数划分的高低风险组的生存曲线对比。

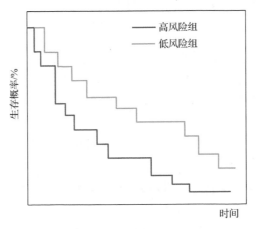

图 2.24　生存曲线示意图

在训练好 Cox 模型中的参数后，患者在指定时间点的生存概率也可通过如下公式计算得到：

$$S(t|X) = e^{-\int_0^t h(s|X)ds} = e^{-\int_0^t h_0(s)e^{\beta^T X}ds} = e^{-(H_0(t))^{e^{\beta^T X}}} = S_0(t)^{e^{\beta^T X}} \tag{2-75}$$

其中，$H_0(t) = \int_0^t h_0(s)ds$；$S_0(t) = e^{-H_0(t)}$。$S_0(t)$ 是基线生存函数，该基线生存函数可用以下公式估计得到：

$$S_0(t) = \prod_{t_i < t} \frac{n_i - r_i}{n_i} \tag{2-76}$$

其中，n_i 是在时刻 t 前存活的患者数；r_i 是在时刻 t 出现终点事件(死亡)的患者数。

对于一个患者 p，给定其特征表示 X_p，则在时间点 t_p 的生存概率可表示为 $1 - S(t_p|X_p)$。例如，当计算患者的 3 年生存概率时，可设置 $t_p = 3$年，此时患者 p 的三年生存概率是 $1 - S(t = 3\text{year}|X)$。

生存分析常见的评价指标有如下几种。

1）一致性指数

对于存在删失（censored）的生存数据，标准评估方法并不适用。一致性指数（Harrell's Concordance Index，C-index）是常用的评价方法，其计算方法如下：

（1）将所有样本两两配对，共组成 $N \times (N-1)/2$ 个样本对。

（2）将无法判断出现终点事件先后顺序的配对剔除，设剩余可比较的配对数为 M。

（3）剩余 M 个配对中，设预测结果与实际结果相一致的配对数为 K。

（4）C-index $= K/M$。

C-index 在 R 语言（Version 3.5.1，下同）中调用 rms（regression modeling strategies）包的 rcorrcens 函数实现。置信区间（confidence interval，CI）通过 1000 次有放回重采样（bootstrap）实现。

2）时间依赖 ROC 曲线

生存分析与分类问题不同，生存数据包含生存时间（survival time）和生存状态（status），因此不能直接生成受试者工作特征曲线（receiver operating characteristic curve，ROC），需要确定一个时间点，绘制这个时间点的 ROC，即时间依赖（time dependent）ROC。Cox 模型中的 Coef 参数值是对应特征的回归系数，可通过其计算风险函数，然后每个样本均可计算其在某个时间点生存概率的预测值，之后的步骤与分类问题的 ROC 绘制方法相同，最后用曲线下面积（area under curve，AUC）评价 ROC。两 ROC 曲线的统计学差异用 DeLong's test 计算。

时间依赖 ROC 曲线在 R 语言中调用 rms 包的 val.surv 函数和 survivalROC 包的 survivalROC 函数实现；DeLong's test 调用 pROC 包的 roc.test 函数实现。

3）Kaplan Meier（K-M）生存曲线

K-M 生存曲线是一种单因素非参数（non-parametric）分析方法，其通过观察生存时间来估计生存概率。生存分析研究除了用 Cox 模型进行单因素或者多因素分析外，还用 K-M 生存曲线展示单因素对预后的影响。对于研究中第 n 个时间点 t_n，计算其生存概率。

生存分析中广泛使用 Log-rank 检验比较两条或多条 K-M 生存曲线，它是一种非参数检验，因此对于生存概率的分布没有任何假设；其原假设（null hypothesis）是各个曲线组之间在生存率上无统计学差异；其比较的是各个组中观察到的事件数；其统计量类似于卡方检验统计量。

K-M 生存曲线和 Log-rank 检验在 R 语言中调用 survival 包的 survfit 函数和 survdiff 函数实现，通过调用 survminer 包的 ggsurvplot 函数绘制 K-M 生存曲线。

4）校准曲线

校准曲线（calibration curve）在 R 语言中调用 rms 包的 val.surv 函数和 groupkm 函数实现；Hosmer-Lemeshow Test 调用 ResourceSelection 包的 hoslem.test 函数实现。

5)诺模图

诺模图(nomogram)最早由法国工程师 Philbert Ocagne 于 1884 年提出,起初用于工程学,其可以描述不同变量之间的关系。由于诺模图可个性化计算肿瘤患者生存期,后来广泛应用在医学领域[51],其详细绘制方法见文献[52]。典型的诺模图可分为四个区域:①得分;②变量;③总得分;④预测结果。其使用方法是:

(1)在变量区域确定各个变量的得分值。如影像组学特征变量,在影像组学特征坐标轴上找到患者影像组学特征值的点,然后向上绘制垂线到得分坐标轴,即得到影像组学特征的得分值。重复该过程,可得到每个变量的得分值。

(2)将各个变量的得分值相加求和,并在总得分坐标轴上找到总和值的点。

(3)绘制垂线向下到预测结果区域,即可得到相应时间点的生存概率。

诺模图在 R 语言中调用 rms 包的 nomogram 函数实现。

2.8.2　线性分类模型

线性分类模型基本与线性回归相同,但目标值一般为 1/0 二分类或离散的几个类别,而不是像回归模型一样输出连续值。线性分类器指的是通过一条线或一个超平面将两类物体分开的算法,常用的包括 Logistic 回归、SVM 支持向量机以及它们的一系列变体。它们的公式基础结构与线性回归相似,通过改变目标函数与目标函数形式达到不同的分类效果。线性分类示意图如图 2.25 所示。

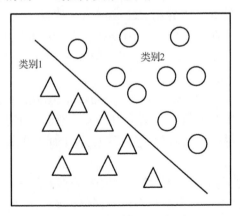

图 2.25　线性分类示意图

1. Logistic 回归

Logistic 回归是一种广义线性回归模型(generalized linear model),相比常规的线性回归模型,Logistic 回归更适合分类任务,它在线性回归模型的基础上引入了 Sigmoid 函数作为激活函数对原始的输出进行非线性变换。

$$f(x) = \frac{1}{1+e^{-x}} \tag{2-77}$$

图 2.26 为 Sigmoid 函数，定义域在 $(-\infty, +\infty)$，值域在 $(0, 1)$ 之间，在神经网络中也常作为激活函数来约束输出，将原本连续且无穷大范围的输出限制到固定的小范围。

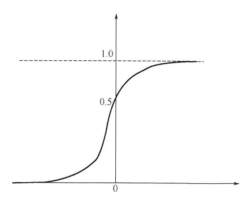

图 2.26　Sigmoid 函数示意图

考虑具有 n 个独立变量 $x_i(i = 1, 2, \cdots, n)$ 的向量，设条件概率 $P(y = 1 | x) = p$ 为根据观测量相对于某事件 x 发生的概率。那么 Logistic 回归模型可以表示为：

$$P(y = 1 | x) = \frac{1}{1+e^{-\left(a_0 + \sum a_i x_i\right)}} \tag{2-78}$$

其中，$\left(a_0 + \sum a_i x_i\right)$ 与线性回归的公式一样，观测量相对于某事件 x 不发生的概率为：

$$P(y = 0 | x) = 1 - \frac{1}{1+e^{-\left(a_0 + \sum a_i x_i\right)}} \tag{2-79}$$

对比两式得到事件的发生比(the odds of experiencing an event)，简记为 odds：

$$\text{odds} = \frac{P(y = 1 | x)}{P(y = 0 | x)} = e^{\left(a_0 + \sum a_i x_i\right)} \tag{2-80}$$

也就得到了对数版的线性回归模型。由此可以通过该式得到 Logistic 回归公式的极大似然函数。设观测值为 $p_i = P(y_i = 1 | x_i)$，则极大似然函数为：

$$J = \prod_{i=1}^{n} p_i^{y_i}(1 - p_i)^{1-y_i} \tag{2-81}$$

2. 支持向量机

支持向量机(support vector machine，SVM)是一种常用的有监督学习模型，在样本量较小的情况下性能较为突出。它是一种基于统计学习理论的模式识别方法，在解决小样本、非线性及高维模式识别问题中表现出许多独特的优势。它基于结构风险最小化理论在特征空间中构建最优超平面，使得分类器得到全局最优化，并且在整个样本空间的期望以某个概率满足一定上界。

SVM 与普通线性回归的区别在于目标函数，通过引入 hinge 损失函数，它仅使用距离分界面最近的样本(支持向量)来对分界面进行评估。SVM 的思想是希望找到一个分界面可以很好地将两个类别分开，且与两类别距离相等。

SVM 模型也是基于线性回归模型的改进，为了方便计算，将线性回归模型改写为：

$$g(x) = wx + b \tag{2-82}$$

其中，w 表示系数矩阵；x 表示特征向量集合；b 为偏置。通过公式，可以得到分类器分界面的法线方向 $\dfrac{w}{\|w\|}$，距离分界面最近的距离为：

$$d = \min_{i \in n} \frac{\|wx_i + b\|}{\|w\|} \tag{2-83}$$

这里我们设置 $\|wx_i + b\| = 1$，于是特征向量距离分界面的距离为 $m = 2d = \dfrac{2}{\|w\|}$，得到下式：

$$\begin{cases} wx + b > 1, & y_i = +1 \\ wx + b < -1, & y_i = -1 \end{cases} \tag{2-84}$$

这样就可以推算出我们需要的目标，最小化 $\dfrac{1}{2}\|w\|^2$，并保证 $y_i(wx + b) > 1$，由此建立目标函数式：

$$J = \frac{1}{2}\|w\|^2 - \sum_{i=1}^{n} a_i(y_i(wx + b) - 1), \quad a_i > 0 \tag{2-85}$$

对目标函数求偏导得到使函数最小化的两个条件：

$$\begin{cases} \dfrac{\partial J}{\partial W} = \displaystyle\sum_{i=1}^{n} a_i y_i x = 0 \\[2mm] \dfrac{\partial J}{\partial b} = \displaystyle\sum_{i=1}^{n} a_i y_i = 0 \end{cases} \tag{2-86}$$

代入目标函数，得到简化后的目标函数：

$$J = \sum_{i=1}^{n} a_i - \frac{1}{2}\sum_{i=0}^{n}\sum_{j=0}^{n} a_i a_j y_i y_j x_i^{\top} x_j, \quad a_i > 0, \sum_{i=1}^{n} a_i y_i = 0 \tag{2-87}$$

根据这种目标函数迭代出的分类器就是 SVM，如图 2.27 所示，蓝色的圈和绿色的三角表示两类数据的支持向量。从公式和图中都可以看出，SVM 的迭代过程只需要支持向量的数据特征，其他数据点基本对分类器没有直接贡献，因此 SVM 对于小数据量的分类任务也能很有效地完成。

然而实际中很难严格保证分界面两侧的距离，因此有使用松弛变量的 SVM，公式的改变如下：

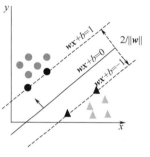

图 2.27　SVM 分类示意图

$$\begin{cases} \text{minimize}\dfrac{1}{2}\|\boldsymbol{w}\|^2 & y_i(\boldsymbol{wx}+b) > 1 \\ \qquad\qquad\downarrow \\ \text{minimize}\dfrac{1}{2}\|\boldsymbol{w}\|^2 + C\sum\zeta, & y_i(\boldsymbol{wx}+b) > 1-\zeta, \quad \zeta > 0 \end{cases} \tag{2-88}$$

这样，通过任意小的松弛变量 ζ 和参数 C 就可以控制 SVM 的松弛程度，即对两边界的严格程度。C 越大对数据的拟合程度越高，也就越容易过拟合。相反 C 越小，拟合程度越低同时也更加鲁棒。

2.8.3　树模型

在机器学习任务中常用的树模型有很多，包括决策树、随机森林、梯度树等，它们的基础理论也比较相似，基于信息增益或残差将目标数据一步步详细地分类判别，得到最终的分类结果。

1.　决策树

决策树是一种简单高效并且具有强解释性的模型，广泛应用于数据分析领域。其本质是一棵由多个判断节点组成的树。决策树算法的核心是通过对数据的学习，选定分裂节点，构造一棵合适的决策树。通常我们使用 Gini 不纯度或上一节介绍过的熵增益来判断每个节点是否需要分裂。

算法的大致过程如下：

（1）输入 m 个样本，样本输出集合为 D，每个样本有 n 个离散特征，特征集合为 X，输出决策树 T。

（2）初始化信息增益的阈值。

（3）计算 X 中各个特征对样本输出 D 的信息增益，选择信息增益最大的特征 a。

(4)如果 a 的信息增益小于阈值，则返回单节点树 T；否则利用特征 a 对该节点进行分裂。

(5)重复(3)、(4)步骤直至无法达到信息增益阈值或没有其他特征。

决策树的优点在于速度快，计算量相对较小，比较容易转化成规则，并且便于理解，可以很清晰地显示出哪些属性比较重要。

2. 随机森林与梯度树

随机森林与梯度树都是通过将多棵树模型进行组合决策最终得到更全面的结果。随机森林是通过随机的方式建立一个森林，森林由很多的决策树组成，随机森林的每一棵决策树之间是没有关联的，即选择不同的特征范围。得到随机森林之后，当一个新的输入样本进入的时候，让森林中的每一棵决策树分别进行判断，使一棵棵决策树得到自己的决策，通过多个决策的结果进行投票或其他方式组合得到最后预测的结果。

梯度提升树(gradient boosting tree)是一种组合算法，也叫作梯度提升回归树(gradient boosting regression tree)，它的基本分类器是决策树，既可以用来回归，也可以用作分类。它一般由多棵回归树组成，其核心在于每棵树均从先前所有树的残差中学习。回归树基本与决策树相同，但分类目标值从离散值变成了连续值，以及评价方法从熵增益变为回归函数的残差。它相当于建立第一棵回归树之后，找到一个残差最大的方向建立下一棵树。和随机森林的并行结构不同，梯度树相当于串联学习，一步一步减少残差，最终将结果加权组合起来。随机森林是通过减少模型方差提高性能，梯度树是通过减少模型偏差提高性能。

2.8.4 自适应提升模型

自适应提升模型(AdaBoost)是一种迭代算法，是 Adaptive Boosting(自适应增强)的缩写，使用 Boosting 的方式集成多个弱分类器，组合成强分类器。

Boosting 集成分类器包含多个非常简单的成员分类器，这些成员分类器的性能仅好于随机猜测，常被称为弱分类器。典型的弱分类器的例子就是单层决策树。Boosting 算法主要通过不断加强弱分类器容易分错的样本的权重来提高级联分类器的分类性能。与 Bagging 不同，Boosting 的初始化阶段采用的是不放回抽样，从训练样本中随机抽取一个子集。Boosting 的训练过程由四个步骤组成：

(1)从训练集 D 中以不放回的随机抽样方式抽取一个训练子集 d_1，用于弱分类器 C_1 的训练。

(2)从训练集 D 中以不放回的随机抽样方式抽取一个训练子集 d_2，并将 C_1 中错误分类样本的 50%加入到训练集中，训练得到弱分类器 C_2。

(3)从训练集 D 中抽取 C_1 和 C_2 分类结果不一致的训练样本生成训练样本集 d_3，用 d_3 来训练第三个弱分类器 C_3。

(4)通过多数投票来组合弱分类器 C_1、C_2 和 C_3。

AdaBoost 算法在 Boosting 算法上做出了改进，它使用整个训练集来训练弱分类器，其中训练样本在每次迭代的过程中都会重新被赋予一个权重，在上一个弱分类器错误的基础上进行学习来构建一个更加强大的分类器。它的自适应在于：前一个弱分类器分错的样本的权重会得到加强，权重更新后的样本再次被用来训练下一个新的弱分类器。在每轮训练中，用全集样本训练新的弱分类器，产生新的样本权重和弱分类器权重，一直迭代直到达到预定的错误率或达到指定的最大迭代次数。图 2.28 解释了 AdaBoost 算法的工作过程。

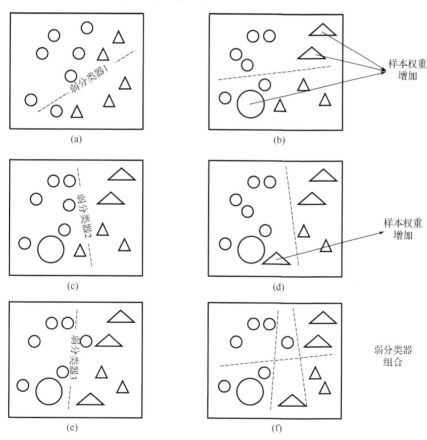

图 2.28　AdaBoost 分类示意图

训练样本包含两个不同的种类(圆形和三角形)。训练开始时，所有的样本都被赋予相同的权重，通过训练集的训练，我们可以得到一个单层的决策树(图 2.28 中的虚线），它通过最小化代价函数（样本不纯度）来划分两类不同的样本，其中有两个三角形和一个圆形被错误地划分。在第二次训练的过程中，被错误划分的两个三角形和一个圆形被赋予更大的权重（形状变得更大），同时还可以降低已正确分类样本的权重，在本次训练的过程中更加专注于权重大的样本，也就是分类错误的样本。通过重复这个过程，最后直至所有样本划分正确。然后，得到一个弱分类器的组合，通过多数投票的方式来决定最后的预测结果。具体计算流程如下：

(1) 以相同的初始值来初始化样本的权重 ω，并且样本权重之和为 1：

$$\sum_{i=1}^{n} \omega_i = 1 \tag{2-89}$$

(2) 在第 j 轮 Boosting 操作中，训练一个加权的弱分类器：

$$C(j) = \text{train}(X, y, \omega) \tag{2-90}$$

(3) 预测样本类别：

$$\text{pred} = \text{predict}(C(j), X) \tag{2-91}$$

(4) 计算每个样本的损失值：

$$\varepsilon = \sum_i \omega_i \cdot I, \quad \text{其中} I = \begin{cases} 1, & \text{if pred} \neq y \\ 0, & \text{if pred} = y \end{cases} \tag{2-92}$$

(5) 计算样本的权重变化比例：

$$\alpha_j = 0.5 \cdot \log \frac{1-\varepsilon}{\varepsilon} \tag{2-93}$$

(6) 更新所有样本权重：

$$\omega = \omega \cdot e^{(-\alpha_j \cdot \text{pred} \cdot y)} \tag{2-94}$$

(7) 归一化样本权重，保证所有样本权重之和为 1：

$$\omega = \frac{\omega}{\sum_{i=1}^{n} \omega_i} \tag{2-95}$$

(8) 完成最终预测：

$$\text{pred} = \left(\sum_{j=1}^{m} (\alpha_j \cdot \text{pred}(C(j), X)) \right) \tag{2-96}$$

2.8.5　模型选择

以上小节介绍了比较常用的机器学习分类器，每种分类器都有各自适用的范围，以及合适的数据格式。需要针对每种数据及应用场景构建不同形式的数据结构，才能有效地发挥出各种分类器的效果。举例来说，线性模型对于特征之间相关性较高或者特征与预测标签之间存在非线性关系的情况效果不好，一般通过筛选特征和降维的方式减少这些冗余特征对模型的影响，或者也可以通过特征工程的方式对这些特征进一步加工，通过独热编码(one-hot encoding)将特征进行分解。

相比线性模型，树模型对缺失值不太敏感，可以比较好地应对离散特征，而对连续特征中的相对大小信息不太敏感。因此树模型也较难控制其拟合程度，对于复杂的特征也难以分开，比较适合通过截断点能将特征与目标值有效分开的特征，通常也是通过特征的筛选及降维来提升模型的性能。

2.8.6 卷积神经网络

卷积神经网络(convolutional neural network，CNN)是一种前馈神经网络，对于大数据量的图像处理有出色表现。它由具有可学习的权重和偏置常量(bias)的神经元组成。每个神经元都接收一些输入，并做点积计算，输出是每个分类的分数。卷积神经网络通常包含以下几种层：

1. 卷积层(convolutional layer)

自然图像有其固有特性，也就是说，图像的一部分统计特性与其他部分是一样的。这意味着该部分学习的特征也能用在另一部分上，因此，同一图像上的所有位置，均可能使用同样的学习特征。例如，从一个大尺寸图像中随机选取一小块(如 8×8)作为模板，可以把该模板中学习到的特征应用到这个图像的任意处，也就是将所学习到的特征跟原本的大尺寸图像作卷积，从而对这个大尺寸图像上的任一位置获得一个对应于该特征的激活值。

卷积神经网络中每层卷积层由若干卷积单元组成，每个卷积单元的参数都是通过反向传播算法优化得到的。卷积运算的目的是提取输入的不同特征，第一层卷积层可能只能提取一些低级的特征如边缘、线条等，更深层的网络能从低级特征中迭代提取更复杂的特征。以下公式解释了卷积操作详细的计算过程：

给定输入图像矩阵 $I = \begin{pmatrix} I_{11} & I_{12} & I_{13} \\ I_{21} & I_{22} & I_{23} \\ I_{31} & I_{32} & I_{33} \end{pmatrix}$ 和卷积核 $K = \begin{pmatrix} k_{11} & k_{12} \\ k_{21} & k_{22} \end{pmatrix}$。卷积层的输出 $F = \mathrm{conv}(I, K)$，其中 conv 表示卷积操作。卷积操作可由下式表示：

$$F = \mathrm{conv}(I, K) = \begin{pmatrix} I_{11} \cdot k_{11} + I_{12} \cdot k_{12} + I_{21} \cdot k_{21} + I_{22} \cdot k_{22}, I_{12} \cdot k_{11} + I_{13} \cdot k_{12} + I_{22} \cdot k_{21} + I_{23} \cdot k_{22} \\ I_{21} \cdot k_{11} + I_{22} \cdot k_{12} + I_{31} \cdot k_{21} + I_{22} \cdot k_{32}, I_{22} \cdot k_{11} + I_{23} \cdot k_{12} + I_{32} \cdot k_{21} + I_{33} \cdot k_{22} \end{pmatrix}$$

$$(2\text{-}97)$$

假设给定了 $r \times c$ 的输入图像，卷积核大小为 $a \times b$，则对输入图像做卷积，就可以得到 $(r - a + 1) \times (c - b + 1)$ 大小的结果图（特征图）。

2. ReLU 激活函数层

这一层通过激活函数（activation function）对神经元的输出值进行非线性变换，其中：

$$\text{ReLU}(x) = \max(0, x) \tag{2-98}$$

激活函数可将卷积层提取的特征变换到高维非线性空间；同时 ReLU 的激活函数可抑制输出为负的值，达到特征稀疏的目的，防止过拟合。

除此之外，还有 Sigmoid 函数作为激活函数：

$$f(x) = \frac{1}{1 + \exp(-x)} \tag{2-99}$$

可以看出，这个单一"神经元"的输入-输出映射关系其实就是一个逻辑回归。双曲正切函数（tanh）也是常用的激活函数：

$$f(x) = \tanh(x) = \frac{e^x - e^{-x}}{e^x + e^{-x}} \tag{2-100}$$

tanh 函数是 Sigmoid 函数的一种变体，它的取值范围为 $(-1, 1)$，而不是 Sigmoid 函数的 $(0, 1)$。

3. 池化层（pooling layer）

通常在卷积层之后会得到维度很大的特征。如果将特征切成几个区域，通过池化层取其最大值或平均值，将得到的特征大幅减少，则可以降低特征复杂度。

通过卷积获得特征之后，下一步我们希望利用这些特征去做分类。理论上讲，人们可以用所有提取得到的特征去训练分类器，例如 softmax 分类器，但这样将面临计算量的挑战。例如：对于一个 96×96 像素的图像，假设我们已经学习得到了 400 个卷积核为 8×8 的特征，每一个特征和图像卷积都会得到一个 $(96 - 8 + 1) \times (96 - 8 + 1) = 7921$ 维的卷积特征，由于有 400 个特征，因此每个样本都会得到一个 $7921 \times 400 = 3,168,400$ 维的卷积特征向量。学习一个拥有超过 300 万特征输入的分类器非常容易出现过拟合（over-fitting）。

为了解决这个问题，我们需要对卷积后的特征图进行降维，池化是深度学习模型中常用的一种特征降维方式。在获取到卷积特征后，我们要确定池化区域的大小（假定为 $a \times b$），将卷积特征划分到数个大小为 $a \times b$ 的不相交区域上，然后用这些区域的平均（或最大）特征作为池化后的卷积特征。这些池化后的特征便可以用来做分类。

假定特征图 $F = \begin{pmatrix} 1 & 5 & 2 & 8 \\ 3 & 9 & 7 & 8 \\ 1 & 0 & 2 & 6 \\ 8 & 5 & 3 & 2 \end{pmatrix}$，其大小为 4×4，给定窗口大小为 2×2，步长为 2

的最大值池化算子，则池化操作将 F 拆分为四个相邻的 2×2 大小的小矩阵，其中每

个小矩阵的最大值将被取出作为池化操作的结果 $P = \begin{pmatrix} 9 & 8 \\ 8 & 6 \end{pmatrix}$。

4. 全连接层

全连接层(fully-connected layer)把所有局部特征结合变成全局特征，用类似于 Logistic 回归的方式将特征进行整合，最终完成分类。

5. 批量归一化层

由于深层网络在训练时梯度会逐渐减弱，批量归一化层(batch normalization layer)则在每一层卷积层后进行特征的批量归一化，将每一层的特征值归一化到均值为 0、标准差为 1，以保证训练过程中特征前馈和梯度反传时其取值都不会逐层减少太多，也因此加速了网络的训练过程。

6. 输出层

在输出层常用 Softmax 函数，或者 Sigmoid 函数。事实上，Softmax 回归模型是 Logistic 回归模型在多分类问题上的推广，在多分类问题中，类别标签 y 可以取两个以上的值。

在 Logistic 回归中，我们的训练集由 n 个带标签的样本构成：

$$\{(x^{(1)}, y^{(1)}), (x^2, y^{(2)}), \cdots, (x^{(n)}, y^{(n)})\}$$

由于 Logistic 回归是针对二分类问题的，因此类别标签 $y^{(i)} \in \{0,1\}$，其输出值如下：

$$h_0(x) = \frac{1}{1 + \exp(-\theta^\top x)} \tag{2-101}$$

我们将训练模型参数 θ，使其能够最小化损失函数：

$$J(\theta) = -\frac{1}{N} \sum_{i=1}^{N} [y^{(i)} \lg h_0(x^{(i)}) + (1 - y^{(i)}) \lg (1 - h_0(x^{(i)}))] \tag{2-102}$$

在 Softmax 回归中，我们解决的是多分类问题，类别标签 y 可以取 k 个不同的值(而不是 2 个)。因此，对于训练集 $\{(x^{(1)}, y^{(1)}), (x^2, y^{(1)}), \cdots, (x^{(n)}, y^{(n)})\}$，我们有 $y^{(i)} \in \{1, 2, \cdots, k\}$。例如，在 MNIST 数字识别任务中，我们有 $k=10$ 个不同的类别。

对于给定的输入样本 x，输出层会预测出其属于每一个类别 j 的概率值 $P(y=j|x)$。也就是一个 k 维的向量(向量元素的和为 1)。当类别数为 2 时，Softmax 回归退化为 Logistic 回归。因此 Softmax 回归是 Logistic 回归的一般形式。

卷积神经网络相当于是通过卷积的方式将图像中每个像素及其周围的点看作一个整体，从而能够将小的图像块作为特征进行学习，而不是从每个像素进行学习，更加关注图像中不同点之间的相关性。这让分类器能够自己从图片中学习特征和模式，而不是由人来给分类器提供特征，一方面避免了人工设计特征的局限性，另一方面实现了端到端的建模，可以自动地对问题进行学习。

卷积神经网络在医学图像的研究中也展现了很好的效果。例如 *Multi-scale Convolutional Neural Networks for Lung Nodule Classification* 一文中，作者利用 CT 影像和卷积神经网络十分有效地实现了肺结节良恶性分类[53]。该方法首先提取多个以结节为中心的邻域图像(patch)，然后将多尺度的邻域图像送入网络进行特征学习。文中通过 MCNN(multi-scale convolutional neural networks)从不同尺度来对肺结节特征进行了描述。实验结果证明，通过 MCNN 得到的图像特征在分类效果上比常用的 HOG、LBP 特征更好。

在此基础上，该研究者还提出了 MCNN 的改进方案[54]，提出一种 multi-crop pooling 代替原来的池化层，该方法在原有图像的最大池化层特征基础上又加入了两次中心剪裁得到图像不同区域的多尺度池化特征，将肺结节中心区域的特征比例增加，使模型更加关注结节中心的实质区域。该网络能够将肺结节的良恶性判别效果进一步提升。

由这些应用可以看出卷积神经网络在医学影像的处理上有着很大的优势，在一些问题上可以远胜于传统的人工设计特征，并且还有着很大的发展潜力。随着技术的进一步发展，这样自动化的特征设计一定能得到更广泛地应用，实现端到端的医学图像分析。

由于深度学习是端到端的预测方式，其预测过程对于用户来说并不直观。为了进一步理解深度学习模型的预测过程，可以使用可视化方法来分析深度学习模型提取的特征。深度学习模型最重要的组成部分是卷积层。因此，可以从两个方面对卷积层进行可视化，以理解深度学习模型的推理过程：①可视化卷积层提取的特征模式；②可视化每个卷积层对不同样本的响应。

深度学习模型中每一个卷积层由很多个卷积滤波器(卷积核)组成，其中每个卷积滤波器可提取不同的特征。通过滤波器可视化算法，研究者可以可视化卷积滤波器提取的特征模式。在可视化一个卷积滤波器时，对深度学习模型输入一幅随机白噪声图像，然后观察该滤波器的响应。如果滤波器的响应达到最大值，则输入图像显示的是这个滤波器提取的特征模式；否则，就使用反向传播算法改变输入图像。该过程与深度学习模型的训练过程类似，会一直迭代直到所观察的滤波器响应达到最大值。此时，输入图像即为该滤波器所学习的深度学习特征模式。通过这种滤波器可视化方法，可以观察到深度学习模型中每个卷积滤波器提取的特征模式，直观地了解每一个卷积层在提取什么样的特征。

为了进一步探索深度学习特征的意义，还可以观察每个卷积滤波器对不同样本图像的响应。例如，给定一幅肿瘤 CT 影像，深度学习模型中的每个卷积滤波器可生成对应的响应图，表示肿瘤中相应的特征模式的分布情况。响应图的平均值被定义为响应值，即该滤波器产生的深度学习特征。一个具有判别力的卷积滤波器应该在输入不同类别的样本时产生区别较大的响应结果。因此，可视化卷积滤波器对不同样本的响应值可以帮助研究者评估卷积滤波器的性能。

2.8.7　迁移学习

迁移学习是指使用在一个领域中已经训练好的模型，将其迁移到另一个领域进行使用。在构建深度学习模型时，我们经常需要大量的数据来训练一个深层卷积神经网络以避免过拟合。但是，在影像组学分析等医学影像相关的课题中，数据量通常较小。

小样本数据难以训练复杂的深度学习网络，这主要是由于小样本情况下深度学习网络易出现过拟合。从网络训练的角度讲，过拟合的发生是由于网络在优化求解时陷入了一个不好的局部极值点。在深度学习网络的训练过程中，通常会对网络中的参数进行随机初始化，然后使用训练数据对网络进行训练。这个训练过程其实是对网络的参数进行优化求解的过程。当网络使用随机初始化时，其求解过程从一个随机解出发，在迭代过程中逐步逼近近似最优解。然而，当网络层数变深或结构变复杂时，其参数曲面变得越来越崎岖，求解过程中很容易陷入一个远离最优解的局部极值点。

因此，要解决小样本情况下网络易陷入不好的局部极值点的问题，可对网络训练过程进行改进：若能给网络一个较好的初始解，则小样本数据也可能使网络收敛到较好的近似最优解。迁移学习就是通过上述的改变网络初始状态的方式使之适用于小样本数据。在迁移学习中存在两个数据集：一个是用于预训练 CNN 网络的初始数据集，另一个是针对当前问题的目标数据集。一般来说，初始数据集的数据量较大，而目标数据集数据量较小。

迁移学习首先使用初始数据集上的大量样本训练 CNN 网络；此时，CNN 网络已经学习到了有意义的特征，其参数曲面会变得较平滑。然后，以训练好的 CNN 网络的参数作为初始状态，在目标数据集上进行微调(fine tune)重新拟合，得到新的 CNN 模型。为了使 CNN 有一个较好的初始状态，迁移学习使用的初始数据集一般是数据量非常大的自然图像数据集，如 ImageNet 数据集，该数据集有超过 100 万张图像可用于训练 CNN 网络。尽管初始数据集(如 ImageNet 自然图像数据集)与目标数据集(医学图像数据集)间存在较大的差异，但 CNN 的很多特征是可以跨领域共享的。

CNN 学习的特征是具有分层特性的，其底层特征一般为通用的图像特征，如边缘、形状等特征，这些特征具有通用性，在医学图像中也适用；CNN 的高层特征与数据集的相关度较大，因此，在迁移学习时可以只使用 CNN 的浅层网络进行迁移。

根据初始数据集与目标数据集的相似度不同，迁移学习在重新拟合 CNN 网络时也有不同的方式：

(1)由于 CNN 的浅层特征是边缘、形状等通用的图像特征，其在不同的数据集中具有通用性，因此可在重新拟合时把预训练好的网络的前几层参数固定，只训练网络最后几层用于学习与目标数据集相关的特征。

(2)为了使整个网络能够完全适应目标数据集，可将整个网络都进行重新拟合，训练所有的层。

(3)将预训练好的 CNN 的最后几层使用新设计的随机初始化的层进行替换，然后对新增加的层或整个网络在目标数据集上进行重新拟合。

在自然图像中 ImageNet 数据集有 128 万以上的训练集，较小的 cifar10 数据集有 5 万以上的图片，因此，自然图像处理的课题可以构建很深、很复杂的深度学习模型以获得更好的性能。然而，医学图像尤其是三维的肿瘤图像(CT、MRI)数据量很小，通常不超过 1000，这使得直接训练大型深度学习模型难度很大，例如，用于肺结节分割的 CT 图像数据集 LIDC-IDRI 只有 1010 例患者；用于脑肿瘤分割的 MICCAI 数据集，只有不到 100 例患者的 MR 数据。

针对医学影像数据量小的问题，迁移学习是很好的处理方式。在糖尿病视网膜病变、视网膜眼底疾病诊断和皮肤癌诊断等多项任务中，迁移学习都表现出了优秀的性能[55-57]。

在肺癌 EGFR 基因突变预测的研究中，Wang 等人构建了基于 DenseNet[58]的深度学习模型(定义为 DL 模型)，并使用迁移学习的方式对其进行训练。该模型输入肺癌肿瘤的 CT 影像，输出即是该肿瘤具有 EGFR 基因突变的概率[59]。在自然图像处理中，DenseNet 使用密连接改善了网络训练时梯度消散的问题，通过引入跳层连接将网络输出端的梯度直接引到输入端，使网络的输入层得到很好的训练。

该 DL 模型是基于 DenseNet 的网络结构进行改进。在该模型中，将两个卷积层和两个批量归一化层的堆叠定义为组(group)。具体来说，一个组由一个批量归一化层、一个 $1×1$ 的卷积层、1 个批量归一化层、一个 $3×3$ 的卷积层按顺序堆叠构成。前 6 个组堆叠成第一个块(block)，在第一个块内，每个组的输入都与其前面所有组的输出相连，即密集连接(dense connection)。在第一个块后，使用一个批量归一化层和一个 $3×3$ 的卷积层对特征进行参数压缩。例如，使用 128 通道的 $3×3$ 的卷积层将前面的 256 个特征图压缩至 128 个特征图。随后，使用 $2×2$ 的均值池化层将特征图降维到 8×8 大小。然后，使用 5 个组堆叠成第二个块，块内同样使用密集连接。第二个块的最后一个卷积层后使用批量归一化层消除特征图的均值和方差漂移，然后使用全局均值池化将所有的特征图由 8×8 变成 1 个数值。最终，产生了 352 维的特征向量，接着，将该 352 维的特征向量通过全连接层连接至输出神经元进行 EGFR 基因突变概率预测。

该网络包含子网络 1 和子网络 2，其中，子网络 1 迁移至 DenseNet 的前 20 层，其拓扑结构和网络权重均与 DenseNet 的前 20 层一致；子网络 2 为重新设计的 4 层卷积层。在网络训练时，子网络 1 先被固定住，只训练子网络 2，以保证子网络 1 中已经训练好的权重不会受到干扰。在子网络 2 已经得到了充分的训练后，整个网络的权重将会一起进行训练；此时，子网络 1 的迁移学习权重也会得到更新，使得整个网络更适应于当前的应用课题。为了扩充训练样本，肿瘤 CT 影像中每一层二维切片均被用于作为一个样本训练卷积神经网络。在测试阶段，肿瘤的每一层 CT 影像都将获得一个预测概率值，最终，该肿瘤影像所有 CT 切片的预测概率值的平均值作为最终的预测值。

子网络 1 通过迁移学习的方式已经学习到了通用的图像特征。为了让网络学习到与 EGFR 基因突变相关的特征，研究者在子网络 1 后面构建了子网络 2 专门用于学习针对本数据集的、与 EGFR 基因突变状态有关的特征。由于子网络 2 是重新设计的结构，因此，不再使用迁移学习对其初始化，而是使用 Xavier 算法对其进行随机初始化。

深度学习模型训练是一个不断迭代的过程，模型训练的目的是优化模型中的参数，建立 CT 图像与 EGFR 基因突变状态间的关联。在每次迭代中，使用交叉熵作为损失函数来度量深度学习模型的预测性能。在优化该损失函数的过程中，使用 Adadelta 算法进行优化。由于子网络 1 的参数是通过迁移学习获得，已经可以提取通用的图像特征了；但子网络 2 的权重是随机初始化，训练开始时并没有意义，且随机初始化的网络在训练开始时会产生较大的梯度，在进行反向传播时，随机初始化产生的噪声梯度会破坏子网络 1 中已训练好的权重，失去迁移学习的意义。因此，先冻结子网络 1，然后以 1×10^{-3} 的学习率只训练子网络 2。在对模型训练 10 个周期后，以较小的学习率(1×10^{-5})对整个网络进行了训练(包括子网络 1 和子网络 2)。此时，子网络 2 学习的高层图像特征和子网络 1 迁移学习的低层图像特征同时进行训练，可达到相辅相成的效果。通过使用二维 CT 切片图像作为训练样本的方式，共产生了 14926 张训练样本图像。所以，子网络 1 是使用了 128 万自然图像进行预训练，然后使用 14926 张肺癌 CT 影像进行重新拟合；子网络 2 是直接使用 14926 张肺癌 CT 影像进行训练。最终，在训练 30 个周期后，模型收敛。

在使用该模型时，首先，用户在 CT 影像的每张切片中使用矩形框选定肿瘤区域，即选取肿瘤的 ROI。然后，使用三次样条插值算法将 ROI 图像缩放到 64×64 体素大小。为了减少不同设备导致的图像灰度的差异，采用 z-score 对肿瘤图像进行了归一化，将肿瘤 CT 图像的均值调节到 0，标准差调节到 1。最后，将相邻的三层 CT 切片中的 ROI 图像组合为一个三通道图像，并且将其输入到深度学习模型中进行 EGFR 基因突变预测。由于一个肿瘤的 CT 影像包含很多张切片图像，该研究将肿瘤的所有 CT 切片均输入到深度学习模型进行预测，并将所有切片的预测概率的平均值作为该肿瘤的 EGFR 基因突变概率。

通过在 631 例肺腺癌 CT 影像数据上的训练，该迁移学习网络在训练集上 AUC=0.88，在测试集上 AUC = 0.81。在该项研究中，传统的影像组学模型和临床模型也被用于作为对比实验。影像组学模型提取了形状、强度、纹理、小波等影像组学特征，使用随机森林作为分类器。临床模型使用年龄、性别、肿瘤的 TNM 分期作为特征，使用 SVM 作为分类器。在测试集上，影像组学模型和临床模型的 AUC 分别为 0.64 和 0.61，因此，深度学习模型获得了更好的性能。进一步的决策曲线分析表明，使用深度学习模型进行患者 EGFR 基因突变预测可获得很好的临床收益。

由于深度学习模型是端到端的模型，其特征与分类器融合在一起，相互配合。在使用可视化算法找出深度学习模型的预测焦点图后，深度学习模型可给予每个肿瘤一个预测出的可疑区域，为临床穿刺的医生提供参考的穿刺位置。

深度学习的优势主要来自其强大的特征自学习能力。通过迁移学习和 14,926 张肿瘤 CT 图像，深度学习模型挖掘出了与 EGFR 基因突变状态密切相关的肿瘤 CT 影像特征。为了更好地理解深度学习特征，研究者在深度学习模型中可视化了几个具有代表性的卷积滤波器。其中，浅层卷积层学习到了简单的图像特征，例如水平和对角边缘；更深的卷积层学习到了肿瘤的形状等更复杂的特征，例如圆形或弧形特征，这是因为大多数肺肿瘤均为椭圆形或近似圆形。当进入更深的卷积层时，深度学习特征变得更加抽象，并逐渐与 EGFR 基因突变状态相关。

由于迁移学习模型使用了网络在 ImageNet 数据集上训练好的权重，其提取的特征也与自然图像的特征类似。在浅层网络中，卷积核主要提取了边缘信息，更深的层提取了形状信息，随着网络的进一步深入，一些复杂的抽象的特征被渐渐地提取出来，这些特征的视觉解释不明显，但其与 EGFR 突变信息逐渐关联，更有利于模型的预测。卷积神经网络中同一个卷积核对于不同的肿瘤有不同的响应。如某些卷积核对于 EGFR 突变的肿瘤有较强的响应，而对 EGFR 非突变的肿瘤响应很弱；与之相反，其他的卷积核则对 EGFR 非突变的肿瘤响应较大，而对 EGFR 突变的肿瘤响应较弱。通过对卷积核的响应值进行量化分析，可知这些卷积核对 EGFR 突变和非突变的肿瘤的响应值存在显著性差异。

2.8.8　半监督学习

在一些预后预测的研究中，患者需要做长时间的随访(如复发、疾病进展、总生存期)，因此，有标签的数据获取难度非常大，无标签的数据却相对很容易获得。例如，一个中等规模的医院可获取的有随访的患者数通常为几百，但其无随访的患者数可超过几千。此时，如何从无标签的数据中挖掘出信息是一个有效提升影像组学模型性能的方法。半监督学习作为一种结合了有监督学习和无监督学习的混合模型，可以从大量的无标签数据中挖掘信息，同时利用少量的有标签数据构建预测模型。通常来说，监督学习模型具有很好的预测性能，因为其训练时考虑了特征和标签间的相关性，直接针对临床预测标签进行建模。无监督学习由于训练时不直接与临床预测标签关联，因此，其预测性能有限，但其可以挖掘出数据中天然具有的信息。作为性能与数据量的折中，半监督学习可结合无监督学习挖掘无标签数据信息的优势和有监督学习较强的预测能力。

1. 自编码器原理

给定一个没有类别标签的训练样本集合 $\{x^{(1)}, x^{(2)}, x^{(3)} \cdots\}$，其中 $x^{(i)} \in R^n$。自编码器通过无监督学习的方式以让输出值等于输入值为学习目标，比如 $y^{(i)} = x^{(i)}$。自编码器尝试学习一个 $h_{W,b}(x) \approx x$ 的恒等函数，从而使得输出 $\hat{x}$ 接近于输入 x。恒等函数虽然看上去不太有学习的意义，但是当我们为自编码器加入某些限制，比如限定隐藏神经元的数量时，就可以从输入数据中发现一些固定的特征模式。比如，假设某个自编码器的输入 x 是一张 64×64（共 4096 个像素）的图像，即输入 $n = 4096$，其隐藏层 L_2 中有 100 个隐藏神经元，输出也是 4096 维的向量 $y \in R^{4096}$。由于只有 100 个隐藏层神经元，迫使自编码器去学习输入数据的压缩表示，也就是说，它必须利用 100 维的隐藏层神经元激活向量 $a^{(2)} \in R^{100}$ 重构出 4096 维输入图像 x。如果网络的输入数据是完全随机的，比如每一个输入 x_i 都是一个跟其他特征完全无关的独立同分布高斯随机变量，那么这一压缩表示将会非常难学习。但是如果输入数据中隐含着一些特定的结构，比如某些输入特征是彼此相关的，那么这一算法就可以发现输入数据中的这些相关性。事实上，这一简单的自编码器通常可以学习出一个跟主成分分析(PCA)结果非常相似的输入数据的低维表示。

即使隐藏层神经元的数量较大(可能比输入像素的个数还要多)，我们仍然可以通过给自编码器施加一些其他的限制条件来发现输入数据中的结构模式。例如，给隐藏层神经元加入稀疏性限制。假设神经元的激活函数是 Sigmoid 函数，当神经元的输出接近于 1 的时候我们认为它被激活，而输出接近于 0 的时候认为它被抑制，那么使得神经元大部分时间都被抑制的限制则被称作稀疏性限制。我们使用 $a_j^{(2)}(x)$ 来表示在给定输入为 x 情况下，自编码器隐藏层神经元 j 的激活度。定义如下公式表示隐藏层神经元 j 的平均激活度(在训练集上取平均)：

$$\hat{\rho}_j = \frac{1}{m} \sum_{i=1}^{m} [a_j^{(2)}(x^{(i)})] \tag{2-103}$$

我们可以加入一条限制 $\hat{\rho}_j = \rho$ 来实现对神经元激活度的稀疏性约束，其中，ρ 是稀疏性参数，通常是一个接近于 0 的较小的值(比如 $\rho = 0.05$)。为了实现这一限制，在优化目标函数中加入一个额外的惩罚因子，使得隐藏层神经元的平均激活度保持在较小范围内：

$$\sum_{j=1}^{s_2} \rho \lg \frac{\rho}{\hat{\rho}_j} + (1-\rho) \lg \frac{1-\rho}{1-\hat{\rho}_j} \tag{2-104}$$

这里，S_2 是隐藏层中隐藏神经元的数量，而索引 j 依次代表隐藏层中的每一个神经元。该公式其实等价于相对熵(KL divergence)，因此也可以被表示为：

$$\sum_{j=1}^{s_2} \text{KL}(\rho \| \hat{\rho}_j) \tag{2-105}$$

其中相对熵 KL 定义如下：

$$\text{KL}(\rho \| \hat{\rho}_j) = \rho \lg \frac{\rho}{\hat{\rho}_j} + (1-\rho) \lg \frac{1-\rho}{1-\hat{\rho}_j} \tag{2-106}$$

该函数是以 ρ 为均值和以 $\hat{\rho}_j$ 为均值的两个伯努利随机变量之间的相对熵。相对熵是一种标准的用来测量两个分布之间差异的方法。当 $\hat{\rho}_j = \rho$ 时，$\text{KL}(\rho \| \hat{\rho}_j) = 0$，并且随着 $\hat{\rho}_j$ 与 ρ 之间的差异增大而单调递增。例如，当设定 $\rho = 0.2$ 时，相对熵值 $\text{KL}(\rho \| \hat{\rho}_j)$ 随着 $\hat{\rho}_j$ 先减小后增大。

从图 2.29 我们可以看出，相对熵在 $\hat{\rho}_j = \rho$ 时达到它的最小值 0，而当 $\hat{\rho}_j$ 靠近 0 或者 1 的时候，相对熵则变得非常大(其实是趋向于 ∞)。所以，最小化这一惩罚因子具有使得 $\hat{\rho}_j$ 靠近 ρ 的效果。最终的总体损失函数可以表示为：

$$J_{\text{sparese}}(W, b) = J(W, b) + \beta \sum_{j=1}^{s_2} \text{KL}(\rho \| \hat{\rho}_j) \tag{2-107}$$

其中，$J(W, b)$ 为最小均方误差，用于度量输出与输入的相似性，而 β 控制稀疏性惩罚因子的权重。$\hat{\rho}_j$ 项则(间接地)取决于 (W, b)，因为它是隐藏层神经元 j 的平均激活度，而隐藏层神经元的激活度取决于 (W, b)。

以卵巢癌复发时间预测的研究为例，Wang 等[60]提出了一种半监督学习的框架，包含两部分：①无监督的特征学习；②有监督的 Cox 预后预测模型构建。在无监督的特征学习中，研究者设计了一种卷积自编码器从无标签数据中学习卵巢癌的特征。卷积自编码器由编码器和解码器两部分组成，其中，编码器将图像逐层卷积和池化，最终压缩成 16 维的深度学习特征；解码器则利用 16 维的深度学习特征重构出原始输入图像，以此测试深度学习特征中包含的信息量。当解码器可以从深度学习特征中重构出原始输入图像时，说明深度学习特征包含了大量的肿瘤信息。

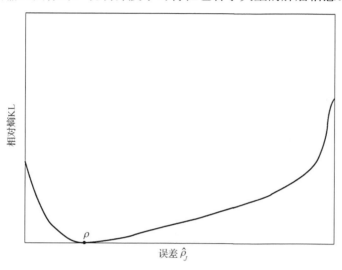

图 2.29　相对熵变化示意图

在通过无监督学习的方式学习到肿瘤的深度学习特征后，有监督的 Cox 比例风险模型可使用深度学习特征进行复发时间预测。在训练 Cox 模型时，需要用到患者的随访信息，因此被称作有监督学习模型。该研究使用了 102 例高级别浆液型卵巢癌患者的 CT 影像进行无监督学习后，49 例有随访信息的患者被用于训练 Cox 预后预测模型。最后，两个数据集(49 例患者和 45 例患者)被用于验证半监督学习模型的预测性能。这种半监督学习模型在两个测试集上达到了 0.700 和 0.729 的 C-Index。为了进一步测试该半监督 Cox 模型预测复发风险的性能，研究者使用该半监督 Cox 模型来预测患者的 3 年复发概率。该半监督 Cox 模型在训练集中 AUC=0.833 (95%CI：0.792~0.874)，在测试集 1 中 AUC=0.772(95%CI：0.721~0.820)。该半监督 Cox 模型的预测概率在复发时间小于 3 年的患者和复发时间大于等于 3 年的患者之间存在显著性差异(在训练集中 $p < 0.0001$，在测试集 1 中 $p = 0.0010$)。校准曲线表明，该半监督 Cox 模型没有系统性地低估或过度预测 3 年复发概率，因为 Hosmer-Lemeshow 检验显示该半监督 Cox 模型与理想模型间没有显著性差异(训练集中 $p=0.475$，测试集 1 中 $p=0.404$)。决策曲线表明，当医生的决策阈值大于 0.3 时，使用该半监督 Cox 模型预测 3 年复发率所获得的临床收益比将患者全部当成三年内复发(treat-all)和全部当成三年后复发(treat-none)这两种治疗方案的获益更大。在独立测试集 2 中，该半监督 Cox 模型也具有类似的性能(AUC = 0.825, 95%CI：0.765~0.893)。在两个独立的测试集中，该半监督 Cox 模型的 AUC 高于临床模型(在

测试集 1 中 AUC = 0.443，[95%CI：0.381～0.506]，在测试集 2 中的 AUC = 0.400，[95%CI：0.268～0.536])，且具有显著性差异(在测试集 1 中 $p = 0.0045$，在测试集 2 中 $p = 0.0361$，DeLong 检验)。

2. 可视化自编码器训练结果

在 Wang 等[60]的研究中，通过对无监督学习的特征进行可视化发现，自编码器的第一层卷积层提取了肿瘤的强度信息；第二层和第三层卷积层提取了边缘信息；第四层和第五层卷积层提取的信息缺少直观的视觉解释性，但其反映了肿瘤的高维抽象的信息(图 2.30)。将两个具有不同复发时间的肿瘤送入自编码器，分别得到了不同的响应。进一步将深度学习特征降维到 2 维空间可发现，在深度学习特征空间中，高复发和低复发的患者呈现出较为明显的聚类现象。

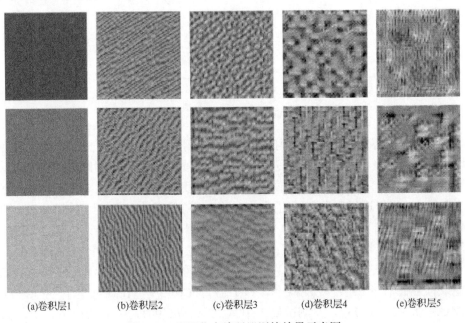

(a)卷积层1　　　(b)卷积层2　　　(c)卷积层3　　　(d)卷积层4　　　(e)卷积层5

图 2.30　可视化自编码器训练结果示意图

2.9　影像组学质量评估体系

由于影像组学研究内容众多，且国内外众多学者均提出或改进了新的影像组学模型，其应用场景和质量缺乏统一的评判标准。根据 2017 年 *Nature Reviews Clinical Oncology* 上由 Lambin 教授提出的观点[61]，影像组学相关研究可遵循表 2.7 中的质量评估体系以衡量该模型的质量。

表 2.7　影像组学质量评估体系

	评价标准	得分
1	图像成像参数：有详细的成像参数（如是否为增强图像，层厚，扫描电压等）或有公开的扫描协议以确保图像获取可重复	+1（若成像参数有详细介绍） +1（若使用公开的扫描参数）
2	多次分割：使用不同的医生/算法/软件进行分割，分割时考虑随机噪声，在不同的呼吸周期进行分割以验证提取的特征对分割的稳定性	+1
3	在所有的扫描仪器上进行仿体实验：检测仪器间的差异以及选择对扫描仪器不敏感的特征	+1
4	在多个时间点进行成像：搜集单个患者在多个时间点的影像，检验特征对时间变化的稳定性	+1
5	进行特征选择或多个测试集：减少过拟合的风险，选择特征时考虑特征的稳定性	−3（如果两项均无） +3（如果有一项实现）
6	使用非影像组学特征进行多变量分析（如EGFR突变信息）：提供更全面的模型，融合影像组学与非影像组学特征	+1
7	讨论特征与生物学层面的关联：展示影像组学亚型差异与基因-蛋白水平的联系，深入解释影像组学与生物学的关联	+1
8	截断值分析：使用中值作为截断值划分风险组	+1
9	汇报统计量：汇报C-Index、ROC曲线、AUC等统计结果，也可以使用交叉验证等方式	+1（如果统计值和显著性值均有） +1（如果使用了重采样）
10	校正统计：汇报校正统计（如校准曲线）和其统计值（p值和置信区间等）	+1（如果校正统计和其统计值均汇报） +1（如果使用了重采样方法）
11	前瞻性研究：提供支持临床验证的最高的证据等级	+7（前瞻性验证）
12	验证：验证集没有用于训练	−5（缺少验证） +2（同中心的验证集） +3（其他中心的验证集） +4（源于两个不同中心的验证集） +4（该研究验证了之前发表的标签） +5（提供三个或更多不同中心的验证集） 数据集至少要求和特征数保持相同数量级
13	与金标准比较：比较影像组学模型是否与当前金标准相当或优于金标准（如使用TNM分期进行生存分析）	+2
14	潜在的临床应用：汇报该模型在当前或潜在的临床上的应用（如决策曲线分析）	+2
15	代价分析：汇报临床问题的代价分析	+1
16	开源数据：开源代码和数据	+1（原始数据开源） +1（ROI开源） +1（代码开源） +1（如果影像组学特征在有代表性的ROI上计算，且ROI开源）
总分		37

使用表 2.7 所示的质量评估体系，我们可以衡量已发表工作的可靠性与临床应用价值，有助于进一步提高影像组学研究的质量，提供行业内统一的研究标准。

2.10　影像组学软件平台

为了使得影像组学分析更加快速高效，不少团队开发了一系列影像组学分析软件，本节以较为常用的 Radiomics 软件和 Pyradiomics 算法库为例，通过具体案例详细介绍其使用方法与流程。

2.10.1　Radiomics 软件

此软件为中国科学院自动化研究所(中国科学院分子影像重点实验室)田捷研究员团队 Radiomics 组研发。Radiomics 译为影像组学，旨在通过影像学的方式来研究癌症相关的问题。该软件的目的是为医生提供一套辅助诊断系统：主要针对肺结节的分割和肿瘤的良恶性分类及 N 分期预测。图 2.31 为 Radiomics 软件界面。

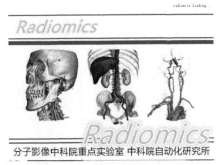

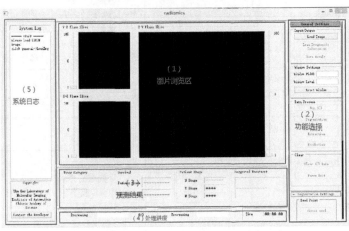

图 2.31　Radiomics 软件界面

用户直接点击"Load Image"即可加载患者 DICOM 文件并进行肺结节自动分割、良恶性分类以及 N 分期预测，如图 2.32 所示。

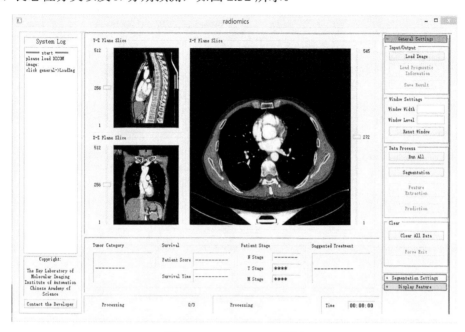

图 2.32　Radiomics 工作图

2.10.2　Pyradiomics 影像组学算法库

Pyradiomics（http://pyradiomics.readthedocs.io/en/latest/）为哈佛大学 Hugo 教授团队研发，其使用 Python 为主提供了一套开源的影像组学特征提取算法。该算法库主要包含形状、纹理、强度、小波、HoG 等尺度算子进行特征提取。同时，该库提供了非常方便的统一接口，支持 Python 函数调用；同时提供了 3D Slicer 插件，可将该算法库作为 3D Slicer 插件导入，进行可视化的特征提取，适合影像学医生使用。

目前有四种方法可以安装 Pyradiomics：①通过 pip；②从源代码 github 安装；③使用 3D Slicer Radiomics extension 安装；④使用 Pyradiomics Docker。

Pyradiomics 可以计算如下特征。

1. 灰度直方图特征（intensity feature/ first order feature）

灰度直方图特征主要是用统计量描述图像中灰度值的分布。使用 X 和 X_{all} 表示病灶 ROI 和完整的原始扫描图像的像素值，整个 ROI 共有 N 个像素。用 P 表示灰度直方图的概率向量，B 表示中心灰度值。定义如下特征计算公式。

(1)灰度值强度范围：

$$灰度值强度范围 = \frac{\max X - \min X}{\max X_{all} - \min X_{all}} \tag{2-108}$$

(2)能量：

$$能量 = \sum_{i}^{N_l} (N \cdot P(i))^2 \tag{2-109}$$

(3)熵：

$$熵 = \sum_{i}^{N_l} P(i) \cdot \log_2 P(i) \tag{2-110}$$

(4)峰度：

$$峰度 = \frac{\sum_{i}^{N_l} P(i) \cdot (B(i) - \bar{X})^4}{\left(\sqrt{\sum_{i}^{N_l} P(i) \cdot (B(i) - \bar{X})} \right)^4} \tag{2-111}$$

(5)最大值：

$$\max X \tag{2-112}$$

(6)均值：

$$均值 = \bar{X} \frac{1}{N} \sum_{i}^{N} X(i) \tag{2-113}$$

(7)平均绝对偏差：

$$平均绝对偏差 = \sum_{i}^{N_l} P(i) \cdot (B(i) - \bar{X}) \tag{2-114}$$

(8)中位数：

$$\left| \{ x \mid x \in X \text{ and } x < x_{中位数} \} \right| = \left| \{ x \mid x \in X \text{ and } x_{中位数} < x \} \right| \tag{2-115}$$

(9)最小值：

$$\min X \tag{2-116}$$

(10)像素个数：

$$像素个数 = |X| \tag{2-117}$$

（11）极差：

$$极差 = \max X - \min X \tag{2-118}$$

（12）均方根（RMS）：

$$RMS = \sqrt{\sum_{i}^{N_i} P(i) \cdot B(i)^2} \tag{2-119}$$

（13）偏度：

$$偏度 = \frac{\sum_{i}^{N_i} P(i) \cdot (B(i) - \bar{X})^3}{\left(\sqrt{\sum_{i}^{N_i} P(i) \cdot (B(i) - \bar{X})} \right)^3} \tag{2-120}$$

（14）标准差：

$$标准差 = \sqrt{\frac{1}{N-1} \sum_{i}^{N} (X(i) - \bar{X})^2} \tag{2-121}$$

（15）像素和：

$$像素和 = \sum_{i}^{N} X(i) \tag{2-122}$$

（16）均一性：

$$均一性 = \sum_{i}^{N_i} P(i)^2 \tag{2-123}$$

（17）方差：

$$方差 = \frac{1}{N-1} \sum_{i}^{N} (X(i) - \bar{X})^2 \tag{2-124}$$

2. 形状特征（shape feature）

形状特征主要是用于描述 ROI 的形状和大小的特征。用 A 来表示 ROI 区域的表面积，V 来表示体积。

（1）紧密度 1：

$$紧密度1 = \frac{V}{\sqrt{\pi} \cdot A^{\frac{3}{2}}} \tag{2-125}$$

(2) 紧密度 2:

$$紧密度2 = 36\pi \frac{V^2}{A^3} \tag{2-126}$$

(3) 最大三维直径:

计算 ROI 区域内的两个像素间的最大欧氏距离。

(4) 球不对称性:

$$球不对称性 = \frac{A}{4\pi \cdot R^2} = \frac{A}{(6\sqrt{\pi} \cdot V)^{\frac{2}{3}}} \tag{2-127}$$

(5) 球性:

$$球性 = \frac{(6\sqrt{\pi}V)^{\frac{2}{3}}}{A} \tag{2-128}$$

(6) 表面积与体积比:

$$表面积与体积比 = \frac{A}{V} \tag{2-129}$$

(7) ROI 体积:

$$V = N \cdot r_{\text{lat}} \cdot r_{\text{cor}} \cdot r_{\text{ax}} \tag{2-130}$$

3. 纹理特征

纹理特征是用于描述 ROI 的像素与其周围像素关系的特征。可以利用灰度共生矩阵 (grey level co-occurrence matrix, GLCM)、灰度区域大小矩阵 (grey level size zone matrix, GLSZM)、灰度游程矩阵 (grey level run length matrix, GLRLM)、邻域灰度差异矩阵 (neighbouring grey tone difference matrix, NGTDM)、灰度相关矩阵 (grey level dependence matrix, GLDM) 来计算, 图像的灰度值合并为 N_g。基于这些合并的灰度值, 灰度共生矩阵 P 的大小为 $N_g \times N_g$。矩阵的第 (i, j) 个元素定义为第 i 个 N_g 的像素乘以距离 δ, 并且方向为 α。图 2.33 是二维图像 I 和其对应的 GLCM, 其中 $\delta = 1$, α 为水平方向:

$$
I=\begin{array}{|c|c|c|c|c|}
\hline
1 & 2 & 5 & 2 & 3 \\
\hline
3 & 2 & 1 & 3 & 1 \\
\hline
1 & 3 & 5 & 5 & 2 \\
\hline
1 & 1 & 1 & 1 & 2 \\
\hline
1 & 2 & 4 & 3 & 5 \\
\hline
\end{array}
\qquad
GLCM=\begin{array}{|c|c|c|c|c|}
\hline
6 & 4 & 3 & 0 & 0 \\
\hline
4 & 0 & 2 & 1 & 3 \\
\hline
3 & 2 & 0 & 1 & 2 \\
\hline
0 & 1 & 1 & 0 & 0 \\
\hline
0 & 3 & 2 & 0 & 2 \\
\hline
\end{array}
$$

图 2.33 二维图像及其对应的 GLCM

以 GLCM 为基础计算三维的纹理特征。$P_{\alpha,\delta}(i,j)=P(i,j)$：表示 GLCM 配对 (i,j) 的概率，μ 表示 $P(i,j)$ 的均值，σ 表示 $P(i,i)$ 的标准差，$P_x(i)=\sum\limits_{j}^{N_g}P(i,j)$ 表示每行的概率，μ_x 表示 $P_x(i)$ 的均值，σ_x 表示 $P_x(i)$ 的标准差。$P_{x+y}(k) := \sum\limits_{i}^{N_g}\sum\limits_{j}^{N_g}P(i,j)$，$i+j=k$。

$P_{x-y}(k)=\sum\limits_{i}^{N_g}\sum\limits_{j}^{N_g}P(i,j)$，$|i-j|=k$。

(1) 自相关性：

$$自相关性 = \sum_{i}^{N_g}\sum_{j}^{N_g}i \cdot j \cdot P(i,j) \tag{2-131}$$

(2) 簇特征 1：

$$优势 = \sum_{i}^{N_g}\sum_{j}^{N_g}(i+j-2\mu)^4 P(i,j) \tag{2-132}$$

(3) 簇特征 2：

$$阴影 = \sum_{i}^{N_g}\sum_{j}^{N_g}(i+j-2\mu)^3 P(i,j) \tag{2-133}$$

(4) 簇特征 3：

$$趋势 = \sum_{i}^{N_g}\sum_{j}^{N_g}(i+j-2\mu)^2 P(i,j) \tag{2-134}$$

(5) 对比度：

$$对比度 = \sum_{i}^{N_g}\sum_{j}^{N_g}(i-j)^2 P(i,j) \tag{2-135}$$

(6) 相关性：

$$关联性 = \frac{1}{\sigma}\sum_{i}^{N_g}\sum_{j}^{N_g}(i-\mu)(j-\mu)P(i,j) \tag{2-136}$$

(7) 差分均值：

$$差分均值 = \sum_{i}^{N_g}i \cdot P_{x-y}(i) \tag{2-137}$$

(8) 差分熵：

$$差分熵 = \sum_{i}^{N_g} P_{x-y}(i) \cdot \log_2(P_{x-y}(i)) \tag{2-138}$$

(9) 差分方差：

$$差分方差 = \sum_{i}^{N_g} (i - \overline{P}_{x-y})^2 \cdot P_{x-y}(i) \tag{2-139}$$

(10) 差异性：

$$差异性 = \sum_{i}^{N_g} \sum_{j}^{N_g} |i - j| P(i, j) \tag{2-140}$$

(11) 能量：

$$能量 = \sum_{i}^{N_g} \sum_{j}^{N_g} P(i, j)^2 \tag{2-141}$$

(12) 熵：

$$熵 = \sum_{i}^{N_g} \sum_{j}^{N_g} P(i, j) \log_2 P(i, j) \tag{2-142}$$

(13) Harralick 相关性：

$$Harralick相关性 = \frac{1}{\sigma_x} \left[\sum_{i}^{N_g} \sum_{j}^{N_g} i \cdot j \cdot P(i, j) - \mu_x \right] \tag{2-143}$$

(14) 逆差：

$$逆差 = \sum_{i}^{N_g} \sum_{j}^{N_g} \frac{P(i, j)}{1 + |i - j|} \tag{2-144}$$

(15) 逆差矩 (IDM)：

$$IDM = \sum_{i}^{N_g} \sum_{j}^{N_g} \frac{P(i, j)}{1 + (i - j)^2} \tag{2-145}$$

(16) 归一逆差矩（IDMN）：

$$\text{IDMN} = \frac{1}{N^2} \sum_{i}^{N_g} \sum_{j}^{N_g} \frac{P(i, j)}{1 + (i - j)^2} \tag{2-146}$$

(17) 归一逆差（IDN）：

$$\text{IDN} = \frac{1}{N} \sum_{i}^{N_g} \sum_{j}^{N_g} \frac{P(i, j)}{1 + |i - j|} \tag{2-147}$$

(18) 逆方差：

$$逆方差 = \sum_{i}^{N_g} \sum_{j}^{N_g} \frac{P(i, j)}{(i - j)^2}, \quad i \neq j \tag{2-148}$$

(19) 最大概率：

$$最大概率 = \max\{P(i, j)\} \tag{2-149}$$

(20) 均值和：

$$均值和 = \sum_{i}^{2N_g} i \cdot P_{x+y}(i) \tag{2-150}$$

(21) 熵和：

$$熵和 = \sum_{i}^{2N_g} P_{x+y}(i) \cdot \log_2(P_{x+y}(i)) \tag{2-151}$$

(22) 方差和：

$$方差和 = \sum_{i}^{2N_g} (i - \overline{P}_{x+y})^2 \cdot P_{x+y}(i) \tag{2-152}$$

(23) 方差：

$$方差 = \sum_{i}^{N_g} \sum_{j}^{N_g} (i - \mu)^2 P(i, j) \tag{2-153}$$

灰度游程矩阵（GLRLM）P 定义为一幅图像。在给定的方向 θ，每一个元素 (k, l) 用来描述矩阵中有多少个周边像素 l 是和像素组（bin）k 连通的。如有矩阵 I 对应的 GLRLM 如图 2.34 所示。

5	2	5	4	4
3	3	3	1	3
2	1	1	1	3
4	2	2	2	3
3	5	3	3	2

$I=$

1	0	1	0	0
3	0	1	0	0
4	1	1	0	0
1	1	0	0	0
3	0	0	0	0

GLRLM=

图 2.34　GLRLM 矩阵

以 GLRLM 为基础计算三维的纹理特征。$P_\theta(k,l) = P(k,l)$ 表示方向 θ 有像素 k 和长度 l，N_g 表示离散的像素，N_r 表示离散的长度，N_{nm} 表示游程长度，N_p 表示在 ROI 内的像素。

（1）游程数：

$$N_{\text{runs}} = \sum_{k}^{N_g} \sum_{l}^{N_r} P(k,l) \tag{2-154}$$

（2）灰度不均一性（GLN）：

$$\text{GLN} = \frac{1}{N_{\text{run}}} \sum_{k}^{N_g} \left[\sum_{l}^{N_r} P(k,l) \right]^2 \tag{2-155}$$

（3）高灰度游程因子（HGLRE）：

$$\text{HGLRE} = \frac{1}{N_{\text{run}}} \sum_{k}^{N_g} \sum_{l}^{N_r} k^2 \cdot P(k,l) \tag{2-156}$$

（4）长游程因子（LRE）：

$$\text{LRE} = \frac{1}{N_{\text{run}}} \sum_{k}^{N_g} \sum_{l}^{N_r} l^2 \cdot P(k,l) \tag{2-157}$$

（5）高灰度长游程因子（LRHGLE）：

$$\text{LRHGLE} = \frac{1}{N_{\text{run}}} \sum_{k}^{N_g} \sum_{l}^{N_r} k^2 l^2 \cdot P(k,l) \tag{2-158}$$

（6）低灰度长游程因子（LRLGLE）：

$$\text{LRLGLE} = \frac{1}{N_{\text{run}}} \sum_{k}^{N_g} \sum_{l}^{N_r} \frac{l^2}{k^2} P(k,l) \tag{2-159}$$

(7)低灰度游程因子(LGLRE)：

$$\text{LGLRE} = \frac{1}{N_{\text{run}}} \sum_k^{N_g} \sum_l^{N_r} \frac{1}{k^2} P(k,l) \tag{2-160}$$

(8)游程不均一性(RLN)：

$$\text{RLN} = \frac{1}{N_{\text{run}}} \sum_l^{N_r} \left[\sum_k^{N_g} P(k,l) \right]^2 \tag{2-161}$$

(9)百分比(RP)：

$$\text{RP} = \frac{N_{\text{run}}}{N_p} \tag{2-162}$$

(10)短游程因子(SRE)：

$$\text{SRE} = \frac{1}{N_{\text{run}}} \sum_k^{N_g} \sum_l^{N_r} \frac{1}{l^2} \cdot P(k,l) \tag{2-163}$$

(11)高灰度短游程因子(SRHGLE)：

$$\text{SRHGLE} = \frac{1}{N_{\text{run}}} \sum_k^{N_g} \sum_l^{N_r} \frac{k^2}{l^2} P(k,l) \tag{2-164}$$

(12)低灰度短游程因子(SRLGLE)：

$$\text{SRLGLE} = \frac{1}{N_{\text{run}}} \sum_k^{N_g} \sum_l^{N_r} \frac{1}{k^2 l^2} P(k,l) \tag{2-165}$$

以上特征都可以用于原始图像和滤波图像。滤波包含小波变换、LoG 算子、平方、平方根、对数、指数。相关函数在 imageoperations.py 中。可以使用 enable AllImageTypes()，disableAllImageTypes()，enableImageTypeByName() 和 enable ImageTypes()来自定义图像的类型。enableAllFeatures()，disableAllFeatures()，enable FeatureClassByName() 和 enableFeaturesByName()可以用来自定义计算的特征类型和名字。

同时 Pyradiomics 可以自定义图像标准化(image normalization)和图像重采样 (image resample)以及重采样的插值方法，默认插值方法是三次 B 样条插值。

如果使用 3D Slicer Radiomics 插件提取特征，界面如图 2.35 所示。

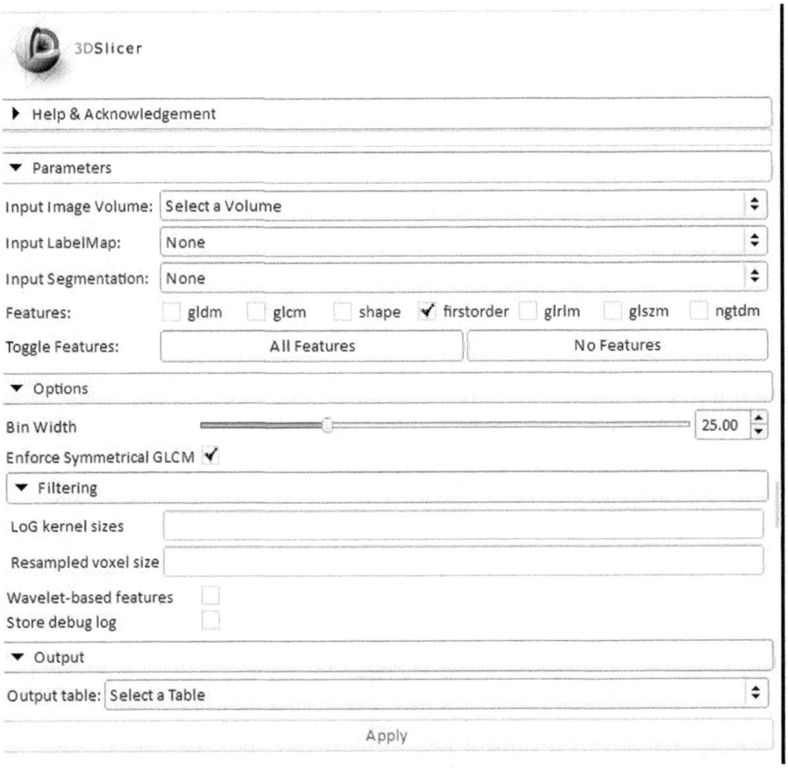

图 2.35　3D Slicer Radiomics 插件提取特征界面

参 考 文 献

[1]　Rivaz H, Chen S J, Collins D L. Automatic deformable MR-ultrasound registration for image-guided neurosurgery[J]. IEEE Transactions on Medical Imaging, 2015, 34(2): 366-380.

[2]　Gong L, Zhang C, Duan L, et al. Nonrigid image registration using spatially region-weighted correlation ratio and GPU-acceleration[J]. IEEE Journal of Biomedical and Health Informatics, 2019, 23(2): 766-778.

[3]　Zhuang X, Arridge S, Hawkes D J, et al. A nonrigid registration framework using spatially encoded mutual information and free-form deformations[J]. IEEE Transactions on Medical Imaging, 2011, 30(10): 1819-1828.

[4]　Duan L, Yuan G, Gong L, et al. Adversarial learning for deformable registration of brain MR image using a multi-scale fully convolutional network[J]. Biomedical Signal Processing, 2019, 53: 101562.

[5]　Balakrishnan G, Zhao A, Sabuncu M R, et al. An unsupervised learning model for deformable

medical image registration[C]. IEEE Conference on Computer Vision and Pattern Recognition, 2018: 9252-9260.

[6]　Li H M, Fan Y. Non-rigid image registration using self-supervised fully convolutional networks without training data[C]. Proceedings of IEEE International Symposium on Biomedical Imaging, 2018: 1075-1078.

[7]　Fan J, Cao X, Wang Q, et al. Adversarial learning for mono- or multi-modal registration[J]. Medical Image Analysis, 2019, 58: 101545.

[8]　Wang S, Zhou M, Liu Z, et al. Central focused convolutional neural networks: Developing a data-driven model for lung nodule segmentation[J]. Medical Image Analysis, 2017, 40(40): 172-183.

[9]　Havaei M, Davy A, Wardefarley D, et al. Brain tumor segmentation with deep neural networks[J]. Medical Image Analysis, 2017, 35: 18-31.

[10]　Wang S, Mu Z, Gevaert O, et al. A multi-view deep convolutional neural networks for lung nodule segmentation[J]. Proceedings of IEEE Engineering in Medicine and Biology Society, 2017: 1752-1755.

[11]　Long J, Shelhamer E, Darrell T. Fully convolutional networks for semantic segmentation[C]. Proceedings of the IEEE Conference on Computer Vision and Pattern Recognition, 2015: 3431-3440.

[12]　Chen L, Papandreou G, Schroff F, et al. Rethinking atrous convolution for semantic image segmentation[J]. arXiv: 1706.05587, 2017.

[13]　Ronneberger O, Fischer P, Brox T. U-net: Convolutional networks for biomedical image segmentation[C]. Medical Image Computing and Computer-Assisted Intervention, 2015: 234-241.

[14]　Zotti C, Luo Z, Lalande A, et al. Convolutional neural network with shape prior applied to cardiac MRI segmentation[J]. IEEE Journal of Biomedical and Health Informatics, 2019, 23(3): 1119-1128.

[15]　Mirikharaji Z, Hamarneh G. Star shape prior in fully convolutional networks for skin lesion segmentation[C]. Medical Image Computing and Computer Assisted Intervention, 2018: 737-745.

[16]　Ravishankar H, Venkataramani R, Thiruvenkadam S, et al. Learning and incorporating shape models for semantic segmentation[C]. Medical Image Computing and Computer Assisted Intervention, 2017: 203-211.

[17]　Dalca A V, Guttag J V, Sabuncu M R. Anatomical priors in convolutional networks for unsupervised biomedical segmentation[C]. Computer vision and Pattern Recognition, 2018: 9290-9299.

[18]　Li C, Xu C, Gui C, et al. Distance regularized level set evolution and its application to image segmentation[J]. IEEE Transactions on Image Processing, 2010, 19(12): 3243-3254.

[19] Li C, Kao C, Gore J C, et al. Minimization of region-scalable fitting energy for image segmentation[J]. IEEE Transactions on Image Processing, 2008, 17(10): 1940-1949.

[20] Feng C, Zhang S, Zhao D, et al. Simultaneous extraction of endocardial and epicardial contours of the left ventricle by distance regularized level sets[J]. Medical Physics, 2016, 43(6): 2741-2755.

[21] Liu Y, Captur G, Moon J C, et al. Distance regularized two level sets for segmentation of left and right ventricles from cine-mri[J]. Magnetic Resonance Imaging, 2016, 34(5): 699-706.

[22] Shi X, Tang L, Zhang S, et al. Heart modeling by convexity preserving segmentation and convex shape decomposition[C]. International Symposium on Visual Computing, 2018: 34-43.

[23] Li C, Huang R, Ding Z, et al. A level set method for image segmentation in the presence of intensity inhomogeneities with application to MRI[J]. IEEE Transactions on Image Processing, 2011, 20(7): 2007-2016.

[24] Zhao Y, Guo S, Luo M, et al. An energy minimization method for MS lesion segmentation from T1-w and FLAIR images[J]. Magnetic Resonance Imaging, 2017, 39: 1-6.

[25] Zhao Y, Guo S, Luo M, et al. A level set method for multiple sclerosis lesion segmentation[J]. Magnetic Resonance Imaging, 2018, 49: 94-100.

[26] Li C, Gore J C, Davatzikos C. Multiplicative intrinsic component optimization (MICO) for MRI bias field estimation and tissue segmentation[J]. Magnetic Resonance Imaging, 2014, 32(7): 913-923.

[27] Rindalexander, David W, Aignerwolfgang, et al. Interactive information visualization to explore and query electronic health records[J]. Foundations and Trends in Human-computer Interaction, 2013, 5(3): 207-298.

[28] Shneiderman B, Plaisant C, Hesse B W. Improving healthcare with interactive visualization[J]. IEEE Computer, 2013, 46(5): 58-66.

[29] Caban J, Gotz D. Visual analytics in healthcare—opportunities and research challenges[J]. Journal of the American Medical Informatics Association, 2015, 22(2): 260-262.

[30] West V L, Borland D, Hammond W E. Innovative information visualization of electronic health record data: A systematic review[J]. Journal of the American Medical Informatics Association, 2014.

[31] Gallego B, Walter S R, Day R O, et al. Bringing cohort studies to the bedside: Framework for a 'green button' to support clinical decision-making[J]. Journal of Comparative Effectiveness Research, 2015, 4(3): 191-197.

[32] Borland D, West V L, Hammond W E. Multivariate visualization of system-wide national health service data using radial coordinates[C]. Proceedings of Workshop on Visual Analytics in Healthcare, 2014.

[33] Wongsuphasawat K, Gotz D. Exploring flow, factors, and outcomes of temporal event sequences

with the outflow visualization[J]. IEEE Transactions on Visualization and Computer Graphics, 2012, 18(12): 2659-2668.

[34] Borland D, Hinz E, Herhold L A, et al. Path maps: Visualization of trajectories in large-scale temporal data[J]. Poster Abstracts of IEEE VIS, 2015.

[35] Prckovska V, Peeters T H, van Almsick M, et al. Fused DTI/HARDI visualization[J]. IEEE Transactions on Visualization and Computer Graphics, 2010, 17(10): 1407-1419.

[36] Brecheisen R, Vilanova A, Platel B, et al. Parameter sensitivity visualization for DTI fiber tracking[J]. IEEE Transactions on Visualization and Computer Graphics, 2009, 15(6): 1441-1448.

[37] Peng H, Bria A, Zhou Z, et al. Extensible visualization and analysis for multidimensional images using Vaa3D[J]. Nature Protocols, 2014, 9(1): 193.

[38] Rieder C, Ritter F, Raspe M, et al. Interactive visualization of multimodal volume data for neurosurgical tumor treatment[C]. Computer Graphics Forum, 2008: 1055-1062.

[39] Pfeifle M, Born S, Fischer J, et al. VolV-Eine opensource-plattform für die medizinische visualisierung[J]. Proc CURAC, 2007: 193-196.

[40] Diepenbrock S, Praßni J S, Lindemann F, et al. Pre-operative planning of brain tumor resections[J]. IEEE Visualization Contest, 2010.

[41] Vaillancourt O, Boré A, Girard G, et al. A fiber navigator for neurosurgical planning (NeuroPlanningNavigator)[C]. IEEE Visualization, 2010.

[42] Egger J, Gall M, Wallner J, et al. Htc vive mevislab integration via openvr for medical applications[J]. PLoS One, 2017, 12(3): e0173972.

[43] O'leary P, Jhaveri S, Chaudhary A, et al. Enhancements to VTK enabling scientific visualization in immersive environments[C]. 2017 IEEE Virtual Reality (VR), 2017: 186-194.

[44] Sandy Mckenzie L A, Aashish Chaudhary and Sankhesh Jhaveri. Volume rendering improvements in vtk[EB/OL]. 2014. https://blog.kitware.com/volume-rendering-improvements-in-vtk/.

[45] Cecil J, Ramanathan P, Pirela-Cruz M, et al. A virtual reality based simulation environment for orthopedic surgery[C]. OTM Confederated International Conferences on the Move to Meaningful Internet Systems, 2014: 275-285.

[46] Bruggmann R. Unity volume rendering– plug-in zum rendern von medizinischen daten[EB/OL]. 2016. DOI: 10.13140/RG.2.2.19248.05124.

[47] Engine U. Virtual reality best practices[EB/OL]. 2018. https://www.docs.unrealengine.com.

[48] Aerts H J W L, Velazquez E R, Leijenaar R T H, et al. Decoding tumour phenotype by noninvasive imaging using a quantitative radiomics approach[J]. Nature Communications, 2014, 5(1): 4006.

[49] Yu D, Zhou M, Yang F, et al. Convolutional neural networks for predicting molecular profiles of non-small cell lung cancer [C]. International Symposium on Biomedical Imaging, 2017: 569-572.

[50] Abdi H, Williams L J. Principal component analysis[J]. Wiley Interdisciplinary Reviews: Computational Statistics, 2010, 2(4): 433-459.

[51] Balachandran V P, Gonen M, Smith J J, et al. Nomograms in oncology: More than meets the eye[J]. Lancet Oncology, 2015, 16(4): 173-180.

[52] Iasonos A, Schrag D, Raj G V, et al. How to build and interpret a nomogram for cancer prognosis[J]. Journal of Clinical Oncology, 2008, 26(8): 1364-1370.

[53] Shen W, Zhou M, Yang F, et al. Multi-scale convolutional neural networks for lung nodule classification[C]. International Conference Information Processing, 2015: 588-599.

[54] Shen W, Zhou M, Yang F, et al. Multi-crop convolutional neural networks for lung nodule malignancy suspiciousness classification[J]. Pattern Recognition, 2017, 61: 663-673.

[55] Ting D S W, Cheung C Y, Lim G, et al. Development and validation of a deep learning system for diabetic retinopathy and related eye diseases using retinal images from multiethnic populations with diabetes[J]. JAMA, 2017, 318(22): 2211-2223.

[56] Esteva A, Kuprel B, Novoa R A, et al. Dermatologist-level classification of skin cancer with deep neural networks[J]. Nature Communications, 2017, 542(7639): 115-118.

[57] Kermany D S, Goldbaum M H, Cai W, et al. Identifying medical diagnoses and treatable diseases by image-based deep learning[J]. Cell, 2018, 172(5): 1122-1131.

[58] Huang G, Liu Z, Der Maaten L V, et al. Densely connected convolutional networks[C]. Computer Vision and Pattern Recognition, 2017: 2261-2269.

[59] Wang S, Shi J, Ye Z, et al. Predicting EGFR mutation status in lung adenocarcinoma on computed tomography image using deep learning[J]. European Respiratory Journal, 2019, 53(3): 1800986.

[60] Wang S, Liu Z, Rong Y, et al. Deep learning provides a new computed tomography-based prognostic biomarker for recurrence prediction in high-grade serous ovarian cancer[J]. Radiotherapy and Oncology, 2019, 132(132): 171-177.

[61] Lambin P, Leijenaar R T H, Deist T M, et al. Radiomics: The bridge between medical imaging and personalized medicine[J]. Nature Reviews Clinical Oncology, 2017, 14(12): 749-762.

第 3 章 影像组学在辅助诊断中的应用

影像组学是基于医学影像的传统计算机辅助诊断的延续和发展。1966 年，密苏里大学的 Lodwick 教授首次提出计算机辅助诊断的概念[1]，他在论文中总结了计算机辅助诊断的基本研究步骤，并简要介绍了当时在肺癌、原发性骨肿瘤、胃部肿瘤分类上的相关研究情况。半个世纪后的现在，无论是医学成像技术、计算机技术、数据管理及传输技术等工程手段方面，还是医学、数学、统计学等科学认知方面均有了实质性的进步，这使得更具效能的辅助诊断方法得以研究和应用。影像组学辅助诊断的具体研究内容围绕明确的临床应用需求，进而基于规范化的医学影像数据提取海量特征，最终建立高泛化性和高诊断效能的定量模型。与传统计算机辅助诊断相比，影像组学方法对图像信息挖掘手段和建模方法的应用更加多样化和合理化，从而具有更好的诊断精度。从最广泛的疾病筛查、肿瘤良恶性诊断，到对指导治疗决策和预后评估有重要价值的癌症分期，再到影像与病理和基因层面上的关联，目前影像组学辅助诊断可以在患者病程中的多个重要环节中发挥重要的作用。下面将对上述几个方面的应用分别进行简要描述，随后将分小节详细介绍多个有实际临床意义和重要参考价值的研究。

对癌症患者进行准确、经济的早期筛查鉴别是肿瘤学研究中最大的挑战之一。在涉及 53,000 人的美国国家肺癌筛查试验中，研究人员发现，影像科医生通过低剂量 CT 进行肺癌筛查，虽然可以显著降低该人群的肺癌死亡率，但是医生基于读片的筛查标准被证实往往过于激进，这导致超过 90% 的假阳性率，使大量患者接受了过度治疗[2]。影像组学辅助诊断技术可有效提高诊断特异性，针对上述问题，研究人员开发了一个深度卷积神经网络辅助诊断模型，其对恶性肺结节的诊断精度、敏感性及特异性均高于 75%[3]。在前列腺癌筛查方面，目前的临床诊断流程首先是通过直肠指检和前列腺特异性抗原进行初筛，再对检查结果为阳性的患者使用超声引导下的穿刺活检以确诊病灶是否为恶性[4]。统计结果表明，在前列腺特异性抗原水平异常的患者中，穿刺阳性率仅为约 50%，这导致很大一部分患者接受了不必要的有创穿刺活检。因此，如何在保持高敏感性的同时减少常规筛查中的过度诊断是一个重要的临床课题。来自加拿大的研究者提出了一个基于条件随机场的影像组学诊断框架，可利用多参数磁共振影像进行前列腺癌筛查和高可疑区域检测，为临床现有的特异性抗原检测和穿刺活检等方法提供了有效的补充[5]。在胃癌筛查方面，胃镜是最有效的筛查工具之一，但早期胃癌人工诊断严重依赖临床内镜医师的专业知识和经验，而内镜医师间的诊断结果差异较大。研究人员发现影像组学能很好地识别早期胃癌，并能辅助提高内镜医师的诊断精度[6]。

　　肿瘤的分期影响着患者个性化治疗方案的制定，定量的影像组学诊断技术可用于提高肿瘤分期的准确性。TNM 分期是肿瘤最常见的分期系统[7]，其包括 T 分期(肿瘤原发灶情况)、N 分期(淋巴结转移情况)、M 分期(远处转移情况)，目前影像组学在肿瘤的 TNM 分期预测中已经有了较好的应用。以结直肠癌淋巴结转移为例，结直肠癌是最常见的消化道恶性肿瘤之一，具有手术难以彻底清除、术后复发率高的特点。特别是结直肠癌患者常常伴随淋巴结转移，更加难以治疗，必须在手术时对所有可能受侵犯的淋巴结进行彻底清扫，否则很有可能出现术后复发及转移。但是术前传统 CT 影像学征象和穿刺活检都难以判断是否发生淋巴结转移(N 分期)，而术中对所有淋巴结盲目清扫又会带来很多副作用(如术后淋巴水肿等)。如何在术前进行较准确的淋巴结转移判断是当前结直肠癌临床诊断中遇到的挑战性问题。针对这一问题，研究者利用影像组学方法将术前 CT 影像特征和临床指标相结合，构建并验证了基于影像组学标签的结直肠癌淋巴结转移术前诊断模型，与传统 CT 影像学评估相比，影像组学诊断模型的术前淋巴结转移预测准确度提高了14.8%[8]。此外，影像组学在乳腺癌、食管癌、胃癌等肿瘤的淋巴结转移预测方面都有系列进展[9-11]。

　　肿瘤的分子分型和病理组织学分型与肿瘤对靶向治疗、放化疗、手术等治疗方式的敏感程度高度相关。基于影像组学的分子分型诊断和病理组织学亚型诊断提供了一种无创、快速、经济、便捷的检测途径。例如，发生 EGFR 基因突变的肺癌患者可使用埃罗替尼和吉非替尼等抗 EGFR 靶向治疗药物进行治疗，在抗 EGFR 靶向治疗后往往拥有更好的预后。来自世界各地的研究者已发表了多项将影像组学技术用于肺癌患者基因突变无创诊断的研究成果[12-14]，结果均表明患者的影像组学特征与基因突变存在较大关联。此外，在结直肠癌方面，患者的KRAS/NRAS/BRAF 突变会抑制患者对目前靶向治疗的敏感性，在治疗前进行筛查可避免患者接受不必要的靶向治疗，目前已有研究表明这些基因突变均可被影像组学标签有效预测[15]。

　　除了肿瘤之外，影像组学在其他疾病，比如乙肝患者的肝纤维化分期诊断、冠状动脉斑块诊断、胎儿 21-三体综合征诊断、新冠肺炎诊断等方面都有典型的临床应用[16-23]。

　　本章主要介绍影像组学在疾病辅助诊断中的临床应用，包括影像组学在肿瘤鉴别诊断与分期、肿瘤分型、其他疾病诊断等三个方面的应用，下面将分别进行详细介绍。

3.1　影像组学在肿瘤鉴别诊断与分期中的应用

肿瘤诊断面临的主要挑战之一是开发准确且高效的筛查方法来帮助医护人员进行肿瘤的无创诊断。以肺癌筛查为例，在美国国家肺癌筛查试验中，研究人员统计了 5 万余例患者的数据后发现进行低剂量 CT 筛查对肺癌死亡率的降低是有益的[2]。然而，这些筛查结果具有很高的假阳性率，而影像组学可以有效地针对此状况进行改善。已有研究发现，影像组学方法可以有效预测肺结节患者在随访过程中发生癌变的可能性[3]。

肿瘤分期决定了肿瘤的治疗策略，不同肿瘤分期患者的治疗方式和预后有很大的差异，因此对肿瘤进行精准的分期具有重要的临床价值。目前，临床常用的肿瘤分期方法为 TNM 分期，其主要通过肿瘤的原发灶、淋巴结转移、远处转移等来进行综合判断。例如，肝脏是结直肠癌常见的远处转移部位，然而现有临床方法难以在术前无创判断结直肠癌是否发生了肝转移。最新的影像组学研究发现，从结直肠癌患者的肝脏 CT 平扫图像中提取的影像组学特征能够显示出肝脏中的异常区域，从而发现并量化结直肠癌肝转移的潜在风险。这表明，影像组学可以在很大程度上简化和辅助分期过程。

本节将通过具体的应用案例，来详细介绍影像组学在肿瘤良恶性鉴别和分期诊断中的应用。

3.1.1　肿瘤良恶性鉴别

临床上通常使用人工影像判读来初步进行肿瘤的良恶性鉴别，但是目前人工判读存在严重依赖临床经验、医生间差异大等诸多缺点。影像组学作为计算机辅助诊断的最新方法，利用客观和定量的肿瘤影像特征，可以提高肿瘤良恶性鉴别的准确性，避免人工判读差异大的问题。本小节将通过几个具体的案例，介绍影像组学在肿瘤良恶性鉴别方面的应用。

1. 肺结节良恶性鉴别

美国癌症协会的报告指出，肺癌是美国发病率第二高的癌症，在男性中仅次于前列腺癌，在女性中仅次于乳腺癌。此外，肺癌还是美国癌症相关死亡的主要原因，约占所有癌症相关死亡的 27%。多项研究表明，对肺癌进行早期筛查和诊断在提高患者存活率方面发挥了至关重要的作用[24]。美国国家肺癌筛查试验统计了在三个年度内肺癌筛查产生的胸片图像和低剂量 CT 图像。对于接受胸片筛查的人群，每 100,000 人/年中有 309 人死亡；对于接受低剂量 CT 筛查的人群，每 100,000 人/年中有 247 人死亡。相对于胸片筛查群体，低剂量 CT 筛查的肺癌患者死亡率降低了

20%。以上这些令人鼓舞的结果引发了使用低剂量 CT 进行肺癌筛查的广泛认可。然而，低剂量 CT 检查的假阳性率很高[25]。在美国国家肺癌筛查试验中，使用低剂量 CT 检出肺结节的患者，大部分还不能确诊为肺癌。据统计，直径为 4～12mm 的不确定性肺结节患者虽然不能被确诊为癌症，但他们后续却有着较高的肺癌发病率(3.6%)。即使如此，在这些不确定性肺结节患者中，仍然有 96.4%的人在截至筛查或随访结束时，并没有发展成癌症。如果病人被诊断为此类不确定性的肺结节，可能会产生严重的焦虑情绪，针对此类人群的后续处理或治疗还会带来不必要的费用，但是如果不进行治疗，此类人群却又有着相对普通人群高得多的肺癌发病率。在缺乏可靠的非侵入性方法来区分良性和恶性结节的情况下，这种额外的不确定性肺结节的检测会增加医源性死亡率，浪费宝贵的医疗资源，同时也为病人带来了较为高昂的医疗保健费用。虽然在美国国家肺癌筛查试验的研究中，将不必要的侵入性诊断和治疗干预措施保持在最低水平，但在为一般人群服务的临床实践中，不确定性肺结节处理策略的制定仍然是一项重大挑战。临床风险计算通过使用额外的工具来区分良性和恶性结节，可以显著改善不确定性肺结节的管理策略。对不确定性肺结节，特别是对于中度风险肺结节，可以在很大程度上降低患者的焦虑，减少辐射暴露和医疗费用等。

Hawkins 等人开展了一项基于低剂量 CT 的肺结节筛查研究[26]。该研究假设，对于基线 T0 时刻的不确定性肺结节患者，定量的影像组学特征能准确预测其在第一次随访 T1 时刻或第二次随访 T2 时刻的肺癌诊断结果。为了验证研究中的假设，对于不确定性肺结节患者，使用匹配方法平衡了 CT 筛查实验组和对照组间的人口统计学特征的差异。该研究使用三维影像组学特征对 ROI 的大小、形状、位置和纹理等进行了定量描述。基于这些特征建立了分类模型，对在基线 T0 时刻进行筛查的不确定性肺结节患者，是否会最终确诊为肺癌进行预测。

该研究基于美国国家肺癌筛查试验建立了低剂量 CT 数据集。其主要的筛查标准为：横断面非钙化≥4mm 的肺结节，或出现了其他异常，如胸腔积液等。该研究首先使用两个最终确诊为肺癌的患者队列，通过最小化人口统计学特征差异，分别为其匹配了相应的对照组(最终未被确诊为肺癌)，其研究队列示意图如图 3.1 所示。

队列 1 和队列 2 中的患者在基线 T0 时刻均检测到不确定性肺结节，但未被确诊为肺癌(结节阳性/肺癌阴性)。队列 1 中患者在 T1 时刻有一次结节阳性的筛查结果，并且有 104 人被确诊为肺癌(肺癌阳性)，经过人口统计学上的匹配，队列 1 最终纳入了 208 例确诊为良性肺结节且筛查历史相同的病例(记为 bPN-1)，通过核查其对应的影像数据，该研究最终入组 176 例，并进行了 ROI 勾画。队列 2 在 T1 时刻有结节阳性且肺癌阴性的筛查结果，在 T2 时刻有一次结节阳性的筛查结果，其中 92 人为肺癌阳性，经过人口统计学特征匹配，队列 2 最终纳入了 184 个良性肺

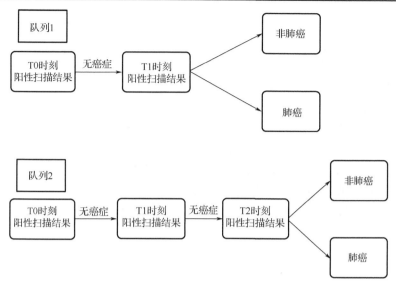

图 3.1　研究队列示意图[26]

结节患者(记为 bPN-2),通过核查其对应的影像数据,该研究最终对其中的 152 例进行了 ROI 勾画。

　　两组良性肺结节人群(bPN-1 和 bPN-2)基于人口特征和危险因素(如年龄、性别、吸烟状况和每年吸烟数),以及确诊为肺癌的患者数量的 2 倍来进行人口统计学匹配。这项研究最大限度地减少了存在于肺癌和良性肺结节患者之间的混杂因素和风险因素的影响。经过统计,最终确诊为肺癌的患者的不确定性结节通常具有更大尺寸,并且两组间的结节尺寸具有显著的统计学差异。此外,该研究还构建了一个多变量的影像组学模型,从而进一步提高预测精度。

　　对于两个研究队列中的良性肺结节组,影像科医生基于现有经验将直径范围在 4~12mm 的不确定性肺结节作为 ROI,并对其进行分割。在基线 T0 时刻的 CT 图像中,研究者提取了 219 个三维特征,并通过可重复性检验选择了 23 个稳定的影像组学特征,它们一致性相关系数均大于 0.95。

　　该研究比较了决策树、朴素贝叶斯、支持向量机和随机森林等方法的分类性能。其中,使用支持向量机的线性和径向基核函数分别建立了两个不同的分类器;随机森林算法中决策树的数目设定为 200。在构建分类器之前,通过交叉验证进行特征选择,在每一折中使用了两种特征选择算法:Relief-F 和基于相关性的特征子集选择法。在队列 1 和队列 2 中,该研究使用 Wilcoxon 检验经 30 次 10 折交叉验证比较了基于体积的最佳分类器和基于影像组学特征的最佳分类器,发现在准确度和 AUC 等指标上基于影像组学特征的最佳分类器显著优于基于体积的最佳分类器,两者的准确度和 AUC 均具有统计学差异。

该研究还在构建的数据集上对比了不同肺结节良恶性诊断系统的分类结果。由美国放射学会建立的肺部影像报告和数据系统(Lung-RADS)，主要用来从肺癌 CT 图像中鉴别良、恶性肺结节。该研究使用 Lung-RADS 对队列 2 中的 58 例恶性和 127 例良性结节进行分类，模型输出值等于或小于 3 时归为良性，输出值为 4A 和 4B 时归为恶性。此外，McWilliams 等人也构建了一个肺癌概率预测模型，该模型的输入为患者的年龄、性别、肺癌家族史、是否存在肉眼可见的肺气肿、结节尺寸、硬度、结节位置、结节数量和是否存在毛刺等。模型输出风险低于 5%记为低，5%～10%记为中等，大于 10%记为高。最后，该研究将构建的基于随机森林的影像组学模型得到的阳性概率值按四分位数离散化为低、中低、中高和高。此外，该研究还建立了仅利用体积的风险预测模型，具体对比结果见表 3.1。

表 3.1　基线 T0 时刻的肺癌风险预测模型性能[26]

模型	预测等级	恶性	良性	总计	准确度/%
Lung-RADS (71.4%)	2	32	99	131	75.6
	3	13	20	33	60.6
	4A	10	7	17	58.8
	4B	3	1	4	75.0
	总计	58	127	185	71.4
Mc Williams (78.9%)	低	24	98	122	79.7
	中	7	21	28	75.0
	高	27	8	35	77.1
	总计	58	127	185	78.9
Radiomics (80.8%)	低	6	80	86	93.0
	中低	22	38	60	63.3
	中高	17	8	25	68.0
	高	13	1	14	92.9
	总计	58	127	185	80.8
仅基于体积的模型(71.8%)	低	17	85	102	83.3
	中低	13	20	33	60.6
	中高	5	15	20	25.0
	高	23	7	30	76.6
	总计	58	127	185	71.8

经过 McNemar 检验，影像组学模型与 Lung-RADS 的预测结果具有显著性差异，双边检验的 P 值为 0.0177；影像组学模型与仅基于体积的模型结果相比也具有显著性差异，双边检验的 P 值为 0.025；但和 McWilliams 模型结果相比，两个模型的输出并不存在显著性差异，双边检验的 P 值为 0.8383。

在另一项研究中，Peikert 等人也利用美国国家肺癌筛查试验的数据进行了一项影像组学肺癌筛查模型的构建工作[27]。该研究回顾了美国国家肺癌筛查试验筛查组中 646 例患者的低剂量 CT 数据，其中包括 353 例腺癌、136 例鳞状细胞癌、28 例大细胞癌、75 例非小细胞癌、49 例小细胞癌和 5 例类癌，数据集构建流程见图 3.2。该研究的数据排除标准为：癌症确诊前最后一次高分辨率 CT 无明显病变，缺乏高分辨率 CT 数据，结节侵犯纵隔，以及病灶直径小于 7mm 或大于 30mm。最终选择了 408 例经低剂量 CT 扫描的恶性结节来进行影像组学分析，使用分层随机抽样确定了 318 例良性肺结节(直径为 7～30mm)作为对照组。

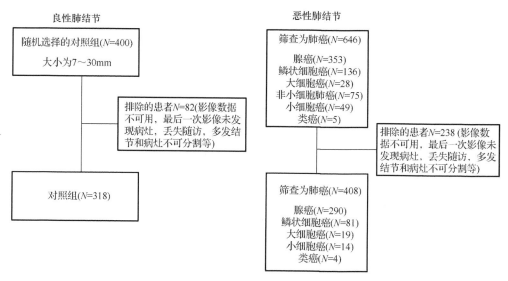

图 3.2　数据集构建流程图[27]

该研究将使用的影像组学特征分为 8 类：①结节位置特征；②结节尺寸特征；③结节形态特征；④结节强度特征；⑤结节纹理特征；⑥基于结节周围区域的肺实质纹理/密度特征；⑦结节表面特征；⑧捕获结节特征分布的统计特征。

为了选择最优的影像组学特征集，需要调整回归系数，并降低特征维度以优化模型的泛化能力。该研究将 57 个定量影像组学特征输入 LASSO 回归模型中，筛选得到 8 个关键影像组学特征，并建立了相应的多变量回归模型。通过 ROC 分析对该多变量模型进行性能评估，最终显示其模型 ROC 曲线的 AUC 值达到了 0.941。该研究最终纳入的 8 个影像组学特征在多元线性回归检验中 P 值均小于 0.01。为了避免过拟合，该研究使用了 Bootstrapping 策略来评估 AUC 的泛化能力。经优化矫正的 AUC 为 0.939(图 3.3)。基于约当准则的最佳截断值为 0.478，对应的模型敏感性为 0.904，特异性为 0.855。在结节尺寸在 7～15mm 之间的亚组分析中，AUC 为 0.948，优化校正后的 AUC 也达到了 0.941，这显示出模型较高的分类性能。

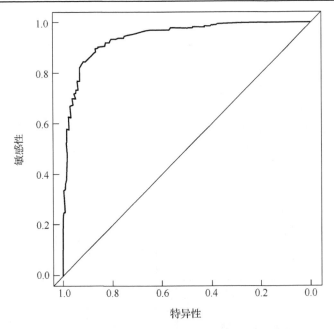

图 3.3　影像组学多变量模型 ROC 曲线分析[27]

以上两项肺结节良恶性分类的影像组学研究通过使用不同的影像组学特征提取和模型构建方法，均构建出具有较高肺癌早期诊断性能的影像组学模型，显示出基于低剂量 CT 的影像组学特征在肺结节良恶性判断上有良好的分类效能。

2. 肺浸润性腺癌鉴别

根据国际肺癌研究协会/美国胸科学会/欧洲呼吸学会在 2011 年提出的分类系统[28]，肺腺癌分为非浸润性腺癌(即非典型腺瘤样增生和原位腺癌)、微浸润性腺癌和浸润性腺癌。一些研究已经证实了这个分类系统的有效性，不同的肺腺癌亚型有显著不同的 3 年和 5 年无病生存率[29]。原位腺癌和微浸润性腺癌的 5 年无病生存率明显高于浸润性腺癌。术前无创地对非浸润性腺癌或微浸润性腺癌与浸润性腺癌进行区分，对于指导临床治疗至关重要。不同类型的肺腺癌在薄层 CT 上通常均表现为磨玻璃结节，因此影像科医生难以通过影像评估对其不同类型进行直接的准确区分。基于 CT 图像的定量特征(例如平均 CT 值和 CT 值直方图)对肺浸润性腺癌的鉴别诊断起到了一定的辅助作用。然而，由于可获得的定量特征多种多样，标准不够统一等，目前关于这些定量特征的诊断效能尚未达成共识。

针对以上问题，Fan 等人开展了一项影像组学研究[30]，基于 CT 影像建立影像组学模型来区分肺浸润性腺癌和表现为磨玻璃结节的非浸润性腺癌。该研究使用了 160 例经病理证实的肺腺癌病例的多期相 CT 图像，从术前非对比度增强 CT 图像中

160 例经病理证实的肺腺癌病例的多期相 CT 图像，从术前非对比度增强 CT 图像中提取影像组学特征，并进行关键影像组学特征的选择，最后使用关键影像组学特征建立了一个影像组学模型。该研究使用内部交叉验证(n=76)来进行模型的性能评估，同时还引入了外部非对比增强 CT 验证集(n=75)和对比增强 CT 验证集(n=84)来校正和评估影像组学模型的分类性能。

该研究共提取了 355 个三维影像组学特征，最后选择了 2 个特征来构建最终的影像组学模型。在最终的模型验证中，影像组学模型对浸润性肺腺癌和非浸润性腺癌有较高的区分能力，在训练集和三个验证集中的准确度分别达到了 86.3%、90.8%、84.0% 和 88.1%。该研究还对比了 CT 形态学特征和平均 CT 值的分类性能，结果显示影像组学标签是一个具有更高分类性能的独立预测因子。

以上研究表明了影像组学标签在鉴别浸润性腺癌和非浸润性腺癌方面具有良好的预测性能。研究中构建的影像组学模型达到了区分肺浸润性腺癌和表现为磨玻璃结节的非浸润性病变的目的。作为一种非侵入性的生物标志物，该影像组学模型可以帮助临床医生制定肺腺癌患者的个体化治疗策略。

3. 前列腺肿瘤良恶性鉴别

前列腺癌是男性最常见的恶性肿瘤之一。在过去的几十年中，多参数磁共振成像已广泛应用于前列腺癌的检测和分期评估[31,32]。近期，一个新的前列腺影像报告和数据系统(PI-RADS v2)被用于前列腺磁共振成像解读和结果评估，已有文献证实了该系统具有相对之前系统更高的前列腺癌良恶性诊断性能[33]。尽管如此，PI-RADS v2 仍然需要经验丰富的影像科医生对图像进行解读，因此观察者间的差异是不可避免的。基于以上现实情况，定量分析大量医学图像特征的影像组学，有望替代传统的前列腺病变检测和分类方法，实现个体化的精确诊断。

Wang 等人根据影像学与组织学特性相关性，对 54 个前列腺癌肿瘤、47 个正常外周带和 48 个正常移行带，使用 PI-RADS v2 对其多参数磁共振图像进行评分[34]。另一方面，该研究还通过提取影像组学特征，对前述的感兴趣区域进行了量化分析。该研究期望通过对两个模型(PI-RADS v2 和影像组学模型)的融合和对比，得出前列腺癌精准诊断的最佳模型。

PI-RADS v2 的评估由两位在前列腺 MRI 诊断方面拥有超过 10 年经验的影像科医生来进行。根据欧洲泌尿生殖放射学会的指导原则，两位影像科医生对 MRI 影像学征象进行独立评估，并使用 PI-RADS v2 对所有 T2WI、DWI 以及 DCE 序列的 MRI 图像进行评分。两位影像科医生在读片期间若有分歧，则进行讨论直至达成一致。该研究中两位影像科医生的评分结果为中等一致(Kappa=0.557；95%CI: 0.471～0.587；P<0.001)；在影像组学特征的提取方面，该研究对每个 ROI 提取了 8 个一阶

统计特征和 40 个纹理特征。

经过 PI-RADS v2 评分和提取影像组学特征，该研究中所有的入组患者均具备三个特征集：①影像组学特征；②单独的 PI-RADS 评分；③影像组学特征和 PI-RADS 评分的并集。所有的特征均进行了标准化，为了优化特征集的大小，使用递归特征消除来执行特征选择，以防止过拟合，提升模型泛化能力。最后，建立 SVM 分类器对每个特征集合的预测性能进行评估和对比。

由于该研究中的样本量相对较少，因此在模型构建中结合了留一交叉验证法来进行训练和验证，该方法在降低计算成本的同时，也在一定程度上保证了模型验证的可靠性。在模型训练完成后，使用 Sigmoid 函数将模型的输出值转换为概率，以便进行进一步的模型性能分析。

如上所述，该研究最终构建了三个 SVM 分类器，即影像组学模型、PI-RADS v2 评分模型、影像组学和 PI-RADS v2 评分的融合模型，使用 ROC 曲线分析对每个分类器的性能进行量化评估。另外，该研究还使用决策曲线分析比较了三种模型进行前列腺癌评估的临床增益情况。

在前列腺癌与正常的前列腺移行带的区分实验中，单独使用影像组学特征训练的影像组学模型其 AUC 达到了 0.955 [95%CI: 0.923～0.976]，显著高于 PI-RADS v2 评分模型（AUC：0.878 [95%CI: 0.834～0.914]，$P<0.001$）。在前列腺癌与正常的前列腺外周带的区分实验中，两个模型的 AUC 并没有统计学差异（0.972 [95%CI: 0.945～0.988]与 0.940 [95%CI: 0.905～0.965]，$P=0.097$）。将影像组学特征与 PI-RADS v2 评分融合后，再进行训练所得的融合模型，其对前列腺癌与正常前列腺外周带的分类性能（AUC：0.983 [95%CI: 0.960～0.995]）和对前列腺癌与正常前列腺移行带的分类性能（AUC：0.968 [95%CI: 0.940～0.985]），相比 PI-RADS v2 模型均有统计学上的显著提升。这表明，通过将影像组学特征与 PI-RADS v2 评分进行融合，可以显著改善目前 PI-RADS v2 评分的前列腺癌诊断性能。

该影像组学研究通过与现有前列腺癌诊断方法的融合，提升了目前前列腺癌的诊断性能。这说明影像组学与临床先验知识的相互补充，有望推动目前临床诊断水平的进一步提升。通过结合现有临床诊断方法或临床先验知识，影像组学在肿瘤良恶性辅助诊断方面具有广阔的应用前景。

3.1.2　肿瘤淋巴结转移预测

淋巴结是人体重要的免疫器官，广泛分布在人体的各个部位。淋巴结转移是肿瘤最常见的转移方式，具体过程为肿瘤细胞脱落后穿过淋巴管壁，随着淋巴液被带到汇流区淋巴结，并以淋巴结为中心生长和扩散。淋巴结转移在临床上属于 N 分期，淋巴结转移判断的金标准是术后淋巴结组织的病理检测，但这种方式无法给患者提供术前的治疗指导。淋巴结穿刺活检和影像都是术前临床评估淋巴结转移的方法，淋巴结穿刺活检有创且适用范围有限，影像评估无创，但其精度还有待提高[35,36]。影像组学方法为无创诊断患者淋巴结转移状态提供了强大的工具，本小节将详细介绍影像组学在乳腺癌、结直肠癌、食管癌以及胃癌淋巴结转移预测中的应用。

1. 乳腺癌前哨淋巴结转移预测

乳腺癌是女性发病率最高的癌症之一，乳腺癌患者前哨淋巴结的转移状态是一个重要的预后因素并且可以用于指导治疗方案的制定[37]。前哨淋巴结通常是乳腺癌淋巴结转移的第一站，临床上常通过穿刺活检的方法评估前哨淋巴结的状态，但穿刺活检是一种有创的检查方式，容易造成并发症，包括肩部功能障碍、神经损伤、上臂麻木和淋巴水肿等。

Dong 等人利用乳腺癌原发灶的 MRI 影像组学实现了乳腺癌的前哨淋巴结转移预测[9]。该研究回顾性收集了 146 例乳腺癌患者，通过组织病理学证实了患者是否发生前哨淋巴结转移，并收集了患者基本信息以及治疗前肿瘤的检验指标，包括年龄、组织学分级、ADC 值、雌激素受体状态、孕激素受体状态、HER2 状态和 Ki-67 增殖指数等。该研究中，训练集包含 92 例患者，验证集包含 54 例患者，整体流程如图 3.4 所示。

图像分割是提取影像组学特征前的必要步骤。肿瘤原发灶的三维分割由一个影像科医生完成，并且由另一个影像科医生验证。影像科医生在脂肪抑制的 T2WI 图像和 DWI 图像上均进行 ROI 的勾画。

该研究针对每位患者提取 4 个非纹理特征和 10,962 个纹理特征（包含来自 T2WI 图像的 5481 个特征和来自 DWI 图像的 5481 个特征）。使用斯皮尔曼相关性系数评估特征与前哨淋巴结转移状态之间的单变量关联。Bonferroni 校正法用于多重比较以及特征降维，最终从原始特征集中筛选出 25 个纹理特征。随后通过 AUC 指标对回归模型进行前向逐步特征选择，选择 AUC 最高的回归模型作为最终预测模型。

针对 T2WI 图像分析的结果显示，纳入 10 个纹理特征的模型在训练集上获得了最高性能，AUC 为 0.847±0.001，敏感性为 0.663±0.003，特异性为 0.816±0.002；在验证集中 AUC 为 0.770±0.003，敏感性为 0.600±0.006，特异性为 0.747±0.004。针对 DWI 图像分析的结果显示，纳入 8 个纹理特征的模型在训练集上获得了最高的性能，AUC 为 0.847±0.001，敏感性为 0.740±0.002，特异性为 0.808±0.002；在验证集中 AUC 为 0.787±0.003，敏感性为 0.695±0.005，特异性为 0.757±0.004。基于 T2WI 图像和 DWI 图像建立的联合模型在训练集中具有最高的 AUC 为 0.863±0.001，敏感性为 0.663±0.003，特异性为 0.816±0.002；在验证集中 AUC 为 0.805±0.004，敏感性为 0.700±0.008，特异性为 0.747±0.005。

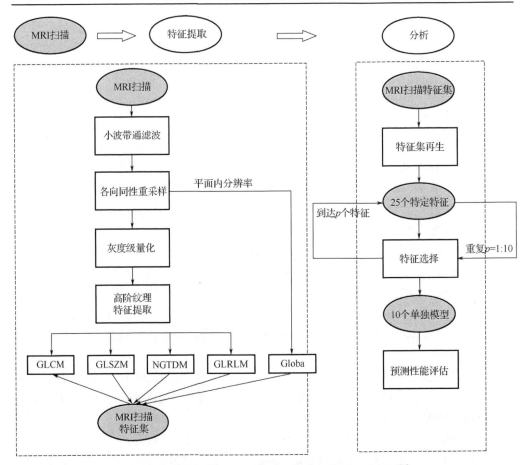

图 3.4　乳腺癌前哨淋巴结转移预测的影像组学流程图[9]

该研究表明多参数 MRI 影像中的纹理特征可用于乳腺癌前哨淋巴结转移的预测。但该研究仍存在一些局限性，首先该研究病例数量较少，且为回顾性的单中心研究；其次，最终模型并未融合患者的临床信息，通过加入临床信息将有可能进一步提高模型性能。

2. 结直肠癌淋巴结转移预测

结直肠癌是最常见的恶性消化道肿瘤，术前精准预测结直肠癌患者是否出现淋巴结转移对于患者的预后评估及治疗策略的制定至关重要。CT 是结直肠癌术前的常规检查手段，亦是确定结直肠癌术前淋巴结转移的重要依据，然而基于 CT 影像人工判读淋巴结转移的精度还有待提高。

Huang 等人利用 CT 影像组学开展了结直肠癌淋巴转移预测的研究[8]。该研究收集了 2007 年 1 月至 2010 年 4 月期间经组织学确诊并已接受根治性手术切除的结直肠癌患者数据，经过筛选最终共纳入 326 例患者构成训练集。收集 2010 年 5 月至

2011 年 12 月期间的 200 例患者作为独立验证集,并收集患者的临床和病理信息,包括年龄、性别、术前组织学分级、癌胚抗原水平和 CT 检查日期,其中癌胚抗原水平数据通过患者术前 1 周内的常规血液检查获得。

该研究收集了所有患者的静脉期 CT 图像,由影像科医生完成病灶最大层面 ROI 的勾画。使用阈值分割算法去除 ROI 内低于 50HU 和高于 300HU 的像素以排除空气及钙化区域。然后从 ROI 中提取了基于灰度直方图和基于 GLCM 的两类纹理特征。

该研究选用独立样本 t 检验或 Mann-Whitney U 检验评估训练集与验证集间的年龄差异,采用秩和检验比较训练集和验证集间分类变量的差异。分类变量包括性别、原发部位、癌胚抗原水平、CT 报告的淋巴结状态、组织学分级及淋巴结转移状态。

采用 LASSO 回归方法在训练集上选择最有效的预测特征,基于所选特征的线性组合构建影像组学标签,进而在训练集中基于影像组学标签建立淋巴结转移预测模型。采用以赤池信息准则为停止标准的后向逐步选择法,在训练集上使用多变量 Logistic 回归方法建立影像组学诺模图。

表 3.2 显示了训练集和验证集中患者不同临床特征的分布。淋巴结转移率在训练集和验证集之间没有显著性差异($P=0.925$)。其他临床指标在两个集合之间也没有显著性差异。

从不同影像科医生勾画的 ROI 和从同一影像科医生不同时间多次勾画的 ROI 中提取的特征均具有较好的一致性。在整个数据集中,103 例患者的 CT 主观报告为淋巴结阴性但被确诊为淋巴结阳性,102 例患者的 CT 主观报告为淋巴结阳性但被确诊为淋巴结阴性。因此,CT 主观报告预测淋巴结转移的准确度是 0.61。

表 3.2　训练集和验证集中患者的临床特征分布[8]

特征		训练集		P	验证集		P
		淋巴结转移(+)	淋巴结转移(−)		淋巴结转移(+)	淋巴结转移(−)	
年龄(均值±标准差)		59.31±13.90	63.19±13.68	0.008*	60.02±13.45	64.88±11.75	0.007*
性别, 人数(%)	男性	110(66.3)	103(64.4)	0.720	61(60.4)	67(67.7)	0.167
	女性	56(33.7)	57(35.6)		40(39.6)	32(32.3)	
原发位置	升结肠	44(26.5)	23(14.4)	0.027*	26(25.7)	13(13.1)	0.283
	横结肠	5(3.0)	3(1.9)		3(3.0)	7(7.1)	
	降结肠	4(2.4)	9(5.6)		5(5.0)	5(5.1)	
	乙状结肠	34(20.5)	47(29.4)		22(21.8)	27(27.3)	
	直肠	79(47.6)	78(48.8)		45(44.6)	47(47.5)	
癌胚抗原水平, 人数(%)	正常	94(56.6)	114(71.2)	0.006*	57(59.0)	61(61.6)	0.456
	异常	72(43.4)	46(28.7)		44(41.0)	38(38.4)	

续表

特征		训练集		P	验证集		P
		淋巴结转移(+)	淋巴结转移(−)		淋巴结转移(+)	淋巴结转移(−)	
病理分级	高分化	2(1.2)	4(2.5)	0.001*	0(0)	5(5.1)	0.017*
	中度分化	137(82.5)	147(91.9)		86(85.1)	90(90.9)	
	低分化	27(16.3)	9(5.6)		15(14.9)	4(4.0)	
CT下的淋巴结状态，人数/%	淋巴结阴性	60(40.5)	88(59.5)	0.001*	43(38.4)	69(61.6)	<0.001*
	淋巴结阳性	106(59.6)	72(40.4)		58(65.9)	30(34.1)	
影像组学得分，中值（四分位数）		0.211(−0.075~0.480)	−0.101(−0.387~0.101)	<0.001*	0.136(−0.009~0.435)	−0.093(−0.312~0.116)	<0.001*

注：①P值是从每个临床病理变量与淋巴结状态之间的单变量关联分析中得出的。

②*P值<0.05。

在训练集上使用 LASSO 回归模型从 150 个特征中筛选出 24 个显著特征（图 3.5），基于显著特征在训练集构建影像组学标签。

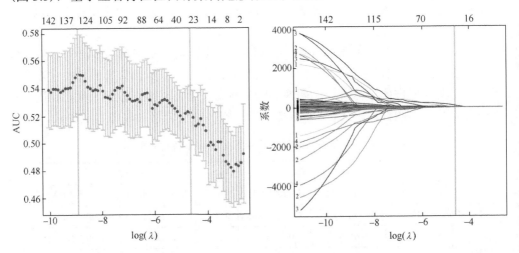

图 3.5　基于 LASSO 回归模型的特征选择[8]

在训练集中淋巴结转移阳性患者与淋巴结转移阴性患者的影像组学得分有显著性差异（P <0.001），这一结果也在验证集中得到证实（P<0.001）。影像组学标签在训练集上的 C-index 为 0.718（95%CI：0.712~0.724），在验证集上的 C-index 为 0.773（95%CI：0.764~0.782）。

Logistic 回归分析结果显示，影像组学标签、癌胚抗原水平和 CT 报告的淋巴结状态是淋巴结转移状态的独立预测因子（表 3.3）。纳入上述独立预测因子构建模型并通过诺模图的形式呈现（图 3.6）。

表 3.3　结直肠癌淋巴结转移的风险因素[8]

截距和变量	诺模图			纳入组织学分级的模型		
	β	比值比 (95% CI)	P	β	比值比 (95% CI)	P
截距	−0.493	—	0.011	−0.578	—	0.004
影像组学标签	1.701	5.479 (3.029~9.909)	<0.001	1.629	5.099 (2.816~9.235)	<0.001
胚胎抗原水平	0.538	1.712 (1.035~2.832)	0.036	0.550	1.733 (1.043~2.879)	0.034
CT 报告的淋巴结状态	0.528	1.694 (1.045~2.748)	0.032	0.517	1.677 (1.031~2.728)	0.037
组织学分级	NA	NA	NA	0.862	2.367 (1.022~5.480)	0.044

注：β 是回归系数。

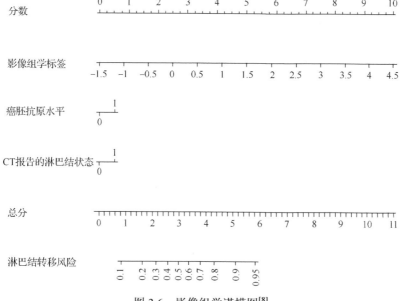

图 3.6　影像组学诺模图[8]

　　诺模图在训练集上预测淋巴结转移的校准曲线表明预测值和观察结果具有很好的一致性 (图 3.7)，Hosmer-Lemeshow 检验的 P 值为 0.916。诺模图在训练集上的 C-index 为 0.736 (95%CI：0.730~0.742)。

　　内部验证集的 60 个患者影像由两位影像科医生勾画 ROI 区域。基于第一个影像科医生勾画的 ROI 区域，诺模图的 C-index 为 0.759 (95%CI：0.727~0.791)，基于第二个影像科医生勾画的 ROI 区域，诺模图的预测性能 C-index 为 0.766 (95%CI：0.735~0.797)。在独立验证集上诺模图的 C-index 为 0.778 (95%CI：0.769~0.787)，校准曲线也表现出很好的一致性(图 3.7)，Hosmer-Lemeshow 检验的 *P* 值为 0.196。进一步将组织学分级纳入模型，模型的 C-index(0.788；95%CI：0.779～0.797)得到一定提升，但改善程度并不显著。

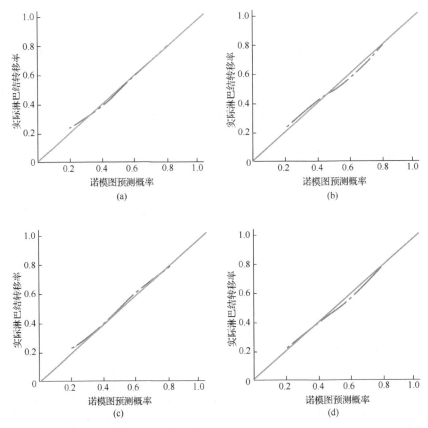

图 3.7　校准曲线[8]：(a)、(b)是影像组学诺模图在训练集和验证集上的校准曲线；(c)、(d)是纳入组织学分级的影像组学诺模图在训练集和验证集上的校准曲线

图 3.8 展示了诺模图以及纳入组织学分级后模型的决策曲线分析结果。决策曲线显示当阈值概率大于 10%时，使用诺模图预测淋巴结转移能使患者有更大的获益。

该研究基于临床特征和影像组学标签构建并验证了一个诺模图，可在术前对结直肠癌患者实现淋巴结转移的个体化预测。诺模图包含三个预测因子，分别为影像组学标签、癌胚抗原水平和 CT 报告的淋巴结状态。

该研究针对结直肠癌术前淋巴结转移预测问题基于 CT 影像数据提取影像特征，首次将影像组学方法应用到该临床问题中，为该领域的研究者提供了很好的范例。该研究使用 LASSO 回归方法筛选显著特征并建立预测模型，模型在验证集上具有很好的预测性能，这表明该模型具有很高的鲁棒性。

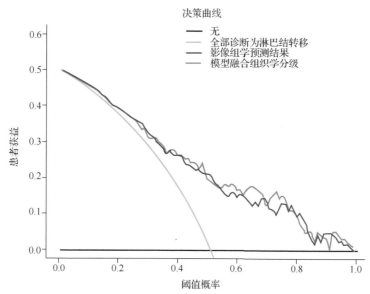

图 3.8　影像组学诺模图决策曲线和纳入组织学分级模型的决策曲线[8]

3. 食管癌淋巴结转移预测

本小节内容聚焦于影像组学方法在食管癌术前淋巴结转移预测中的应用，下面将分别介绍利用 CT 和 MRI 进行食管癌术前淋巴结转移预测的两个影像组学研究。

食管癌是世界上常见的恶性消化道肿瘤之一[38]。尤其在我国的部分地区，由于饮食条件和饮食习惯问题，导致食管癌高发。目前在我国手术仍然是治疗食管癌的主要方式，有研究显示，无淋巴结转移的病人术后五年生存率可以达到 70%~92%，而有淋巴结转移的病人术后五年生存率仅有 18%~47%[39,40]。术前精准评估食管癌患者是否出现淋巴结转移，对于患者的预后评估及治疗策略的制定至关重要。目前术前淋巴结转移判断依赖于影像评估，然而内镜超声、CT、MRI 等影像判断淋巴结转移问题的准确性和可靠性有待提高[41]，临床上往往倾向于过度治疗，即使通过术前影像未发现淋巴结转移，也会对病人进行淋巴结清扫术。因此术前准确判断淋巴结是否转移是临床的迫切需求，影像组学方法对于食管癌淋巴结预测具有潜在的价值。

Shen 等人利用 CT 影像组学开展了食管癌淋巴结转移的预测[42]。该研究收集了 2016 年 1 月至 5 月间在河南省肿瘤医院接受治疗的病例并进行筛选，最终基于入组的 197 例食管癌患者开展研究。纳入标准为：①患者在接受治疗前进行 CT 扫描；②患者在距离第一次影像检查 15 日内接受了淋巴结清扫术；③患者的淋巴结转移状态由病理检查确认。排除标准为：①患者年龄在 18 岁以下；②接受术前放疗或化疗等进一步治疗的患者；③在其他机构接受过治疗的患者；④组织学分级不明确的患者。按照影像扫描时间先后顺序将患者分成训练集和测试集，其中 2016 年 1 月至 3 月的 140 例患者构成训练集，余下的 57 例患者构成测试集。患者的性别、年龄、肿瘤位置、T 分期以及 N 分期等临床信息也作为变量纳入分析。

　　该研究邀请两位影像科医师手动分割病灶。两名影像科医师均在影像上分割肿瘤的 ROI，并进行对比确认。获得最终的 ROI 后，该研究提取 788 个影像组学特征，包括一阶直方图统计特征、GLCM、GLRLM 特征以及小波变换后的 GLCM 和 GLRLM 特征。该研究采用弹性网算法从 788 个特征中筛选出有效特征并建立预测食管癌淋巴结转移的影像组学标签。弹性网络算法基于 LASSO 回归和岭回归的组合实现。基于十折交叉验证的网格搜索策略确定弹性网的超参数 α 和 λ。其中 $0<\alpha<1$ 表示 LASSO 回归和岭回归的弹性权重。当 $\alpha=0$ 时，模型退化为岭回归，而当 $\alpha=1$ 时，模型退化为 LASSO 回归。λ 控制模型的稀疏程度，λ 越大，模型最后筛选得到的特征越少。训练过程中得到特征的回归系数，通过特征加权建立影像组学标签。

　　该研究进一步将 CT 报告中的淋巴结状态以及肿瘤位置等变量和影像组学标签一起纳入多元 Logistic 回归模型，并将回归模型以诺模图的形式可视化。通过校准曲线和 C-index 指标评估诺模图的预测性能。

　　该研究的流程如图 3.9 所示。该研究利用弹性网算法选择 13 个有效特征并建立了预测淋巴结转移状态的影像组学标签。影像组学标签在训练集和测试集的分数分布如图 3.10 所示。在训练集中影像组学标签的 AUC 达到 0.806（95%CI：0.732～0.881），在测试集中的 AUC 为 0.771（95%CI：0.632～0.910）。

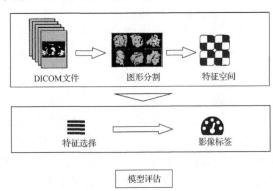

图 3.9　基于 CT 的食管癌淋巴结转移预测分析流程[42]

　　在多元 Logistic 回归分析时发现 CT 报告的淋巴结状态不是显著变量，故排除该变量。最终构建的诺模图使用影像组学标签与肿瘤位置作为自变量，诺模图如图 3.11 所示。诺模图在训练集和测试集预测淋巴结转移状态的 AUC 分别为 0.768（95%CI：0.672～0.864）和 0.754（95%CI：0.603～0.895）。如图 3.12 所示，校准曲线证实诺模图在训练集（$P=0.541$）和测试集（$P=0.093$）中预测概率与真实概率之间无显著差异。如图 3.13 所示，决策曲线分析表明当诺模图预测概率高于 15%时，

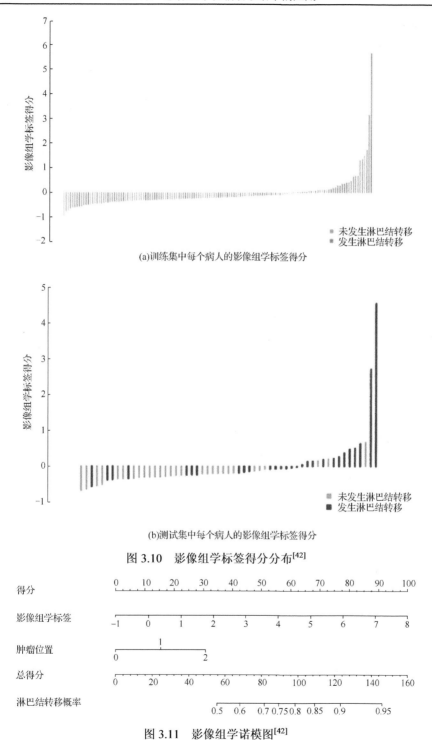

(a)训练集中每个病人的影像组学标签得分

(b)测试集中每个病人的影像组学标签得分

图 3.10　影像组学标签得分分布[42]

图 3.11　影像组学诺模图[42]

该模型相对于其他治疗方案具有显著的患者获益。以上实验结果表明基于 CT 的影像组学模型在食管癌淋巴结转移预测问题上具有较好的临床应用前景。

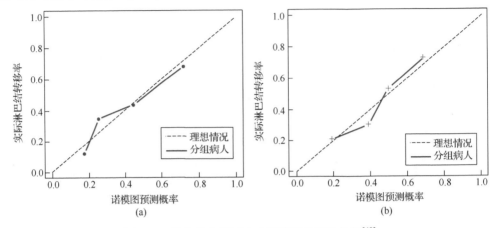

图 3.12　训练集和测试集中诺模图的校准曲线[42]

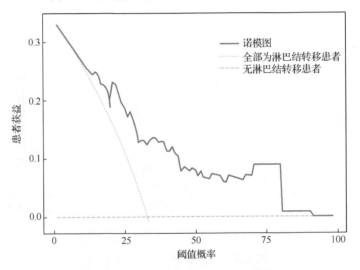

图 3.13　基于诺模图的决策曲线[42]

此外，Qu 等人利用 MRI 影像组学开展了食管癌淋巴结转移预测的研究[10]。该研究收集了 2015 年 4 月～2017 年 9 月间在河南省肿瘤医院接受治疗的患者数据并进行筛选，基于最终入组的 181 例食管癌患者开展研究。纳入标准为：①在内窥镜活组织检查中诊断为食管癌并在 CT 检查中诊断为 T1/T2/T3/T4a 期的患者；②在第一次影像检查后 7 日内接受淋巴结清扫术的患者；③由病理证实淋巴结转移状态的患者。排除标准为：①年龄在 18 岁以下的患者；②接受术前放疗或化疗等治疗的患者；③在其他机构接受治疗的患者；④组织学分级不明确的患者。按照影像扫描时间先后顺序将患者分成训练集和测试集，扫描时间较早的 90 例患者数据构成训练集，余下的 91 例患者构成测试集。

该研究的整体流程如图 3.14 所示。需要说明的是该研究在两个 MRI 序列 (T2-TSE-BLADE 与 Contrast Enhanced StarVIBE) 图像中均进行肿瘤区域的勾画。然后从两个序列影像中分别提取 789 个影像组学特征，共计 1578 个特征。该研究采用十折交叉验证的弹性网算法从 1578 个特征中筛选出有效特征并建立预测食管癌淋巴结转移的影像组学标签。

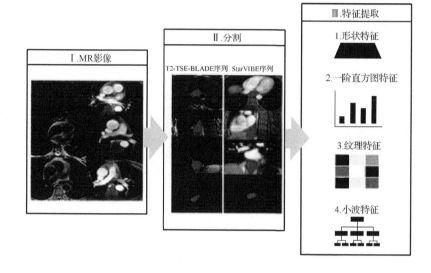

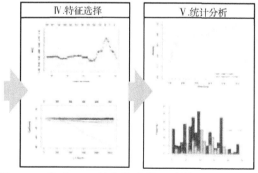

图 3.14　基于 MRI 的食管癌淋巴结转移预测分析流程[10]

该研究共筛选出 9 个有效特征，其中 5 个特征的分布在淋巴结转移阳性和淋巴结转移阴性组间存在显著差异(图 3.15)。在训练集和测试集中基于这 9 个特征建立的影像组学标签得分在淋巴结转移阳性与淋巴结转移阴性组间存在显著差异(图 3.16)。在训练集和测试集中影像组学标签预测淋巴结转移的 AUC 分别达到 0.821(95%CI：0.704~0.938)和 0.762(95%CI：0.713~0.812)，ROC 曲线如图 3.17 所示。

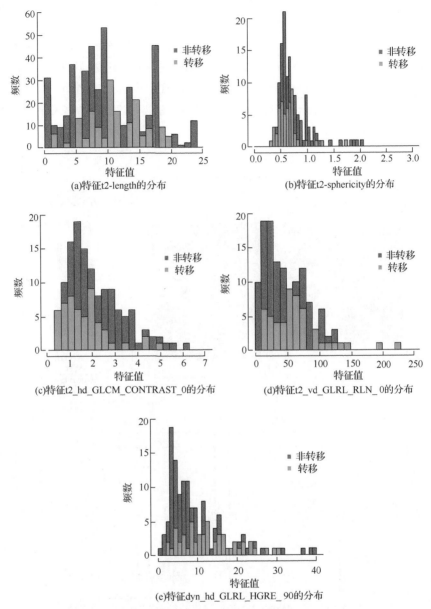

图 3.15　淋巴结转移和非转移组中 5 个显著特征的频谱[10]

该研究证明了术前多序列 MRI 影像对食管癌患者淋巴结转移状态的预测具有重要价值。影像组学方法可以有效地利用 MRI 图像实现患者个性化的预测，从而辅助临床决策。

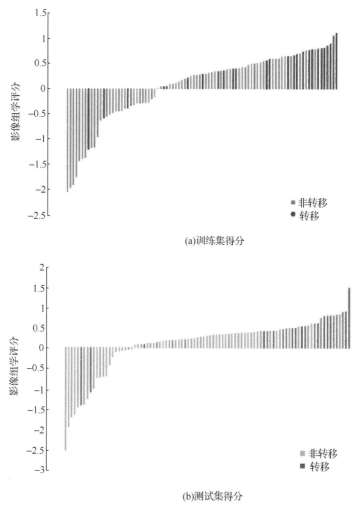

(a)训练集得分

(b)测试集得分

图 3.16　影像组学标签得分分布[10]

研究人员分别基于 CT 和 MRI 两种模态数据建立预测模型，结果显示影像组学方法在单模态和多模态数据上均能得到很好的预测效果，进一步证明了影像组学方法的有效性和泛化性。但是上述研究所使用数据量较小，并且不包含独立外部验证集，模型还需在多中心、大样本、前瞻性的数据上进一步验证。

4. 胃癌淋巴结转移预测

胃癌是最常见的消化道恶性肿瘤之一，早期胃癌常常不易被发现，大多数患者在临床上被确诊时，已成为预后较差的晚期胃癌[43]。晚期胃癌发生淋巴结转移的概率较大，发生淋巴结转移的胃癌患者预后比未发生转移的患者要差[44]。术前判断胃癌患者的淋巴结转移情况对于治疗策略的选择(新辅助化疗、是否进行术中淋巴结清

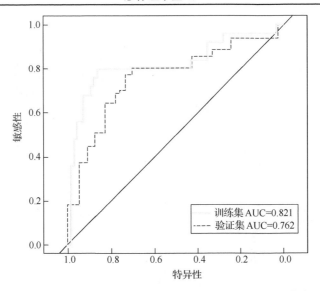

图 3.17　训练集和测试集中影像组学标签的 ROC 曲线[10]

扫、淋巴结清扫范围等)有重要价值。胃周有 16 组淋巴结，解剖结构复杂，给术前诊断淋巴结转移和术中清扫淋巴结都带来了挑战。淋巴结结构的形态学改变是目前确定淋巴结转移的临床公认标准，但是这些变化并不完全与病理结果一一对应。例如小淋巴结可能已转移，而大淋巴结可能仅由炎症引起。由此可以看出，当前淋巴结转移分析方法有潜在缺陷，寻找一种能更准确地识别淋巴结转移状态的方法是临床决策面临的紧迫问题。本小节将分别介绍几个基于 CT 影像、能谱 CT、MRI 使用影像组学方法预测胃癌淋巴结转移的典型案例。

　　Dong 等人利用 CT 开展了胃癌淋巴结转移个数(N 分期)的预测研究[11]。该研究从北京大学肿瘤医院、广东省人民医院、郑州大学第一附属医院、镇江市第一人民医院、贵州省人民医院、意大利圣拉斐尔研究医院收集胃癌患者的平扫/动脉期/静脉期术前 CT 影像、相关临床资料和术后 N 分期。患者按以下标准纳入：①病理诊断为局部进展期胃癌(pT2-4aNxM0)；②D2 淋巴结清扫术中至少检测 16 个淋巴结；③手术距术前 CT 检查不到 2 周。若患者存在下列情况则排除：①接受过术前治疗(包括放疗、化疗或其他治疗)；②有既往腹部恶性肿瘤或炎症性疾病；③因胃扩张不理想而难以分割肿瘤；④CT 图像伪影严重，导致淋巴结评估困难。该研究共纳入来自国内五家医院的 679 例局部进展期胃癌患者，并分为四组：一个训练集(225 例)和三个验证集(178 例；145 例；131 例)，同时还从意大利收集 51 例患者组成了一个国际验证集。此外，该研究随访了 271 例病人的预后情况用于生存分析研究。

　　如图 3.18 所示，该研究基于患者平扫和增强扫描 CT 影像中胃癌最大层面的图像，提取胃癌病灶的预定义影像组学特征和深度学习特征，并通过特征筛选，构建了预测胃癌淋巴结转移个数的智能模型。具体而言，研究者首先基于手动分割的各

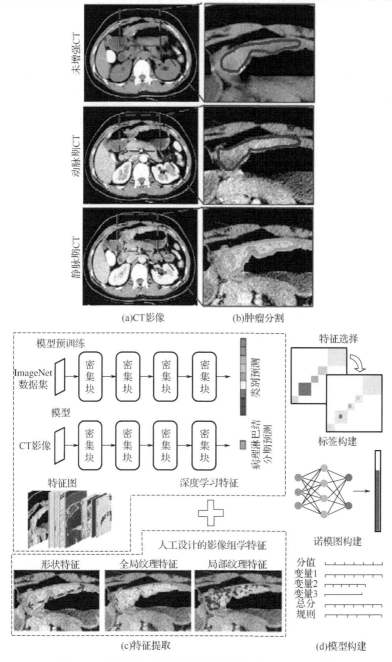

图 3.18　胃癌淋巴结转移个数预测模型构建流程图[11]

期相 CT 影像中病灶的最大层面，分别提取人工定义特征和深度学习特征。其中，人工定义特征包括形态特征以及分别从肿瘤全局和从各局部区域提取的直方图特征、GLCM 特征和 GLRLM 特征。为提取深度学习特征，该研究基于 DenseNet-201 对三个期相 CT 的病灶图像分别建立深度信息提取器。使用多阶段训练的方式调整网络参数。首先修改网络的输出层，将原本的 Softmax 层替换为拥有线性激活函数的单节点，以适应预测 N 分期的需求。其次，导入基于 ImageNet 数据集训练得到的预训练权重，其中修改后的最后一层使用 Xavier 进行参数初始化。接下来使用弱监督学习的方式训练网络，在训练集中对每个病人的原发灶周围图像提取多张 64×64 图像块，每个图像块均被视为一个独立训练样本以增加样本量，并结合旋转、镜像、加噪声、平滑滤波、灰度振动等操作进一步扩增样本量。基于这些样本对网络参数进行微调，首先在其他层参数冻结的情况下拟合修改后的最后一层的参数，然后使用较小的学习率对网络进行整体微调。该过程中使用了 L1-L2 正则以使网络卷积层提取的关键特征更加集中，并减少过拟合风险。在提取深度学习特征时，为了得到更加稳定且显著的特征，该研究将整张 CT 图像输入网络，并在最后一层卷积层得到经过深度网络变换的特征图。基于训练集选择其中与 N 分期最相关的 8 张特征图，提取病灶区域内的直方图特征作为深度学习特征。在组学标签建立的步骤中，分别使用 SVM、浅层神经网络、随机森林进行回归建模，使用交叉验证选择最佳模型。最后，将三个期相的标签与临床指标通过线性回归进行组合，并建立影像组学诺模图。

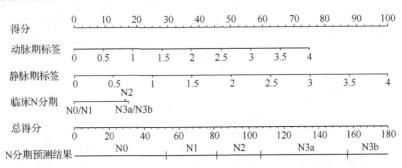

图 3.19　用于术前诊断 N 分期的影像组学诺模图[11]

　　该研究基于交叉验证选择了 SVM 构建三个影像组学标签，三个标签分别包括 6 个动脉期 CT 特征、6 个静脉期 CT 特征和 7 个平扫 CT 特征。多变量线性回归分析结果表明，动脉期标签、静脉期标签和术前临床 N 分期为独立的预测因子，进而被选择用于建立影像组学诺模图，如图 3.19 所示。诺模图在训练集上的 C-index 为 0.821，在各验证集上的 C-index 为 0.777～0.817，显著高于临床模型的诊断效果（C-index：0.652～0.732）。对诺模图详细的验证结果列于表 3.4。此外，在国际验证集上诺模图的 C-index 达到 0.822（95%CI：0.756～0.887）。该研究进一步评估了影像组学诺模图在有随访信息数据集上的预后预测价值。诺模图对总生存期表现出较高的预测准确度(C-index：0.646，95%CI：0.596～0.696，P<0.0001)。诺模图评分高的患者总生存期更差(每增加 1 分时风险比为 1.982，95%CI：1.592～2.467，P<0.0001)。将单变量分析中所有显著因素纳入多变量 Cox 回归，其结果显示诺模图预测值和浸润部位为独立的预后因素。因此，结合了影像组学特征和临床特征的影像组学诺模图在预测生存期方面优于临床 N 分期、临床 T 分期和肿瘤大小等单一指标。上述双变量 Cox 回归模型的 C-index 为 0.656(95%CI：0.606～0.705)。此外，如图 3.20，基于得到的深度网络使用类激活图算法对图像进行可视化，可发现其在 N 分期较高的病人病灶周围显示高亮，表明其有标记高风险病灶的潜在用途。

表 3.4　影像组学诺模图在训练集及各验证集中的性能[11]

		训练集	验证集 1	验证集 2	验证集 3
斯皮尔曼相关系数		0.718 (0.649～0.775)	0.627 (0.544～0.701)	0.710 (0.629～0.777)	0.626 (0.525～0.706)
C-index		0.821 (0.785～0.858)	0.777 (0.735～0.819)	0.817 (0.775～0.860)	0.787 (0.737～0.838)
二分 C-index	非 N0 vs. N0	0.849 (0.784～0.913)	0.791 (0.718～0.864)	0.847 (0.772～0.922)	0.812 (0.741～0.884)
	N2～3b vs. N0～1	0.894 (0.849～0.939)	0.855 (0.801～0.909)	0.831 (0.762～0.900)	0.851 (0.785～0.918)
	N3a～3b vs. N0～2	0.876 (0.831～0.921)	0.833 (0.773～0.892)	0.893 (0.841～0.944)	0.862 (0.790～0.933)
	N3b vs. N0～3a	0.824 (0.743～0.904)	0.810 (0.732～0.887)	0.879 (0.806～0.952)	0.810 (0.629～0.991)

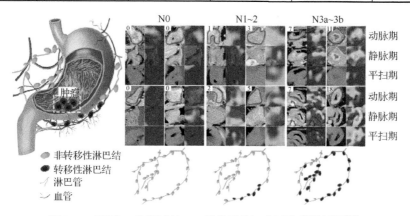

图 3.20　不同 N 分期病灶 CT 影像及其深度网络类激活图[11]

Li 等人利用能谱 CT 开展了胃癌淋巴结转移预测的两项研究[45,46]。对于早期研究，Li 等人从单一中心回顾性收集了 2011 年 11 月～2017 年 7 月期间经手术病理证实为胃腺癌患者共 210 例[45]。由两名放射科医生通过回顾内镜报告获得胃癌原发病灶部位，测量并分析由影像获取的特征包括：肿瘤最大短径(肿瘤厚度)、Borrmann

分型、动脉期和静脉期的碘基值(由最大截面评估)、动脉期和静脉期的标化碘基值(由同层腹主动脉的碘基值作为标准)和 CT 报告的淋巴结状态。该研究针对连续变量和离散变量分别采用 t 检验或 Mann-Whitney U 检验以及卡方检验或 Fisher 精确检验对特征进行单因素分析。对上述方法确定的显著特征进行多因素 Logistic 回归,并使用赤池信息准则的后向逐步选择算法排除冗余特征。研究结果显示,由肿瘤最大短径、Borrmann 分型以及静脉期碘基值构建的诺模图在训练集(140 人,AUC:0.76,95%CI:0.68~0.84)和验证集(70 人,AUC:0.79,95%CI:0.68~0.91)均可以较好区分 N0 与 N1~3 的患者。

　　基于上述研究,Li 等人又进行了深入研究与扩展,该研究从单一中心回顾性收集了符合入组标准的经手术病理证实为胃腺癌的患者 204 例,并且随机划分为训练集(136 人)和验证集(68 人)[46]。与先前研究不同的是,该研究基于不同能级和不同期相的 CT 影像提取了深度学习特征以及人工定义的特征。需要说明的是,该研究的深度学习网络的输入是由不同能级图像堆叠而成的 3 通道肿瘤最大截面,再通过拥有 8 层权重且宽度为 8 的网络训练得出深度学习特征。所有特征通过组内相关系数、皮尔逊相关系数以及单因素分析进行筛选,并对比包括人工神经网络、k 近邻、随机森林和支持向量机在内的 4 种模型,利用 5 折交叉验证构建动脉期和静脉期的影像组学标签。同时,研究采用基于逐步后向选择的多因素回归分析对肿瘤厚度、静脉期标化碘基值和 CT 报告的淋巴结状态,以及动脉期和静脉期的影像组标签进行分析。结果显示,CT 报告的淋巴结状态和 2 个影像组学标签在多因素回归中具有显著性。同时,利用多因素回归系数构建的诺模图在训练集和验证集中均表现出较高的诊断效能,其 AUC 分别为 0.839(95% CI:0.773~0.904)和0.821(95% CI:0.722~0.920),高于基于单能量图像的影像组学模型和基于临床特征的模型。这两份研究针对胃癌患者淋巴结转移预测这一临床问题提供了一种基于多能级、多期相 CT 影像构建诺模图的方案,有助于提高术前个体化预测胃癌患者淋巴结转移的精度。

　　此外,Chen 等人还开展了利用 MRI 进行胃癌淋巴结转移预测的研究[47]。该研究从 2016 年 2 月~2018 年 12 月回顾性收集了 118 例(中心 1)和 28 例(中心 2)经病理诊断确定的晚期胃癌患者。来自中心 1 的 118 名晚期胃癌患者随机分为训练集(71例)和内部验证集(47 例),来自中心 2 的晚期胃癌患者构成了外部验证集(28 例)。两名影像科医生对轴向 DWI 序列进行了多层肿瘤 ROI 的手动三维分割。该研究收集的患者的临床因素包括年龄、性别、肿瘤的主要部位、肿瘤大小、MRI 报告的 T分期和 N 分期、病理 T 分期、平均 ADC 值、最小 ADC 值和综合肿瘤指标(CA19-9,CA72-4,CEA)。对于特征筛选和模型构建步骤,研究从 DWI 图像上的肿瘤 ROI中提取 3D 影像组学特征(包括形状特征、一阶特征和纹理特征)。通过计算组内相关系数保留了稳定且可重复的影像组学特征。之后,该研究采用 LASSO 方法进行特征降维，然后利用学习矢量量化方法根据特征对淋巴结转移状态的重要性进行排序。对于该方法确定的前 5 个、10 个、15 个、20 个和 25 个特征组成的每个特征子集，均使用 Logistic 回归和自举聚合法进行 10 次交义验证确认最佳特征子集中的特征数量。采用赤池信息准则进一步进行后向特征筛选，得到的影像组学特征由相应的 Logistic 回归建立影像组学标签。最终，利用单因素分析筛选出的显著临床特征，结合影像组学标签构建预测胃癌淋巴结转移诺模图。在内部验证集中，影像组学诺模图显示了良好的淋巴结转移预测性能，AUC 达到了 0.857，准确度为 0.851，特异性为 0.846，敏感性为 0.853，超过了常规的 MRI 报告的 N 分期和 MRI 衍生模型，在外部验证集中同样得到了相同的验证结果。综上所述，该研究提供了基于 DWI 的胃癌影像组学的研究思路，为晚期胃癌患者的术前淋巴结转移的个体化预测提供了有效方法。虽然该研究结果分别经过了内部和外部验证，但更大的数据量可能会得到更优、更泛化的预测性能。

3.1.3　肿瘤远处转移预测

肿瘤远处转移的出现是肿瘤恶化的标志之一，其对应肿瘤的 M 分期，发生远处转移的患者的预后通常较差，大部分属于不可根治的范畴，因此诊断患者的远处转移具有重要临床意义。本小节详细介绍影像组学在预测肺癌、胃癌、鼻咽癌、口咽癌远处转移中的应用。

1. 早期非小细胞肺癌远处转移预测

非小细胞肺癌(non-small cell lung cancer，NSCLC)是最常见的肺癌类型(占所有肺癌的 85%～90%)，而腺癌是 NSCLC 中最常见的亚型(约占所有肺癌的 40%)。局部晚期(Ⅱ～Ⅲ期)肺腺癌患者通常采用化疗联合放疗或手术等局部治疗方案，但联合治疗后远处转移的发生率在前瞻性试验中高达 30%～40%[48]，因此联合治疗后的总体生存率仍然较低。然而，在同期化疗和放疗的大型随机对比试验中并未显示总生存率会随着化疗的进行而提高[49]。因此，开发更好的生物标志物来预测具有远处转移高风险的患者，可能有助于确定从系统治疗中受益的亚组，对于改善患者预后至关重要[50]。

Coroller 等人利用 CT 影像组学开展了 NSCLC 远处转移预测的研究[51]。CT 影像常用于肺癌患者的常规诊断、放射治疗规划和监督。针对 NSCLC 的远处转移预测，该研究以经病理证实的局部晚期肺腺癌(总分期为 Ⅱ～Ⅲ期)患者为研究对象。排除在接受放射治疗日期前接受手术或化疗的患者之后，共计有 182 例患者被纳入分析，其中训练集 98 例，测试集 84 例。

该研究提出了一种影像组学分析方法，根据接受放化疗的局部晚期肺腺癌患者的治疗前 CT 影像，来构建识别远处转移高风险的生物标志物。在训练集中，该研究提取了 635 个影像组学特征，并使用 mRMR 算法对特征进行排序和初步选择。之后，为了进一步选择最优特征集，将 mRMR 选择的特征按照相关度依次送入模型，通过在训练集上进行 1000 次迭代的重复随机采样的交叉验证对训练过程中的模型进行测试，并根据 C-index 评估预后预测表现。一旦模型的平均 C-index 下降，上一次的特征集合对应的模型被保留为最终模型。最终，该研究选择了 3 个关键影像组学特征。对于临床特征变量，利用 Log-Rank 检验进行单变量分析，将 P<0.1 的临床特征变量纳入多变量临床预后模型。

Kaplan-Meier 生存曲线和 Log-Rank 检验被用于计算影像特征和临床变量对区分远处转移风险程度的显著性。为了建立远处转移的多变量影像组学标签，在训练集上训练 Cox 回归模型，并在独立验证集上对这些模型进行验证。

该研究将影像组学特征与临床 Cox 回归模型进行了比较，评估了影像组学特征预测远处转移及总生存期的能力，并比较了这些特征与临床变量(TNM 分期、肿瘤分级)作为预后因素的优劣。临床模型在独立验证集的 C-index 为 0.57，而结合了影像组学特征后 C-index 提升至 0.60。

该研究证实了局部进展期腺癌患者的影像组学特征与远处转移之间存在较强的相关性，并为远处转移提供了一个有价值的影像组学模型，可以从局部进展期肺腺癌患者中早期识别出存在发展成远处转移高风险的患者。由于远处转移仍是 30%～40%局部进展期肺腺癌患者死亡的主要原因，因此早期识别出高危易发展成远处转移的患者将有助于临床医生更好地制定治疗方案(如强化化疗)，从而降低远处转移风险，提高生存率。

但同时，该研究训练集数据量较小，有待进一步扩大数据量以提高模型性能。并且研究仅涉及单中心数据，缺乏外部数据集的验证，无法评价模型在其他中心的泛化性。另外，该研究以远处转移的预测为研究目标，未进一步研究其识别出的高远处转移风险的患者能否从额外治疗中获益，未来可进一步设计分层实验。

2. 胃癌隐匿型腹膜转移预测

在胃癌患者中，腹膜转移是常见的远处转移情况，约 53%～66%的胃癌患者死于腹膜转移。因此，对胃癌合并腹膜转移进行早期检测和诊断具有至关重要的意义，有助于指导临床决策，使患者避免不必要的手术治疗[52]。CT 是目前临床上最常用于腹膜转移诊断的非侵入成像方法。腹膜转移的主要 CT 征象包括腹膜不规则增厚，可见多发结节或肿块，严重者可形成网膜饼，并伴有中量到大量的腹水。然而，这些征象往往在腹膜转移晚期才能显现。CT 在诊断腹膜转移方面具有高特异性，但敏感性低(约 50%)[53]。临床中，约 10%～30%的胃癌患者，CT 检查未发现腹膜转移，而在腹腔镜探查或手术过程中被病理证实为腹膜转移，即隐匿型腹膜转移。甚至，经多学科联合会诊，这一比例仍高达 16.7%[54]。胃癌诊疗指南均推荐对潜在的可切除胃癌患者使用腹腔镜探测是否存在隐匿型腹膜转移，如果发现腹膜转移，患者属于不可手术根治的范畴，不推荐手术治疗。但是，腹腔镜检查是一种有创检查手段，目前仍没有统一的标准确定哪些患者适合该检查。因此，术前无创诊断隐匿型腹膜转移患者具有很重要的临床价值。

Dong 等人利用 CT 影像组学开展了胃癌隐匿型腹膜转移预测的研究[55]。从 4 个中心回顾性地收集了 554 例进展期胃癌患者数据。所有入组的患者都在术前增强 CT 检查中被诊断为腹膜无转移，并在 CT 检查两周内接受腹腔镜检查。在腹腔镜检查过程中，对可疑病灶进行活检，并通过病理检查来确定腹膜转移状态。纳入的 554 例患者中，有 122 例患者存在隐匿型腹膜转移，432 例患者无腹膜转移。这些患者按就诊中心和 CT 检查时间被分配到 4 个集合中，分别为训练集（100 例，来自北京大学肿瘤医院），内部验证集（226 例，来自北京大学肿瘤医院），外部验证集 1（131 例，来自郑州大学第一附属医院和云南省肿瘤医院），外部验证集 2（97 例，来自江苏大学附属人民医院）。

腹膜转移的发生受到肿瘤原发灶和腹膜微环境的共同影响，因此，在影像组学分析中，研究者在 CT 图像上同时提取了原发灶和腹膜两个区域的定量表型特征。对于肿瘤原发灶区域，影像科医生在浏览了所有扫描层面后选择病灶面积最大的层面进行分割；对于腹膜区域，医生选择离肿瘤中心距离最近的腹膜以分割出尽可能大的区域。使用 133 个定量化公式对各个分割区域进行特征提取，这些公式提取得到的特征可分为直方图特征、形状特征、GLCM 特征和 GLRLM 特征。研究者使用无监督聚类和影像组学热图对具有相似影像学表型的患者进行分析以探索其与腹膜转移状态是否存在潜在关联。其后，如图 3.21 所示，用同一套特征选择及标签建模流程分别建立原发灶组学标签及腹膜组学标签：首先，基于同一医生多次分割及多个医生分割的区域计算特征的组内 / 组间相关系数（intra/inter-class correlation coefficient，ICC）用于评价其可重复性，只保留具有高稳定性（ICC>0.8）的特征；其次，使用 mRMR 对特征排序，选择与患者腹膜转移状态关联最大且相互间冗余较小的前 20 个特征；最后，分别使用 LASSO-Logistic 回归、SVM 和人工神经网络将所选特征组合为影像组学标签，使用 10 折交叉验证确定最佳模型及最终输入特征。

该研究中，对建立的两个影像组学标签和纳入的各个临床指标使用单因素分析探索它们与患者腹膜转移状态间的关联。对其中的连续变量使用独立 t 检验或 Mann-Whitney U 检验，对分类变量使用 Fisher 精确检验或卡方检验。多变量 Logistic 回归被用于组合各变量并选择其中独立的预测因子。基于此结果，该研究建立了一个影像组学诺模图，并仅使用临床变量建立了一个与之对比的临床预测模型。

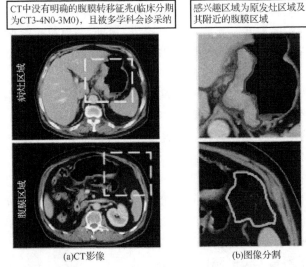

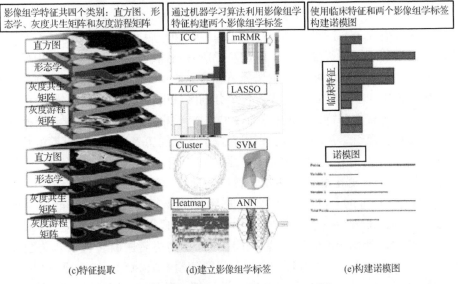

图 3.21　影像组学分析及建模流程图[55]

为了对影像组学诺模图的预测效能进行多方面评价，该研究首先在各数据集及各临床指标亚组上进行 ROC 分析和 AUC 计算，并使用 Delong 检验进行检验，计算敏感性和特异性以评估各模型的诊断性能；接着使用校准曲线及 Hosmer-Lemeshow 检验评估模型预测值与实际腹膜转移概率间的一致性；之后使用决策曲线评估在不同容忍阈值下使用影像组学诺模图进行诊断时的临床获益情况；最后使用重分类指标量化影像组学模型相比临床预测模型的优势。

单因素分析显示，与胃癌腹膜转移显著相关($P<0.05$)的临床指标包括 CT 诊断

腹水(实际难以从影像上判断)、肿瘤位置、Lauren 分型和 Borrmann 分型。在影像组学特征选择过程中，提取的原发灶和腹膜特征中，分别有 93 个和 98 个特征表现出高可重复性。如图 3.22 所示，影像组学热图揭示了其与腹膜转移状态具有显著的

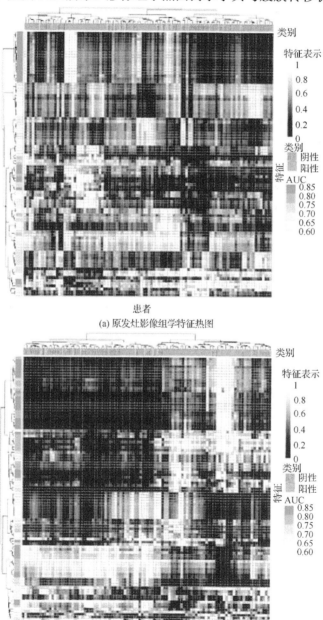

(a) 原发灶影像组学特征热图

(b) 腹膜影像组学特征热图

图 3.22　基于无监督聚类的影像组学特征热图[55]

潜在关联。基于 mRMR 算法选择的前 20 个特征，研究者使用 LASSO-Logistic 回归模型、SVM 模型和人工神经网络模型分别建立标签，多重交叉验证的结果表明 LASSO-Logistic 回归模型对原发灶和腹膜两个区域建立的标签均有最优的诊断效能，因而被用于建立影像组学标签。两个标签各包含两个影像组学特征，分别为 XO_H_mass、XH_GLRLM_entropy 以及 XL_H_energy、XL_GLCM_entropy。

上述分别基于原发灶 CT 图像和病灶邻近腹膜 CT 图像建立的原发灶组学标签及腹膜组学标签在各数据集中腹膜转移阳性组与腹膜转移阴性组之间均具有显著的差异（独立 t 检验 $P < 0.0001$）。此外，在该研究中，为评估 CT 层面选择对标签输出结果的影响，研究者随机抽取了 30 例患者，计算相邻层面组学标签之间的 ICC。实验结果显示原发灶组学标签及腹膜组学标签均具有较高的稳定性，其 ICC 分别为 0.91 和 0.92。

联合临床指标和影像组学标签进行多因素分析，结果表明 Lauren 分型，原发灶影像组学标签及腹膜影像组学标签为独立的预测因子。因此，研究者将这三个指标组合为最终的影像组学诺模图（图 3.23）。该模型在各数据集上的输出同样表现出与腹膜转移状态具有显著关联，且其诊断效能优于其他各个预测模型（表 3.5）。特别地，影像组学诺模图的预测效能显著优于基于现有临床指标建立的临床模型（重分类指标=0.460，$P < 0.0001$）。此外，Delong 检验结果表明影像组学诺模图的诊断效能在训练集与各验证集及各临床指标亚组之间的差异没有统计学意义（$P > 0.05$）。此外，在各集合上的校准曲线也反映出它稳定的预测能力（Hosmer-Lemeshow 检验 $P > 0.05$，图 3.24）。

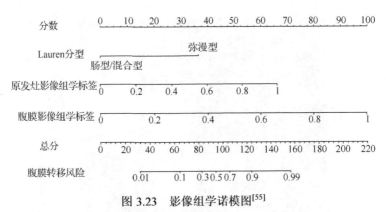

图 3.23　影像组学诺模图[55]

表 3.5　各预测模型在各数据集上的诊断结果[55]

指标	训练集				内部验证集			
	RS1	RS2	临床模型	诺模图	RS1	RS2	临床模型	诺模图
真阳性	36	38	19	45	17	15	4	17
真阴性	40	41	49	41	157	179	204	179

续表

指标	训练集				内部验证集			
	RS1	RS2	临床模型	诺模图	RS1	RS2	临床模型	诺模图
假阴性	14	12	31	5	3	5	16	3
假阳性	10	9	1	9	49	27	2	27
敏感性	0.720	0.760	0.380	0.900	0.850	0.750	0.200	0.850
特异性	0.800	0.820	0.980	0.820	0.762	0.869	0.990	0.869
AUC	0.854 (0.781~0.926)	0.906 (0.850~0.961)	0.694 (0.598~0.790)	0.958 (0.923~0.993)	0.868 (0.800~0.936)	0.873 (0.775~0.970)	0.650 (0.523~0.777)	0.941 (0.904~0.977)

指标	外部验证集 1				外部验证集 2			
	RS1	RS2	临床模型	诺模图	RS1	RS2	临床模型	诺模图
真阳性	19	21	7	25	16	17	—	17
真阴性	85	84	97	86	59	65	—	66
假阴性	8	6	20	2	8	7	—	7
假阳性	19	20	7	18	14	8	—	7
敏感性	0.704	0.778	0.259	0.926	0.667	0.708	—	0.708
特异性	0.817	0.808	0.933	0.827	0.808	0.890	—	0.904
AUC	0.894 (0.836~0.953)	0.849 (0.755~0.943)	0.675 (0.566~0.783)	0.928 (0.886~0.971)	0.828 (0.742~0.915)	0.870 (0.776~0.965)		0.920 (0.862~0.978)

注：其中 RS1 代表原发灶组学标签，RS2 代表腹膜组学标签。

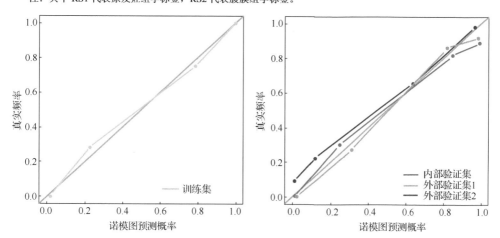

图 3.24　影像组学诺模图在各集合上的校准曲线[55]

　　该研究进一步发现,中心 1 在 2015 年 11 月至 2016 年 12 月间收集的 226 例 CT 诊断腹膜转移阴性患者,按照目前常规的诊断流程,这些患者后续均需要做腹腔镜检查,而其中只有 20 例患者在腹腔镜检查中被证实存在隐匿型腹膜转移,这意味着其余 206 例患者接受了过度的有创诊断。如果让这 226 例患者直接接受手术治疗,存在隐匿型腹膜转移的患者将遭受无治疗意义的手术。然而,如果在临床中加入基于该研究提出的影像组学诺模图的辅助诊断流程,则将成功判断出 17 例腹膜转移真阳性患者, 179 例真阴性患者,这些患者均将直接按最合理的方案进行治疗,即腹腔镜检查或开腹手术。同时,仅有 27 例假阳性患者和 3 例假阴性患者遭受不必要的手术创伤。

　　该研究作为影像组学新方法临床应用的典型,2019~2021 年连续三年被写入《中国临床肿瘤学会胃癌诊疗指南》,指南中评价该研究"通过 CT 图像纹理分析技术辅助医生的主观评判,有潜力提高分期水平"。但该研究也有一些局限性,所有 ROI 均为单个断层图片(二维)中勾画的,可能无法代表整个肿瘤或腹膜。同时,从二维和三维图像中提取某些影像组学特征可能会存在差异,尤其是纹理特征。因此,应进一步研究整个肿瘤或腹膜的三维影像。此外,研究的 Lauren 类型是由内窥镜活检标本确定的,但活检和手术标本之间的 Lauren 分类可能存在微小差异。最后,研究使用回顾性数据集开发模型,其中缺少一些临床因素,例如 CA125 和 HER-2 等。

3. 鼻咽癌远处转移预测

　　目前,鼻咽癌的临床治疗决策主要基于肿瘤 TNM 分期[56,57]。然而,以往的研究显示,相同 TNM 分期的患者接受了类似的治疗,但最终超过 20%的患者出现了远处转移,并对治疗的反应较差。治疗失败的原因可能是由于 TNM 分期系统只反映了肿瘤侵犯的解剖结构,而忽略了肿瘤内部的异质性[58]。既往对鼻咽癌患者的研究中,通过使用不同的临床变量如循环游离 EB 病毒 DNA、C-反应蛋白水平和血清乳酸脱氢酶水平等来预测远处转移,其中 EB 病毒 DNA 可作为预测鼻咽癌远处转移的有效独立生物标志物。然而,大多数预测模型是基于血液中的代谢产物,这种结果非常不稳定且缺乏特异性。

　　Zhang 等的一项研究纳入了 176 例鼻咽癌患者的 MRI 图像,并组织影像专家对肿瘤区域进行勾画[59]。该研究通过影像组学方法,对所有治疗前未出现远处转移的患者的肿瘤区域共提取了 2780 个影像组学特征,并利用 mRMR 算法和 LASSO 算法筛选出了与远处转移最相关的特征。最终在训练集中,构建了一个包含 7 个影像组学特征的逻辑回归模型,用于预测远处转移,并在一个独立验证集中进行了验证。通过多因素逻辑回归分析,该研究还检验了多个临床变量相对于预测标签的统计学意义。

结果显示，模型可成功地对患者的远处转移风险进行分层，将患者分为高危组和低危组，且高危组总生存期显著短于低危组（$P<0.001$）。通过结合影像组学特征和临床变量，该研究又建立了用于评估远处转移风险的影像组学诺模图。该诺模图在训练集中的 AUC 为 0.827（95% CI: 0.754～0.900），验证集中 AUC 为 0.792（95% CI: 0.633～0.952），实现了治疗前对鼻咽癌患者的远处转移预测。但该研究为回顾性的、单中心、基于少量病例的研究，缺乏外部数据集来验证模型的泛化性能。另外，该研究仅挑选了 MRI 的单个层面，而非对整个肿瘤的 3D 区域进行勾画和分析，可能难以全面地表征肿瘤的异质性。

4. 口咽癌远处转移预测

口咽癌是发生于舌根、腭扁桃体、软腭及咽壁等部位的恶性肿瘤，远处转移是口咽癌患者死亡的主要原因。远处转移现有的术前风险因素包括肿瘤大小、淋巴结大小、数量、形状或边界等，但利用这些因素进行诊断不够准确且主观性较强。影像组学能够准确量化肿瘤的大小和三维形态，并对瘤内特征进行评估，对于预测口咽癌远处转移具有潜在的价值。

Kwan 等人使用 CT 影像组学预测了口咽癌的远处转移风险[60]。该研究对 300 名人乳头瘤病毒阳性的口咽癌患者的 CT 影像进行分析，所有患者均接受了放疗与头颈部 CT 成像。螺旋 CT 扫描的断层图片厚度为 2.5mm 或 2mm。同时 75% 的患者接受了造影剂注射，每位患者的原发肿瘤病灶由放射学家手动勾画，勾画过程中可参考患者的 MRI 图像。

该研究从勾画后的肿瘤 CT 图像中提取 4 类影像特征，分别为：①一阶统计特征；②形状特征；③纹理特征；④Wavelet 分解特征。同时该研究将肿瘤直径、肿瘤体积和肿瘤分期等临床变量纳入模型，与影像组学特征一起进行单变量和多变量分析，并使用自助抽样法（1000 次）计算模型的 C-index。

在无远处转移生存期的单变量分析中（表 3.6），发现以下特征具有显著性差异：一阶统计特征：energy（风险比：1.1，95% CI: 1.06～1.13，$P<0.001$）；形状特征：compactness（风险比：1.04，95%CI: 1.02～1.06，$P<0.001$）；纹理特征：GLRLM_GLN（风险比：1.53，95%CI: 1.31～1.79，$P<0.001$）；Wavelet HLH 分解特征：texture_GLRLM_GLN（风险比：1.19，95%CI: 1.12～1.27，$P<0.001$）；最大肿瘤直径（风险比：1.03，95%CI: 1.02～1.05，$P<0.001$）；肿瘤体积（风险比：1.23，95%CI: 1.14～1.33，$P<0.001$）；影像组学标签（风险比：1.53，95%CI: 1.31～1.8，$P<0.001$）以及分期为 III 期（风险比：3.32，95%CI: 1.73～6.4，$P<0.001$）。

无远处转移生存期的 C-index 结果如表 3.7 所示，包括 4 个影像组学特征（C-index，0.670～0.686，$P<0.001$），影像组学标签（C-index，0.670，$P<0.001$），肿瘤分期（C-index，0.633，$P<0.001$），肿瘤直径（C-index，0.653，$P<0.001$）和肿瘤体

积（C-index，0.674，$P<0.001$）。其中，联合的临床-影像组学模型能够显著改善预测性能（C-index，0.701～0.714，$P<0.05$），表明临床信息与影像组学标签的组合在人乳头瘤病毒阳性的口咽癌患者中具有最强的远处转移预测能力。

表 3.6　无远处转移生存期的单变量分析[60]

变量		HR (95% CI)	P 值
单个影像组学特征	一阶统计学：energy	1.1 (1.06～1.13)	<0.001*
	形状：compactness	1.04 (1.02～1.06)	<0.001*
	纹理：GLRLM_GLN	1.53 (1.31～1.79)	<0.001*
	Wavelet HLH：texture_GLRLM_GLN	1.19 (1.12～1.27)	<0.001*
	最大肿瘤直径	1.03 (1.02～105)	<0.001*
	肿瘤体积	1.23 (1.14～1.33)	<0.001*
影像组学标签：含 4 个特征		1.53 (1.31～1.8)	<0.001*

注：*显著的统计学意义。

表 3.7　单变量与多变量模型的 C-index[60]

单变量模型	单变量模型 C-index*	多变量模型	多变量模型 C-index*	P 值
纹理：GLRLM_GLN	0.679	III 期+GLRLM_GLN	0.705	0.015
最大直径	0.653	III 期+最大直径	0.682	0.023
体积	0.674	III 期+体积	0.707	0.002
4 个特征的影像组学标签	0.670	III 期+ 4 个特征的组学标签	0.704	0.004

注：缩写：C-index＝一致性指数；GLN＝灰度不均匀性；GLRLM＝灰度游程矩阵。

* bootstrap 采样修正后的 C-index（1000 次）。

　　风险分层正逐渐成为指导非转移口咽癌治疗决策的重要手段。该研究发现定量的影像组学分析超越了仅依赖于临床特征的风险分层模型，且该研究中使用的 4 个影像组学特征和影像组学标签与总体存活率显著相关。对于指导治疗决策，远处转移风险可能比总体生存率具有更大的相关性。同时，使用影像组学生物标志物，能够从以往模型认为高风险的 III 期、重度吸烟者组中，细分出低风险亚组癌症患者。这代表着影像组学生物标志物可能比临床实践中使用的基于分期的模型，能够更好地对患者进行远处转移的风险分层。

　　这种基于影像组学的远处转移模型之所以能够改进预测效果，可能是因为原发肿瘤 CT 图像中蕴含了早期远处转移的相关表型。在该研究人群中，检测远处转移的中位时间约为 1 年，最早的远处转移发生在治疗完成后不到 2 个月的时间。转移表型的特征在于细胞增殖、血管生成、脱离和侵袭（从局部癌细胞侵入原发肿瘤周围的组织开始）。基于分期的模型能够通过分析肿瘤细胞增殖（肿瘤和淋巴结负荷）以及脱离和侵袭(即淋巴结扩散)预测远处转移风险,但它忽略了瘤内异质性。肿瘤细胞、缺氧和血管生成在成像上的差异是未曾被捕捉到的重要特征,而影像组学可以提供肿瘤的三维评估来量化这些变化。

影像组学在高风险人群中的应用,证实了目前临床在用的基于分期的远处转移模型有局限性。该研究基于影像组学扩展了人们对口咽癌亚组的理解,并有助于分辨出那些传统上被认为有高远处转移风险、而实际为低风险的患者。其中涉及的影像组学生物标志物既可以单独使用,也可以与其他临床因素结合使用,从而评估人乳头瘤病毒阳性的口咽癌患者的远处转移风险,这可能使非转移性人乳头瘤病毒阳性的口咽癌患者的治疗方案制定更加精准。

该研究存在一定的局限性。首先,该研究是回顾性的,且发生远处转移的病例数有限;其次,接受扁桃体切除术或有多个肿瘤的患者被排除在该研究之外;此外,尽管该研究使用 p16 免疫表达作为人乳头瘤病毒状态的替代标志物,表现出了优异的一致性,然而有相关研究报道人乳头瘤病毒 p16 型口咽癌患者的预后好于非人乳头瘤病毒 p16 型口咽癌,这表明未来考虑人乳头瘤病毒的基因分型可能会进一步改善风险分层。

3.1.4　肿瘤其他分期诊断

除了对肿瘤的良恶性进行鉴别、预测淋巴结转移以及预测肿瘤的远处转移外,影像组学在肿瘤其他分期的诊断中也有重要应用。本小节主要介绍影像组学在肝癌微血管侵犯分期预测和宫颈癌 FIGO 分期预测两个方面的研究进展。

1. 肝细胞癌微血管侵犯预测

肝细胞癌是全球常见的恶性肿瘤,其致死率较高。手术切除和肝移植是肝癌的两种治疗方法,但肝切除术后 70%的病例会发生肿瘤复发,肝移植后 25%的病例会发生肿瘤复发,且 5 年总生存率仅为 10%～20%[61]。微血管侵犯与肝细胞癌的生物学侵袭性特征相关,已被确定为早期复发和不良预后的危险因素[61]。为了改善伴有微血管侵犯的肝细胞癌患者的预后,有研究建议采用解剖下节段切除或部分宽边界切除的肝切除术[62]。此外,考虑到肝移植的稀缺性和肿瘤复发的可能性,一些研究指出伴有微血管侵犯的患者不适合进行肝移植[63]。因此,术前对微血管侵犯的评估有助于对高危人群的术后复发情况进行分层,从而辅助临床的治疗决策。但术前 CT 和 MRI 都难以有效评估肝癌微血管侵犯,因此,开发有效的微血管侵犯术前诊断方法具有重要临床价值。

Yang 等人利用 MRI 开展了肝癌微血管侵犯预测的研究[64]。该研究数据来源于复旦大学中山医院。研究人员从医院数据库中搜索了所有从 2012 年 3 月至 2017 年 9 月接受了术前普美显增强 MRI 扫描的肝细胞癌患者,最终纳入了 208 例(183 名男性和 25 名女性；平均年龄 55.5±11.2 岁）。病人纳入标准如下：①经组织学证实的肝细胞癌患者，无严重血管侵犯或肝外转移；②没有事先接受介入治疗或部分肝切除的病史；③无胆管肿瘤血栓形成；④术前 1 个月内接受普美显增强 MRI 检查；⑤在组织病理学报告中有对肝癌的完整描述；⑥图像质量良好。将所有病人按照 7∶3 的比例分为一组训练集(n = 146；127 名男性和 19 名女性；平均年龄 55.5±10.9 岁；2012 年 3 月～2016 年 11 月)和一组独立验证集(n = 62；56 名男性和 6 名女性；平均年龄 55.5±11.9 岁；2016 年 12 月～2017 年 9 月)。

人口统计学、术前肝功能检查和甲胎蛋白水平等指标均从病历报告中收集。根治性肝切除术的标本在肿瘤和邻近肝脏组织的交界处以 1∶1 的比例在 12、3、6 和 9 点的参考位置进行采样。由经验丰富的两名病理学专家共同评估肿瘤细胞数目、Edmondson-Steiner 病理分化程度、微血管侵犯状态和非癌性肝实质肝硬化等病理特征。微血管侵犯被定义为仅在显微镜下可见的门静脉、肝静脉或周围有内皮的肝组织大包膜血管中存在肿瘤细胞。所有纳入研究的患者均使用 1.5T 扫描仪进行了普美显增强 MRI 成像，成像序列包括具有脂肪抑制的轴向 T2WI、DWI，同相和反相 T1WI，以及造影前和造影后的动态三维 T1 加权体积内插式屏气检查，注射 0.025mmol/kg 的钆塞酸二钠造影剂后，在动脉期(20～30s)、门静脉期(60～70s)、延迟期(180s)和肝胆期(20min)采集图像。

MRI 图像的定性分析由两名分别具有 20 年和 10 年经验的腹部影像科医生独立进行，如有任何异议，经过讨论后达成共识。两位影像科医生都知晓病变是肝细胞癌，但对其他临床、实验室和组织病理学信息不了解。当患者患有多个肿瘤时，分析最大的肿瘤。

在该研究中，定量影像组学分析的工作流程包括肿瘤分割、特征提取、特征选择以及模型构建和评估(图 3.25)。

(1)肿瘤分割：由影像科医生使用 ITK-SNAP 软件进行肝细胞癌肿瘤的三维分割。首先，在 MRI 图像所有序列上手动绘制感兴趣区域，覆盖整个肿瘤，然后对分割结果进行验证。同时，随机选择 20 个肿瘤患者进行重复性实验，根据重复分割所提取特征间的重复性，排除了类内相关系数低于 0.80 的特征。

(2)特征提取：使用小波滤波器，将原始图像分解为 8 个不同频域的分量。从原始图像和滤波图像的病灶中提取 647 个影像组学特征，用于量化肿瘤的大小(例如体积)、形状(例如紧密度、球形度)、强度(例如直方图得出的均值、标准差、均方根、中位数等统计数据)以及纹理(包括灰度共生矩阵、灰度游程矩阵、灰度区域大小矩阵和灰度差异矩阵特征等)。

(3)特征选择、模型构建和评估：对于每个序列，采用 z-score 方法将提取的影像组学特征标准化为正态分布，以消除数据的量纲差异。排除类内相关系数低于 0.80 的鲁棒性较差的特征，并使用 LASSO 用于选择特征。接着使用逻辑回归分析并集

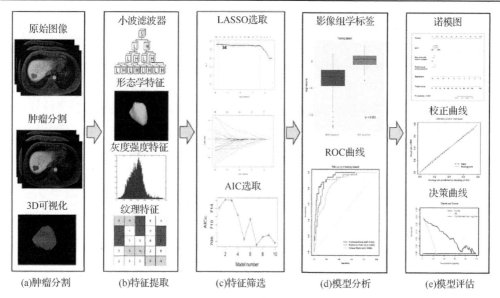

图 3.25　微血管侵犯影像组学分析工作流程[64]

成所选的特征，选择赤池信息量的模型作为该 MRI 序列的影像组学标签。然后，结合了在训练集和验证集中 AUC 均大于 0.7 的 MRI 序列的特征，构成融合的影像组学标签。最终，通过多变量逻辑回归模型将临床影像学风险因子和融合的影像组学标签结合，建立预测模型。

对于临床及影像组学标签，采用单变量分析方法分析各个变量在微血管侵犯阳性和微血管侵犯阴性组间的差异，并使用 t 检验、Mann Whitney U 检验或 Fisher 精确检验。随后将单变量分析中的显著变量输入多元逻辑回归分析中，以确定与微血管侵犯相关的风险因子。

该研究通过绘制 ROC，利用 AUC 量化模型对微血管侵犯的预测效果，并通过 Delong 检验和 Bonferroni 检验的 P 值对曲线进行多次比较，计算 95%CI、敏感性、特异性和准确度等评价指标。除此之外，基于预测模型建立了影像组学诺模图，绘制了校准曲线以分析训练和验证集中诺模图的诊断性能。Hosmer-Lemeshow 检验用于评估诺模图预测的微血管侵犯与实际微血管侵犯之间的一致性。通过量化总体数据集下不同阈值概率下的患者获益，进行决策曲线分析，以确定诺模图的临床实用性。

对于单序列的微血管侵犯预测，肝胆期 T1WI 图像的影像组学标签比值为 2.537（95%CI：1.720～4.650；P < 0.001），肝胆期 T1 影像组学标签的比值为 2.467（95%CI：1.469～4.752；P < 0.001）。两者对微血管侵犯的预测性能也令人满意，训练集中 AUC 分别为 0.754（95%CI：0.668～0.840）和 0.858（95%CI：0.788～0.929），在验证集中 AUC 分别为 0.705（95%CI：0.570～0.840）和 0.721（95%CI：

0.583～0.859)。因此，该研究进一步分析了肝胆期 T1WI 图像和肝胆期 T1 图像的融合。由表 3.8 可见，在训练集(AUC 0.895 vs. 0.754；$P=0.002$)和验证集(AUC 0.837 vs. 0.705；$P=0.040$)中，融合肝胆期两个序列的影像组学模型对微血管侵犯的预测效果优于肝胆期 T1WI 图像。在验证集中融合影像组学模型的预测性能显著优于肝胆期 T1 图像(AUC 0.837 vs. 0.721；$P=0.037$)，然而，在训练集中未发现统计学差异(AUC 0.895 vs. 0.858；$P=0.236$)。

表 3.8　训练集和验证集中各个模型的预测性能[64]

模型	训练集				验证集			
	敏感性/%	特异性/%	准确度/%	AUC	敏感性/%	特异性/%	准确度/%	AUC
影像指标+AFP	85.3	71.4	74.7	0.850 (0.784～0.915)	73.7	67.4	69.4	0.759 (0.641～0.876)
HBP T1WI 图像	88.2	68.8	73.3	0.754 (0.668～0.840)	63.2	65.1	64.5	0.705 (0.570～0.840)
HBP T1 图像	91.2	68.8	74.0	0.858 (0.788～0.929)	89.5	46.5	59.7	0.721 (0.583～0.859)
HBP T1WI + HBP T1 图像	88.2	84.8	85.6	0.895 (0.837～0.953)	84.2	74.4	77.4	0.837 (0.730～0.945)
预测模型	88.2	87.5	87.7	0.943 (0.905～0.980)	89.5	81.4	83.9	0.861 (0.750～0.970)

注：① AUC 表示 ROC 曲线下的面积；括号中的数字是 95% CI；AFP 表示甲胎蛋白。
② 预测模型包括肝胆期 T1WI 图像和肝胆期 T1 图的放射学特征、血清 AFP 水平和影像学特征。

　　最终，将临床影像学风险因子与融合的影像组学标签结合在一起构建了微血管侵犯预测模型。该模型在训练集中的 AUC 为 0.943(95%CI：0.905～0.980)，敏感性、特异性和准确度分别为 88.2%、87.5%和 87.7%，在验证集中的 AUC 为 0.861(95%CI：0.750～0.970)，敏感性、特异性和准确度分别为 89.5%、81.4%和 83.9%。此外，在训练集中，该预测模型分别优于临床影像学因素(AUC 0.943 vs. 0.850；$P=0.002$)和融合的影像组学标签(AUC 0.943 vs. 0.895；$P=0.031$)。模型在训练集和验证集中的 ROC 曲线如图 3.26 所示。

　　基于预测模型的诺模图如图 3.27(a)所示。校准曲线(图 3.27(b)，(c))表明，在训练集($P=0.983$)和验证集($P=0.329$)中，诺模图的预测概率与实际微血管侵犯估计值具有较高的一致性。诺模图的决策曲线如图 3.27(d)所示，当阈值概率大于 2%时，决策曲线的净收益高于假设所有患者均患有微血管侵犯的净收益，这表明基于诺模图的治疗策略将有助于改善临床结果。

　　该研究的实验及结果表明，普美显增强的肝胆期 MRI 图像的影像组学标签是预测肝细胞癌患者微血管侵犯的潜在生物标志物。融合临床影像学风险因子和肝胆期 MRI 图像影像组学标签的诺模图可以对微血管侵犯患者的个体化风险评估实现令人满意的术前预测。

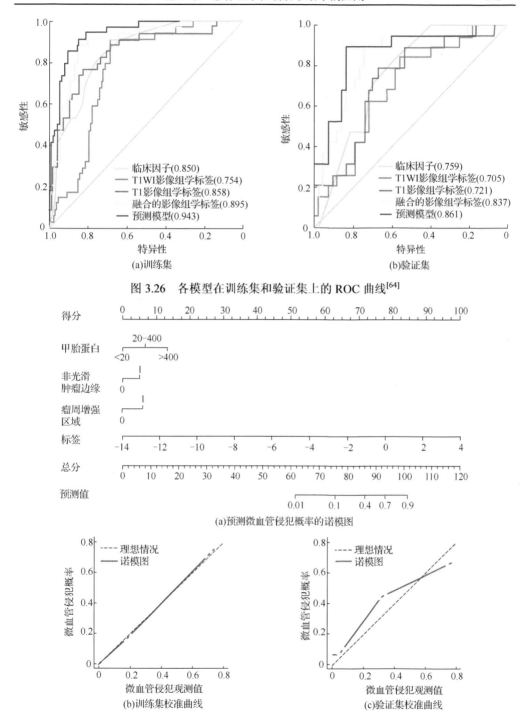

图 3.26 各模型在训练集和验证集上的 ROC 曲线[64]

(a)预测微血管侵犯概率的诺模图

(b)训练集校准曲线

(c)验证集校准曲线

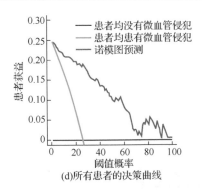

(d)所有患者的决策曲线

图 3.27　用于总体患者中预测微血管侵犯概率的诺模图及校准曲线和决策曲线[63]

2. 宫颈癌 FIGO 分期预测

宫颈癌是最常见的妇科恶性肿瘤之一，治疗方式主要包括手术、放疗和化疗，其选择在很大程度上取决于肿瘤分期。同时，肿瘤分期也是宫颈癌患者的一个可靠的预后指标。因此，准确的肿瘤分期在治疗方式选择和患者预后评估中具有重要作用。宫颈癌分期系统以国际妇产科协会(FIGO)制定的临床实践指南为依据，通常基于体格检查结果和多种成像技术(如消化道和尿路造影、膀胱镜检查和直肠镜检查[65])。然而，FIGO 分期系统在临床上具有一定的主观性并且过于依赖检查方法。因此，亟须开发更客观的分期标准来辅助进行宫颈癌的自动分期。

目前，^{18}F-FDG PET 已经在肿瘤研究中被广泛应用。作为一种功能性成像技术，^{18}F-FDG PET 可以在分子水平上反映肿瘤的代谢特征，其定量分析还可以辅助预测患者的预后。PET 图像在肿瘤分期中的价值主要体现在其预测淋巴结转移的能力上，但仍有 PET 图像的定量信息尚未被充分利用。另一方面，近年来利用 PET 图像分析肿瘤异质性的研究备受关注。肿瘤异质性常与细胞和分子特征(如细胞增殖、坏死、纤维化以及特异性受体的存在等)密切相关，因此，许多研究提出利用 PET 图像纹理分析来评估肿瘤异质性，并证明了 PET 图像在疗效预测和预后评估方面的能力[66]。然而，PET 图像的定量信息与原发肿瘤和肿瘤分期之间的相关性尚未明确，对于宫颈癌分期应评估哪些纹理特征仍是一个悬而未决的问题。

Mu 等人开展了一项基于 PET 影像组学预测宫颈癌 FIGO 分期的研究[67]。该研究纳入了 2012~2014 年期间的 42 名宫颈鳞状细胞癌患者，所有患者均采集了 ^{18}F-FDG PET 图像。由于 PET 图像的定量指标要根据肿瘤原发灶进行计算，因此，准确地分割肿瘤原发灶十分重要。该研究首先提出了一种新的宫颈癌肿瘤分割方法：考虑到在高斯滤波的 PET 图像上，膀胱和肿瘤的中心强度高于周围区域，膀胱和肿瘤的边界梯度场低于周围区域，因此，通过整合强度信息和梯度场信息，可以构建一个用于精确分割肿瘤的演化过程，该过程可以通过有限的迭代进行。该研究中所有的肿瘤原发灶均通过此方法进行分割。

随后，该研究将所提出的肿瘤分割方法与几种传统的方法进行了对比，包括使用 40% 的 SUVmax 作为阈值的固定阈值法（T40%）、Otsu 方法、随机游走法等。使用 Dice 相似系数和 Hausdorff 距离评估分割结果的准确性。所提出的方法、T40% 方法、Otsu 方法、随机游走法与金标准之间的 Dice 相似系数分别为 91.78±1.66%、67.00±12.90%、80.48±6.78% 和 82.10±5.50%，而 Hausdorff 距离分别为 7.94±1.99mm、15.59±10.78mm、16.24±9.17mm 和 13.87±7.12mm。总之，该研究提出的肿瘤分割方法给出了更具竞争力的分割结果。

在定量指标计算方面，除了常用的标准摄取值（SUV）和代谢肿瘤体积（MTV），该研究还分析了图像的纹理特征。具体来讲，SUV 指标是指从每个患者基线 PET 图像的肿瘤原发灶提取的以下 SUV 参数：SUVmax、SUVmean 和 SUVpeak（SUVmax 代表肿瘤的最大摄取值，SUVmean 代表肿瘤的平均摄取值，SUVpeak 代表以具有 SUVmax 的体素为中心的三维 26 个相邻像素区域的局部平均值）；MTV 是肿瘤原发灶的体积；纹理特征共计 58 个，通过统计学方法进行计算，包括一阶、二阶和高阶统计量（一阶统计量根据肿瘤内的灰度分布描述全局纹理特征；二阶统计量描述局部纹理特征，通常由共生矩阵计算得到；高阶统计量反映局部强度变化，通过灰度区域大小矩阵（GLSZM）、灰度游程矩阵（GLRLM）、邻域灰度差异矩阵（NGLDM）和纹理谱计算）。

通常来说，肿瘤 I 期和 II 期被认为是早期阶段，其存活率高于 III 期和 IV 期等晚期阶段。早期宫颈癌的治疗通常包括手术和放疗，而晚期宫颈癌患者则主要进行化疗。因此，该研究主要进行了宫颈癌早期阶段和晚期阶段的鉴别。首先，为了评估不同定量指标之间的关系，该研究计算了每对定量指标之间的皮尔森相关系数。基于这些相关系数，将所有的定量指标划分为不同的组，其中同一组中所有指标的相关系数的绝对值均大于 0.8。其次，对于每个定量指标，分别采用 AUC 和 t 检验衡量其鉴别肿瘤分期的能力，只有最具区分性的指标（具有最大的 AUC）和具有统计学意义的指标（P 值小于 0.05）才能被进一步分析。

最终，该研究的结果显示 MTV 与许多纹理特征高度相关，并且在区分早期宫颈癌和晚期宫颈癌这一任务上，该组内的所有定量指标均具有显著的统计学差异，但是基于游程百分比这一指标的模型具有更好的分期预测能力（准确度为 88.10%，AUC 为 0.88）。这些结果表明，[18]F-FDG PET 图像的一些纹理特征与宫颈癌分期高度相关，并能在治疗前有效地鉴别早期和晚期的患者，这在很大程度上可以辅助决定患者是否需要手术，从而减少因手术带来的不必要的痛苦和经济负担。更重要的是，早期患者和晚期患者之间纹理特征的显著差异表明，纹理特征可能是除临床分期外的另一个预后因素，可为制定治疗方案提供补充信息。

3.2　影像组学在肿瘤分子分型中的应用

　　肿瘤的演进与肿瘤的病理形态密切相关,肿瘤内基因和分子表型是对传统的肿瘤病理形态分类的补充,反映了肿瘤内部错综复杂的分子机制。研究肿瘤的分型,对肿瘤的预防、治疗和预后评估等有重要的意义。由于抗性亚克隆群体的出现,肿瘤的高度异质性可能预示着不佳的治疗效果和预后,但肿瘤的异质性是动态变化的,因此也可能通过适当的治疗手段得以改善。影像组学对定量影像序列的分析,为无创评估肿瘤的时间和空间异质性提供了一种具有潜力的手段,特别是影像序列的纹理分析,已经在量化肿瘤异质性方面表现出不错的效果[68, 69]。本节将通过具体的应用案例,来详细介绍影像组学在肿瘤病理亚型预测、基因突变预测、分子分型预测中的应用。

3.2.1　肿瘤病理亚型预测

　　肿瘤的发生和发展是一个复杂的过程,伴随着各种分子生物学变化,这会引起肿瘤形态结构和人体病理生理的改变。不同肿瘤的病理亚型或变异型,有不同的治疗手段和预后结果。很多分子生物技术试图分析这一过程,而定量影像组学技术的出现很好地弥补了现有技术的缺陷。本小节主要通过具体的应用案例,来详细介绍影像组学在肿瘤病理亚型预测中的应用。

1.　肺癌病理亚型预测

　　肺腺癌和肺鳞状细胞癌是 NSCLC 的两种主要组织学亚型,二者的预后存在显著差异。在 IA 期和 IB 期患者中,与肺腺癌相比,肺鳞状细胞癌的预后明显更差。肺腺癌与血管侵犯的相关性更高,血管侵犯阳性的肺腺癌患者,其预后明显差于血管侵犯阴性的肺腺癌患者,而在肺鳞状细胞癌中,血管侵犯阳性与阴性之间无显著差异[70]。同时,肺腺癌和肺鳞状细胞癌的治疗也有很大不同。准确的肺癌亚型诊断不仅可以提高治疗效果,还可以避免不必要的副作用。因此,在治疗前区分 NSCLC 的两种病理亚型具有重要的临床价值。

　　目前,病理诊断是区分肺腺癌和肺鳞状细胞癌的金标准。然而,病理诊断需要进行侵入性活检或手术。在某些情况下,不能也不适合对患者进行 CT 引导的穿刺活检。例如,对于一些小病变,不仅难以准确穿刺到肿瘤部位,也不能提供足够的组织用于病理诊断;对于更深部位的病变或靠近气道或血管的病变,CT 引导穿刺活检的操作具有挑战性;对于身体情况不佳的患者,更不建议进行 CT 引导的穿刺活检。另外,肿瘤通常是异质的,这可能给活检结果的准确性带来一定的影响。同时,虽然病理组织切片能提供更准确的诊断结果,但该过程只能在手术后进行,有可能延误患者的诊断。因此,亟须开发出在活检或手术之前进行病理诊断的非侵入性方法。CT 已被用于评估肿瘤的影像学特征与病理信息之间的关系，一些病理信息，如肿瘤增强特征和内部成分(坏死，钙化)等可以从 CT 图像中获得。然而，影像科医生难以根据 CT 图像的形态学特征来区分肺腺癌和肺鳞状细胞癌。已有研究发现，纹理分析具有反映肿瘤异质性的潜力，同时基于 CT 的纹理分析已成功应用于 NSCLC 的肿瘤分期预测，但较少研究利用 CT 纹理分析定量且非侵入性地区分肺腺癌和肺鳞状细胞癌。

针对以上问题，Zhu 等人利用 CT 影像组学开展了肺癌病理亚型预测的研究[71]。该研究构建了基于 CT 影像组学特征的影像组学标签，用作区分肺腺癌与肺鳞状细胞癌的诊断因子。该研究回顾性分析了 2010 年 9 月～2013 年 11 月期间的 129 名肺癌患者，分为训练集 81 例(男性 42 例，女性 39 例，年龄中位数 55 岁，年龄范围 41～78 岁)和验证集 48 例(男性 27 例，女性 21 例，年龄中位数 53 岁，年龄范围 43～75 岁)。该研究希望利用术前信息来区分肺腺癌和肺鳞状细胞癌，以便找到有可能协助术前治疗决策的方法。因此，该研究采用的是术前活检组织学分级而非手术标本分级。

对于定量特征的提取，ROI 的分割必不可少。该研究中由一名具有 10 年经验的影像科医生手动分割 ROI。为了测试分割结果的类内可重复性，随机选择 20 个病例，一周后由该医生进行二次分割。为了测试分割结果的类间可重复性，再次随机选择 20 个病例，由另一位影像科医生进行分割。使用 ICC 来评估提取特征的类内类间一致性，ICC 大于 0.75 表示良好的一致性。最终，该研究保留了 485 个 ICC 高于 0.75 的特征用于进一步的分析，包括肿瘤强度、形状和纹理特征。

然后，采用 LASSO 方法进行特征降维和特征筛选，最终将 485 个特征减少至 5 个特征。由这 5 个特征分别进行肺腺癌和肺鳞状细胞癌分类的 ROC 曲线如图 3.28 所示，AUC 值、敏感性和特异性如表 3.9 所示。进一步地，该研究构建了一个包含这 5

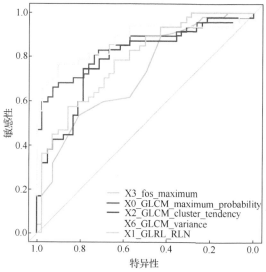

图 3.28　5 个特征分别进行肺腺癌和肺鳞状细胞癌分类的 ROC 曲线[71]

个特征的影像组学标签,用于在活检前或术前区分肺腺癌和肺鳞状细胞癌。影像组学标签在训练集的 AUC 为 0.905(95% CI:0.838~0.971),敏感性为 0.830,特异性为 0.929;在验证集的 AUC 为 0.893(95% CI:0.789~0.996),敏感性为 0.828,特异性为 0.900。实验结果表明,该研究的方法在训练集和验证集中均有效,并且在训练集中分析一个病例所需的平均时间约为 3.25 分钟,在验证集所需的平均时间约为 3.2 分钟。

表 3.9　LASSO 选择的 5 个特征[71]

特征名	AUC	敏感性	特异性
X3_fos_maximum	0.718	0.532	0.810
X0_GLCM_maximum_probability	0.845	0.660	0.929
X2_GLCM_cluster_tendency	0.872	0.766	0.905
X6_GLCM_variance	0.788	0.745	0.786
X1_GLRLM_RLN	0.787	0.574	0.857

事实证明,通过分析定量的图像特征,影像组学展现了强大的病理亚型预测能力。在该研究中,大多数选定的特征是纹理特征,这反映了肿瘤 ROI 的异质性。在这些特征中,X2_GLCM_cluster_tendency 表现最佳,它反映了图像中灰度信息的差异,可能是区分肺腺癌和鳞状细胞癌的一个潜在预测因素。

目前,也有几种生物标志物可用于区分肺腺癌和鳞状细胞癌,如针对肺腺癌的细胞角蛋白 7、甲状腺转录因子 1 和三叶因子 3,以及针对鳞状细胞癌的细胞角蛋白 5/6 等。上述生物标志物的问题在于,它们的个体敏感性和特异性不足以准确地鉴别肺癌亚型。通过组合几种生物标志物来诊断肺腺癌和鳞状细胞癌可能是未来的趋势,但目前,使用此类生物标志物具有侵入性且费用昂贵,这是一个很大的弊端。Zhu 等人在该研究中提出的影像组学特征,具有重要的临床价值,是预测病理亚型和指导新辅助治疗的低成本、非侵入性的诊断因素。肺鳞状细胞癌患者对放化疗更敏感,他们将受益于这些影像组学特征,因为他们可以在术前选择接受放化疗来提高生存率。

总之,该研究构建的影像组学标签可以成功区分肺腺癌和鳞状细胞癌,从而辅助医生进行临床诊断。但该研究也存在一些局限性,综合 CT 图像和 PET 图像或其他成像方式可能会提高影像组学特征的预测性能,未来也可以在多中心患者队列上进行进一步的泛化性能验证。

2. 脑垂体瘤亚型术前诊断

垂体瘤占所有颅内肿瘤的 15%~20%,其中,无功能性垂体瘤约占垂体瘤的三分之一[72]。由于无功能性垂体瘤缺乏激素活性,因此多为大腺瘤。生长的大腺瘤可能压迫邻近组织,从而导致头痛、视野缺损或不同程度的垂体功能减退等症状。根据超微结构和免疫组化特征,无功能性垂体瘤可分为空细胞腺瘤、嗜酸细胞瘤和促性腺激素腺瘤。然而，目前还没有诊断这些亚型的方法。

　　Zhang 等人利用影像组学方法开展了一项无功能性垂体瘤亚型术前个体化预测的研究[73]。该研究回顾性地分析了 2011 年 1 月～2016 年 4 月期间的 112 例经病理学确诊并已接受手术切除的无功能性垂体瘤患者，所有患者都进行了 MRI 影像采集，包括 T1WI 和 CE-T1W 两个序列。根据 MRI 影像的采集时间，将所有患者进行排序，然后按照 2∶1 的比例将所有患者分成训练集和验证集，其中训练集(包含 75 名患者)用于构建预测模型，验证集(包含 37 名患者)用于进行模型性能的验证。表 3.10 给出了训练集和验证集中的患者特征，在训练集和验证集之间，亚型类别、年龄、性别、肿瘤总体积和 Knosp 分级均无显著差异。

表 3.10　训练集和验证集中的患者特征[73]

特征		训练集	验证集	全部患者	P 值
病理类型	空细胞腺瘤	35 (57.33%)	11 (29.73%)	46 (41.07%)	0.087
	其他	40 (42.67%)	26 (70.27%)	66 (58.93%)	
	年龄	49.31±12.54	49.31±10.35	50.11±11.85	0.328
性别	男	43 (57.33%)	26 (70.27%)	69 (61.61%)	0.185
	女	32 (42.67%)	11 (29.73%)	43 (38.39%)	
肿瘤总体积		9.21±9.88	6.69±6.45	8.35±8.90	0.176
Knosp 分级	级别 0～2	43 (57.33%)	29 (78.38%)	72 (64.29%)	0.085
	级别 3～4	32 (42.67%)	8 (21.62%)	40 (35.71%)	

　　该研究主要对无功能性垂体瘤中的空细胞腺瘤和其他亚型进行鉴别，MRI 影像的定量分析过程分为以下三个步骤：①肿瘤 ROI 分割；②影像组学特征提取；③特征稳定性分析。首先，由一名资深的影像科医生独立完成 T1WI 和 CE-T1W 序列上的肿瘤 ROI 分割；其次，分别对 T1WI 和 CE-T1W 序列进行纹理分析，共提取出 1482 个用以描述肿瘤表型的影像组学特征，包括强度特征、形状大小特征和纹理特征(该研究中提取的纹理特征主要基于 GLCM 和 GLRLM 两个典型的矩阵来计算)。然后，为了评估影像组学特征的稳定性，该研究从所有患者中随机筛选出 50 例，由另一名资深的影像科医生对这 50 名患者重新进行肿瘤分割，并对这些重新分割的 ROI 提取影像组学特征，通过计算 ICC 评估提取出的影像组学特征的一致性。

　　随后，对影像组学特征进行归一化，后续的特征选择和模型构建都基于这些归一化后的特征。为了避免特征冗余和非相关特征纳入模型造成的过拟合，该研究采用了 mRMR 特征选择方法进行影像组学特征的重要性排序，如图 3.29 所示。为减少数据偏差，提高特征筛选结果的稳定性，采用分层随机采样的策略进行 250 次随机抽样，对每个样本子集均采用 mRMR 方法进行特征筛选，从而得到 250 次特征重要性排序结果。

然后，利用 Borda 方法将这 250 次特征重要性排序的结果集成为一个总计特征重要性排序。最终，该研究将总计特征排序中的前 20 个特征作为候选的特征筛选结果。

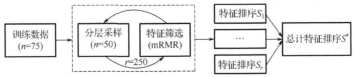

图 3.29　集成特征筛选框架进行特征重要性排序[73]

虽然 mRMR 方法可以对所有输入的特征进行重要性排序，但其不能给出具有最优分类性能的特征子集。为了从候选的特征筛选结果中选择最优的特征子集，该研究在训练集中采用四折交叉验证，并利用交叉验证结果的平均准确度和其对应的贝叶斯信息准则作为选择最优特征子集的标准。图 3.30(a) 显示了 T1WI、CE-T1W 以及融合了 T1WI 和 CE-T1W 序列的平均准确度与特征数目之间的关系。图 3.30(b)

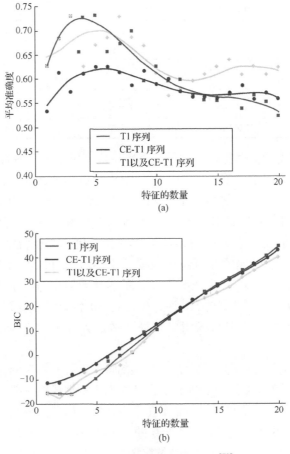

图 3.30　最优特征子集筛选[73]

显示了 T1WI、CE-T1W 以及融合了 T1WI 和 CE-T1W 序列的贝叶斯信息准则与特征数目之间的关系。根据贝叶斯信息准则，该研究选取 T1WI 候选特征集中的前三个特征作为 T1WI 序列的最优特征子集，选取 CE-T1W 候选特征集中的前两个特征作为 CE-T1W 序列的最优特征子集，选取融合了 T1WI 和 CE-T1W 序列候选特征集中的前三个特征作为融合 T1WI 和 CE-T1W 序列的最优特征子集，且实验发现这三个特征与 T1WI 序列的最优特征子集中的特征相同。这可能表明，T1WI 影像组学特征比 CE-T1W 影像组学特征具有更好的亚型诊断性能。

最后，基于确定的最优特征子集，采用 SVM 在训练集中分别构建了 T1WI 和 CE-T1W 序列的无功能性垂体瘤亚型预测模型，并在验证集中验证了这两个亚型预测模型的性能。如表 3.11 所示，T1WI 预测模型在训练集和验证集中的 AUC 分别为 0.831 和 0.804，CE-T1W 预测模型在训练集和验证集中的 AUC 分别为 0.634 和 0.510。为定量地评估 CE-T1W 影像的预测增益，该研究还计算了重分类指标，结果为 0，表明 CE-T1W 影像特征对基于 T1WI 影像特征的亚型预测模型无额外的贡献。

表 3.11   基于 T1WI 影像特征和 CE-T1W 影像特征的预测模型性能[73]

模型	训练集				验证集			
	AUC	敏感性	特异性	准确度	AUC	敏感性	特异性	准确度
T1WI	0.831	0.750	0.829	0.787	0.804	0.808	0.818	0.811
CE-T1W	0.634	0.550	0.714	0.627	0.510	0.577	0.455	0.541

此外，为提供一个更具有个性化的预测模型，该研究还采用了逻辑回归的方法融合了 T1WI 预测模型和临床特征（性别），并构建了一个影像组学诺模图，如图 3.31(a) 所示。该诺模图在训练集和验证集中的 AUC 分别为 0.854 和 0.857。图 3.31(b) 和 (c) 显示了该诺模图的校准曲线，Hosmer-Lemeshow 检验结果表明诺模图的预测概率和真实观测概率之间具有较好的一致性。

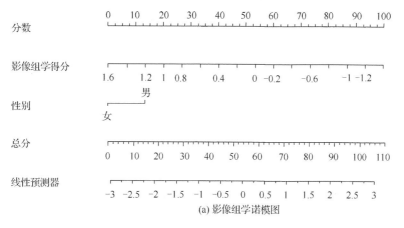

(a) 影像组学诺模图

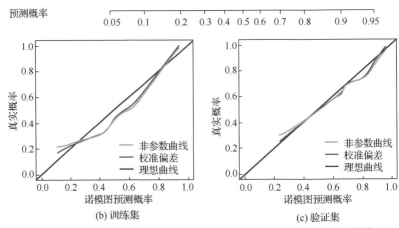

图 3.31 影像组学诺模图及其在训练集和验证集中的校准曲线[73]

综上所述，该研究构建并验证了一个基于临床特征和 T1WI 影像组学模型的诺模图，该诺模图可辅助临床医生进行更准确的无功能性垂体瘤患者的术前病理亚型预测，并且便于临床医生使用。

3. 宫颈癌组织学分级预测

宫颈癌的病理组织学分级与宫颈癌的预后具有显著的相关性，低分化的癌症患者比高分化或中分化患者的预后差，转移率高。但是目前临床上缺乏术前无创判断病理组织学分级的方法。

Liu 等人利用 MRI 影像组学开展了宫颈癌组织学分级预测的研究[74]。该研究共纳入 160 名经病理证实的宫颈癌患者(平均年龄 51 岁；年龄范围 26～84 岁)。患者的 FIGO 分期包括 ⅠB(n=52)、Ⅱ(n=94)、Ⅲ(n=13)和Ⅳ(n=1)。入组患者的人口统计分布如表 3.12 所示。

表 3.12 入组患者的人口统计分布表[74]

特征		值
病人数		160
平均年龄(范围)		51(26～84)
FIGO 分期	ⅠB	52(32.5%)
	ⅡA	43(26.9%)
	ⅡB	51(31.9%)
	ⅢA	1(0.6%)
	ⅢB	12(7.5%)
	Ⅳ	1(0.6%)
肿瘤分化(占比)	高分化(G1, 低级别)	59(24.3%)
	中分化(G2, 中级别)	51(48.8%)
	低分化(G3, 高级别)	43(26.9%)

该研究从各向同性的 DWI 图像自动生成 ADC 图。相比于 DWI 和 ADC 图，T2WI 图像分辨率更高、更易识别肿瘤边界，因此为减少模糊边界引起的误差，将 T2WI 作为人工分割的目标图像。参照相应的增强 MRI 图像，在矢状位 T2 图像上逐层围绕肿瘤边缘手工描绘 ROI。使用最近邻差值法调整 T2WI 的 ROI 的大小，然后将其自动复制到相应 ADC 图上的同一位置。所有病灶分割都由具有 10 年妇科影像经验的影像科医生使用 ITK-SNAP 软件完成。为了验证分割结果在不同观察者间的可重复性，随机选择 50 名患者，然后由另一名拥有 5 年盆腔影像学经验的影像科医生独立分析其影像，并以同样的方式重复进行肿瘤分割，最后所有的手动分割都由一位具有 22 年经验的影像科医师进行校验。选择肿瘤最大层面用于探讨单层面分析的可行性，若医师间存在分歧，则通过小组讨论达成一致。

该研究提取了 208 个影像组学特征，包括直方图特征、纹理特征和拉普拉斯-高斯特征。其中，计算纹理特征的空间方向限制在矢状位上的两对正交方向（0°和 90°、45°和 135°）。通过对所有层面的特征值进行平均化进行肿瘤的全局纹理分析，从而建立 3D 肿瘤特征和 2D 中心层特征的对应关系，以进行进一步的比较分析。

该研究使用具有特征选择功能的 LASSO 回归作为建模算法，应用 10 折交义验证和总体误判率作为测量指标，确定了 LASSO 的最佳参数。考虑到交义验证时样本划分的随机性，训练过程被重复了 50 次，以找到单个交义验证迭代的最小总体误判率。

基于随机选取的 50 名患者，从分割可重复性、特征可重复性和模型可重复性三个方面进行了分析。首先，Dice 系数用来评估两次分割的可重复性，大于 0.9 表示一致性良好，可接受的一致性阈值定义为 0.75。其次，使用 Bonferroni 校正的 Wilcoxon 检验分析了单个特征的可重复性，分析了 T2WI 以及 $b=800$ 和 $b=1000$ 的 ADC 图两次勾画的 3D 特征值之间的统计差异。同时，为了量化观察者之间的一致性，计算了所有特征的组内一致性相关系数和组间相似系数：0～0.4 表示可靠性差，0.4～0.6 表示可靠性中等，0.6～0.8 表示可靠性强，0.8～1.0 表示可靠性极强。最后，为了研究从不同的肿瘤勾画中训练出来的模型的可重复性，该研究根据两次分割结果分别建立了影像组学模型，来证明是否存在与 ROI 变化保持一致的特征。两个 LASSO 模型挑选出的特征都进行了 Bland-Altman 分析以确定一致性。

为了比较 2D 和 3D ROI 影像特征对宫颈癌组织学分级的预测性能的影响，该研究按照上述建模策略对这两个影像组学模型进行了训练。为提高结论的完整性，分别在 $b=800$ 和 $b=1000$ 的 ADC 图上进行了对比分析。

该研究的结果表明，50 例用于可重复性分析实验的患者中，所有分割都具有可接受的一致性，其中 17 例的 Dice 系数大于 0.90。基于 T2WI 和 DWI 图像的包括峰度、偏度和大部分 GLCM 等纹理特征在内的 95 个特征对 ROI 变化不敏感。

在中心层和全肿瘤 ADC 特征的对比分析中，该研究对基于 ADC 图的 2D 和 3D 特征集进行了预处理。首先，使用皮尔逊相关系数矩阵探究不同特征之间的共线性

关系。皮尔逊相关系数|r|>0.9 的特征被认为存在共线性关系，并被剔除。然后，对保留的特征进行 Kruskal-Wallis 检验，移除 P>0.05 的特征，以筛选能够鉴别肿瘤组织病理学分级的特征。最终筛选出 8 个 2D b800 特征、13 个 3D b800 特征、12 个 2D b1000 特征和 12 个 3D b1000 特征作为四个 LASSO 模型的输入。

b800 的 ADC 特征集中，2D 中心断层图片分析的最小总体误差率为 0.3813（95% CI：0.3435~0.4190），3D 全肿瘤分析的最小总体误差率为 0.35（95% CI：0.2971~0.4029）。在重复了 50 次交叉验证之后，2D 中心断层图片与 3D 全肿瘤模型之间有显著性差异（P<0.0001）。3D 全肿瘤分析比单纯使用 2D 中心单层面效果更好。b1000 的 ADC 特征集中，2D 中心断层图片分析的最小总体误差率为 0.3813（95% CI：0.3526~0.4099），3D 全肿瘤分析的最小总体误差率为 0.3312（95% CI：0.2963~0.3662）。同样地，2D 中心层与 3D 全肿瘤模型之间有显著性差异（P<0.0001）。该研究的综合结果表明 3D 全肿瘤的影像组学分析在 b = 800 和 b = 1000 的 ADC 图都表现良好。同时，结果表明基于 b = 1000 的 ADC 图模型的总体误判率比 b = 800 的模型略低，因此，建议未来的研究使用 b = 1000 的 ADC 图。

总之，该研究表明，影像组学分析可以提供对肿瘤勾画方式不敏感的高维和定量的图像特征，实现对宫颈癌组织学分级的预测。该研究在 T2WI 和 DWI 上逐层围绕肿瘤边缘手工描绘 ROI，之后将 ROI 的轮廓自动复制到相应 ADC 图上的同一位置，然而由于不可避免地存在由图像变形导致的图像不匹配现象，这种 ROI 复制的方式可能不够精确。因此，未来可对 ADC 图上直接勾画的全肿瘤进行影像组学分析，以提供更可靠的结果和对肿瘤组织学分级更全面的评价。

4. 前列腺癌组织学分级预测

前列腺癌是最常见的男性泌尿生殖系统恶性肿瘤之一，其发病率呈逐年上升和年轻化趋势。格里森分级法是目前应用最广泛的前列腺癌组织学分级方法。NCCN 指南指出，格里森分级是决定治疗方案的重要指标之一。在实际应用中，格里森分级的量化指标为格里森评分（Gleason Score, GS）。GS≤6 分的前列腺癌患者比 GS≥7 分的患者有更高的 5 年及 10 年生存率[75]。此外，有研究显示 GS=7(3+4) 的前列腺癌患者比 GS=7(4+3) 的患者预后更好[76]。因此，GS 被用作预测前列腺癌进展、死亡和预后的因子，GS 结合前列腺特异性抗原水平在临床上广泛用于评估前列腺癌侵袭性[76]。然而，通过经直肠超声引导下穿刺和 GS 来评估前列腺癌侵袭性，不仅会导致患者不适，还可能会导致诊断错误[77, 78]。因此，寻找无创、精准的格里森分级方法对改善患者的护理和提供精准诊疗方案非常必要。虽然 MRI 对于检测前列腺癌非常有价值，但其在作为评估前列腺癌侵袭性的特异性影像学生物标志物方面，尚无明确共识。

Fehr 等人利用 MRI 影像组学开展了前列腺癌 GS 预测的研究[75]。该研究结合

ADC 图和 T2WI 序列的纹理特征，提出了基于机器学习的前列腺癌分级的自动分类方法。该研究共纳入了 217 名男性患者，入组标准为：①穿刺结果证实为前列腺癌的患者；②2011 年 1～12 月进行了根治性前列腺切除术；③在前列腺切除手术前 6 个月内进行了前列腺 MRI 检查；④有完整的逐层病理切片图像。其中，有前列腺癌治疗史（$n = 7$）、癌灶直径<0.5cm（$n = 51$）、MRI 图像质量差而难以分割（$n = 8$）以及癌灶位置影响正常结构分割（$n = 7$）的患者均被排除，最终共纳入 147 名患者。当采用纹理特征来鉴别前列腺癌 GS=6（3+3）和 GS=7 时，鉴别同时起源于外周带和移行带的癌灶和仅发生在外周带的癌灶的准确度分别为 93% 和 92%。为了扩充样本，该研究采用了 Gibbs 采样和合成少数采样算法，将各类样本数增加到 200 例，并分析了两种采样方式对分类准确度的影响（图 3.32）。

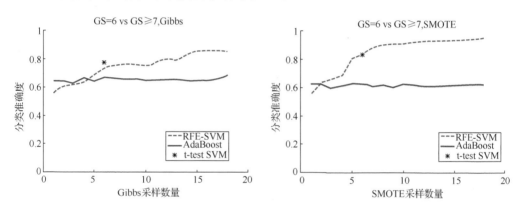

图 3.32　对于 GS = 6 和 GS ≥ 7，分别使用结合 t 检验的 SVM、递归特征消除 SVM（RFE-SVM）和 AdaBoost 进行分类[75]

该研究基于 18 个不同的纹理特征来进行建模分析，使用纹理特征分类（t 检验 SVM、递归特征消除 SVM 和 AdaBoost）后，对比单独基于 ADC 均值的 SVM 分类结果与融合 ADC 均值和 T2 均值的 SVM 分类结果，未发现明显差异。同时，该研究也对比了样本在重采样前后的结果，约登指数表明采样对分类效果几乎没有影响。在对 GS = 6（3+3）与 GS ≥ 7 的癌灶进行分类时，使用不同采样方法以及未采样的方法建立的模型对比分析如表 3.13 所示。ROC 曲线分析结果显示，对癌灶发生在外周带和移行带的患者，采用合成少数采样算法，递归特征消除 SVM 的分类性能最好，AdaBoost 的表现最差（图 3.33（a））；而对于癌灶仅发生在外周带的患者，各模型表现相似（图 3.33（b））。

在区分前列腺癌 GS=7（3+4）和 GS=7（4+3）的实验中，研究方法和此前类似，对于发生在外周带和移行带的前列腺癌区分准确度为 92%，对于仅发生在外周带的前列腺癌区分准确度为 93%。相比之下，当仅使用 ADC 鉴别 GS = 6（3+3）与 GS ≥7 的癌灶时，对同时发生在外周带和移行带的前列腺癌的分类准确度最高达到 58%，对仅发生在外周带的前列腺癌分类准确度为 63%。同样的分类器,在鉴别 GS = 7(3+4) 和 GS = 7(4+3) 的癌灶时,对同时发生在外周带和移行带的前列腺癌分类准确度为 59%,对仅发生在外周带的前列腺癌分类准确度为 60%。最终,该研究表明,ADC 图和 T2WI 序列所提取的纹理特征有助于准确分类格里森等级,并且扩充训练样本可以提高模型的稳定性。该研究还指出,从不同肿瘤类型计算出的 ADC 能量和熵值有显著差异。因此,采用 ADC 图进行纹理分析有助于区分前列腺癌癌症类型 (图 3.34)。

表 3.13   肿瘤 GS=6(3+3) 和 GS≥7 分类的准确度结果分析表[75]

方法	外周带和移行带癌灶			仅外周带癌灶		
	34/159 样本	34/159 样本	34/159 样本	34/159 样本	34/159 样本	34/159 样本
	无扩增	Gibbs	合成少数	无扩增	Gibbs	合成少数
SVM	0.83 (0.06)	0.73 (0.53)	0.82 (0.65)	0.83 (0.24)	0.70 (0.46)	0.79 (0.62)
递归特征消除 SVM	0.83 (0.03)	0.83 (0.71)	0.93 (0.91)	0.84 (0.00)	0.89 (0.83)	0.92 (0.89)
AdaBoost	0.73 (0.11)	0.69 (0.38)	0.64 (0.28)	0.79 (0.34)	0.72 (0.44)	0.72 (0.44)
ADC-SVM	0.82 (0.00)	0.57 (0.22)	0.58 (0.22)	0.84 (0.00)	0.63 (0.27)	0.59 (0.23)
ADC&T2-SVM	0.82 (0.00)	0.57 (0.22)	0.64 (0.38)	0.84 (0.00)	0.63 (0.29)	0.62 (0.29)

注:括号中的数字为约登系数。

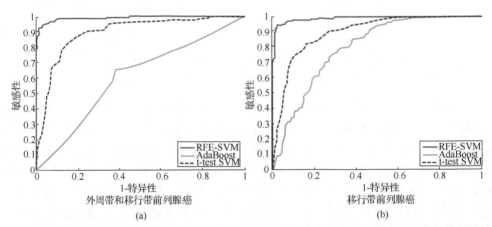

图 3.33   对于 GS=6 和 GS≥7,在外周带(PZ)和移行带(TZ)与仅在外周带中基于递归特征消除 SVM(RFE-SVM)、t 检验 SVM 和 AdaBoost 算法建模的 ROC 曲线分析[75]

综上所述,该研究使用了两种样本扩充方法提取特征,并进行特征选择和分类。尽管样本分布存在高度不平衡性,该方法对 GS=6 vs. GS ≥7 和 GS=7(3+4) vs. GS=7(4+3) 的癌灶分类仍获得了相当准确的结果。结果表明,与使用 ADC 均值或 T2 均值相比,通过提取常规 MRI 中的潜在数据信息,可提高对前列腺癌侵袭性的分类能力,降低漏诊率和过度诊断率,对制定临床决策、选择治疗方案和预测患者

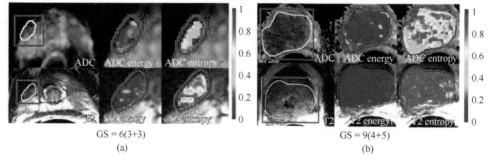

图 3.34　纹理特征能量和熵在不同 GS 评分中的差异[75]

预后具有重大意义，同时能够避免活检和相应的并发症，提高患者的生活质量。但该研究仅限于两类别间的判别，未能实现直接对 GS=6、7 和>7 的多类别预测，不利于其在临床上的直接转化应用。另外，该研究有待于基于更大的数据量提高模型的分类性能。

5. 软组织肉瘤病理分级预测

软组织肉瘤是一种罕见的异质性肿瘤，在所有恶性肿瘤中占比不到 1%，在诊断和治疗上极具挑战性。软组织肉瘤根据其有丝分裂、分化、坏死等特点，病理上分为低、中、高三种级别。根据病理分级评估患者病情，决定术前或术后进行化疗和/或放疗有利于改善患者预后。由于软组织肉瘤具有高度空间异质性，其穿刺结果大概率无法准确评估肿瘤的恶性程度。在临床上，高级别的软组织肉瘤相比于中级别的软组织肉瘤对化疗更为敏感。术前无创判断软组织肉瘤组织学分级具有重要临床价值。

针对这一问题，Corino 等人利用 MRI 影像组学开展了软组织肉瘤病理分级预测的研究[79]。该研究共收集了 19 例确诊为软组织肉瘤且有明确病理分级的患者，含中级别 5 例，高级别 14 例；影像数据统一用 1.5T 的 MRI 扫描仪采集。对这些患者的 ADC 图提取 65 个影像组学特征，主要包括强度特征和纹理特征。由于数据集存在严重的样本类别不均衡问题，可能会导致分类器倾向于将大多数样本预测为多数类，对少数类样本的预测准确性较差，从而最终影响分类的准确性。因此，该研究对原始数据集进行重新采样，采用合成少数采样算法对少数类别进行了重采样；然后使用顺序向前浮动搜索的方法进行特征选择，最后使用 k 近邻分类器进行分类。该研究结果显示，与高级别病变相比，中级别病变具有更高且更加集中的 ADC 值；大多数基于强度的纹理特征在中级别软组织肉瘤组中值都比较高，而灰度共生矩阵特征中的熵和不相似性，在高级别软组织肉瘤组中值更高；对于灰度游程矩阵纹理特征，高阶灰度游程特征在中级别软组织肉瘤组中值较高，相对应地，低阶灰度游程特征在高级别软组织肉瘤组中值更高。该研究表明，基于影像组学可以对软组织肉瘤进行有效的分级预测。但该研究的局限性在于数据量少，同时存在类别不平衡的问题，虽然采用合成少数算法有效缓解了数据不平衡对模型的影响，但将来还需要在更大的数据集上进行训练，以期获得更鲁棒的模型。另外该研究缺乏外部数据集验证，无法有效说明模型的泛化性，还需进一步的研究以评估模型及标签的泛化性和可重复性。

3.2.2　肿瘤分子分型预测

体细胞基因突变，即 DNA 序列的改变，是肿瘤潜在的生物驱动，不同的基因突变可能导致患者预后的不同。目前针对基因突变的靶向药物开发已经是肿瘤治疗领域的研究热点之一，随着靶向药物的不断更新换代，为肿瘤患者提供了更多有效的个体化治疗方案。靶向药物通常适用于有对应的基因突变的肿瘤患者，但目前缺乏术前无创检测患者基因突变的有效方法，影像组学通过分析肿瘤的定量影像特征，为肿瘤基因突变的预测提供了新的工具。本小节主要介绍影像组学在肺癌、乳腺癌、结直肠癌和脑胶质瘤的基因突变预测中的研究进展。

1. 肺癌 EGFR 基因突变预测

EGFR 突变型肺癌患者对于酪氨酸激酶抑制剂靶向药物比较敏感，通过靶向治疗与手术的结合，可以显著改善患者的预后[80]。术前检测肺癌患者是否存在 EGFR 突变对于靶向药物的使用具有重要指导价值。目前，穿刺活检是术前 EGFR 突变检测的主要方法，但穿刺有创，且容易受定位误差的影响[81]。CT 为预测 EGFR 突变提供了一种无创的方法。以往研究表明，使用影像组学方法从肺癌患者 CT 图像中提取的影像组学特征与 EGFR 基因表达相关，并对其具有预测能力[82]。虽然影像组学的方法不能完全取代活检，但相关方法可以补充活检以外的信息[83,84]。例如，CT 提供了肿瘤及其周围环境的完整范围，可关联肿瘤内部的异质性；CT 提供的预测有助于在多发肿瘤患者的肺部选择风险概率最大的区域进行活检；CT 具有无创、低成本和易获得的优势等。

Velazquez 等人利用 CT 影像组学开展了肺癌 EGFR 突变预测的研究[12]。由于像素间距存在差异，因而该研究选择使用三次插值的方法将 CT 图像的体素归一化为相同的尺寸(3mm)，然后使用 3D-Slicer 软件提取图像特征。这些特征包括：

(1)肿瘤强度特征：从肿瘤所有体素强度值的直方图中计算出来的一阶统计量。

(2)纹理特征：该特征用于量化肿瘤内异质性，因为要考虑每个体素与周围体素间的空间位置，所以需对肿瘤体积内所有体素的三维方向都进行计算，灰度区域大小矩阵被用来量化肿瘤内体素的排列，描述肿瘤区域的异质性。

(3)形状特征：肿瘤的三维形状和大小的度量。

(4)小波特征：对 CT 图像应用一系列小波变换后，提取肿瘤强度特征和纹理特征，小波变换将原始图像分解为低频和高频信息，从而将特征聚焦在肿瘤体素的不同频率范围上。

（5）高斯-拉普拉斯特征：使用高斯-拉普拉斯空间带通滤波器进行平面内滤波，然后提取纹理特征，该类特征可以根据空间尺度来显示不同的纹理和解剖结构。

为了保证特征的鲁棒性和可重复性，重复勾画 31 例数据，用来去除 ICC 小于 0.8 的特征。在此基础上，采用主成分分析的方法选择皮尔逊系数大于 0.9 的特征，最终得到 26 个有效特征，方法的概述如图 3.35 所示。

为了研究和验证影像组学特征和临床特征对基因突变的预测效能，该研究将所有数据集(超过 700 名肺癌患者，EGFR183 例，KRAS215 例)分为独立的训练集和验证集，最后获得 353 个训练样本和 352 个验证样本。预测模型的验证结果如表 3.14 和图 3.36 所示。

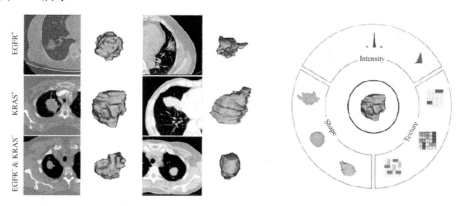

(a)肿瘤成像　　　　　　　　　　　　　　　　　　(b)影像组学表征

数据集	患者数目	EGFR⁺	KRAS⁺
PROFILE	213	38(17.8%)	89(41.7%)
TIANJIN	257	115(45.0%)	20(8.1%)
HARVARD-RT	162	19(11.7%)	59(36.4%)
MOFFITT	131	11(8.0%)	47(35.8%)

(c)标签建立

图 3.35　预测基因突变的工作流程：(a)CT 成像(左)和 3D(右)分割肺腺癌的示例；(b)使用影像组学算法对肿瘤进行量化；(c)使用影像组学和临床数据在四个独立的数据集研究 EGFR 和 KRAS 突变状态，以观察肺腺癌中的影像组学特征和体细胞基因突变之间的关联性[12]

对于 EGFR 基因突变阳性的肿瘤，该研究发现同质性和逆方差特征与基因组特征关联性不足，而和熵与短游程优势特征却与基因突变高度相关。同质性和逆方差可评估相邻体素的强度变化，因此可以量化肿瘤的均一性。和熵是共生矩阵的熵，可以量

表 3.14　临床特征[12]

	模型	AUC	特异度	灵敏度	准确度	NPV	PPV
EGFR⁺ vs. EGFR⁻	影像组学	0.69	0.53	0.78	0.60	0.88	0.37
	临床	0.70	0.68	0.63	0.67	0.84	0.41
	影像组学+临床	0.75	0.62	0.75	0.65	0.988	0.41
KRAS⁺ vs. KRAS⁻	影像组学	0.63	0.54	0.64	0.57	0.82	0.32
	临床	0.75	0.65	0.71	0.66	0.87	0.41
	影像组学+临床	0.69	0.53	0.80	0.60	0.89	0.36
EGFR⁺ vs. KRAS⁻	影像组学	0.80	0.76	0.69	0.73	0.72	0.74
	临床	0.81	0.81	0.74	0.78	0.77	0.80
	影像组学+临床	0.86	0.88	0.69	0.79	0.75	0.84

注：AUC = Areas under the ROC curves（ROC 曲线下的面积），NPV = Negative predictive value（阴性预测值），PPV = Positive predictive value（阳性预测值）。

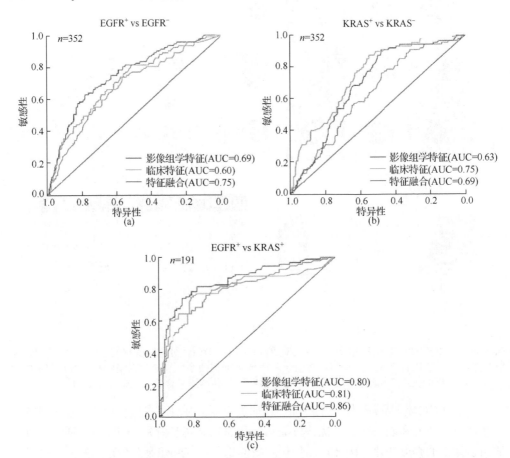

图 3.36　使用影像组学特征、临床特征和结合影像组学与临床特征的预测结果[12]

化复杂性。短游程优势是一个游程长度特征，表示连续的体素具有相似的强度值。总之，这些特征的升高表明 EGFR 肿瘤异质性的可能性更大。KRAS 突变阳性肿瘤的和熵与基因突变的相关性较低，表明 KRAS 突变阳性肿瘤的 CT 值更为均一。

通过进一步比较 EGFR 突变阴性和 KRAS 突变阳性肿瘤之间的影像组学特征，该研究发现了 14 个共同显著特征，这些特征都包含在用以区分 EGFR 突变阴性肿瘤和 EGFR 突变阳性肿瘤的 16 个特征中。另外，肿瘤体积与基因突变类型相关：EGFR 突变阳性肿瘤的体积小于 EGFR 突变阴性肿瘤，而 KRAS 突变阳性肿瘤在大小上与 KRAS 突变阴性肿瘤更相似。

此外，天津医科大学肿瘤医院的 Liu 等人发现了周围型肺腺癌中影像组学与 EGFR 突变状态之间的相关性[85]。该研究从肿瘤中提取了 219 个定量的影像特征，根据相关性系数从 219 个特征中选出 59 个独立特征，使用 Fisher 检验和 Kruskal-Wallis 检验对变量进行单因素分析，并使用后向逐步选择算法对 Logistic 回归进行特征选择。特征筛选过程中，先选择单因素分析中 P 值小于 0.25 的变量，然后在后向选择的每一步中逐步消除 P 值大于 0.15 的变量，直到所有变量的 P 值小于 0.15 才终止选择过程，最终筛选出 11 个与 EGFR 状态有关的特征。利用筛选的影像组学特征预测 EGFR 突变状态的 AUC 为 0.647，稍低于只用临床特征进行预测的效果（AUC=0.667）。但是结合了影像组学特征和临床特征进行预测的 AUC 为 0.709，高于只用影像组学特征或者只用临床特征的预测结果。该研究还表明 EGFR 突变与是否吸烟、性别、腺癌和病理分期密切相关，这与大多数研究结果一致。与男性和吸烟患者相比，女性和从不吸烟肺腺癌患者的 EGFR 突变率更高。尽管发现早期患者 EGFR 突变检出率（67.88%）高于晚期患者（32.12%），但是无显著统计学差异意义（$P>0.05$）。多因素 Logistic 回归分析结果显示，病理分级和吸烟状况是 EGFR 突变的独立预测因素。与之前研究不同的是，之前有部分研究认为 EGFR 突变与肿瘤的大小有关，但是在该研究的分析中，包括最长直径和短轴在内的形状特征对 EGFR 突变没有显著的预测作用。

此外，Wang 等人利用深度学习开展肺癌 EGFR 突变预测的研究工作[86]。该研究回顾性收集了来自两家医院的 844 例肺腺癌患者的术前 CT 图像、EGFR 突变状态及其他相关临床资料。他们提出了一种端到端深度学习模型，能直接基于 CT 图像预测患者的 EGFR 突变状态。该研究使用构建的深度学习模型对 14926 张 CT 图像进行训练，深度学习模型在训练集（$n=603$；AUC 0.85，95% CI：0.83～0.88）和独立的验证集（$n=241$；AUC 0.81，95% CI：0.79～0.83）都具有较好的预测效果。该研究与以往使用手工定义的 CT 影像组学特征或临床特征的研究相比，预测效果有显著提升（$P<0.001$）。该研究最后得出结论：相比于使用预定义的影像组学特征进行模型构建，端到端的深度学习模型显示出了更高的预测效能，因此深度学习模型为预测 EGFR 突变状态提供了一种无创、易用的方法。

以上这些研究通过严谨的统计和丰富的实验有力地证实了影像特征与肺癌基因

分型的关系，表明无创、易用的基于 CT 的影像组学模型有望为肺癌患者的治疗提供有价值的参考依据。

2. 肺癌 TMB 预测的研究

国际最新研究发现，靶向程序性细胞死亡蛋白 1(PD-L1)及其配体的免疫检查点抑制剂可以对多种肿瘤实现较好的治疗效果，免疫治疗为延长肺癌患者的生存期带来了新的希望[87]。但是，目前只有少数肺癌患者能从昂贵的免疫治疗中获益，如何筛选出预测免疫治疗疗效的生物标志物是临床的重大需求。随着基因测序技术的发展，肿瘤突变负荷(tumour mutational burden，TMB)被认为能够预测肺癌患者对免疫治疗的反应[88]，但 TMB 检测需要进行有创活检，如何无创预测肺癌患者的 TMB以及免疫治疗疗效是一个迫切需要解决的临床难题。

He 等人利用 CT 影像开展了针对 TMB 的预测研究[89]。该研究基于先前研究中提出的 TMB 大于 10 的患者受益于免疫治疗的结论，探索了以 10 为分界点的高低TMB 和 CT 影像之间的关系[88]。该研究共纳入 327 例回顾性肺鳞癌和肺腺癌完全切除的患者的 CT 影像，以及 123 例接受了免疫治疗的晚期非小细胞肺癌患者。分析流程包括：图像分割、TMB 影像标志物构建和模型评估。其中，模型评估方面包含了 TMB 影像标志物对于患者 TMB 的分类性能评估，以及晚期肺癌患者的免疫治疗疗效评估。实验流程如图 3.37 所示。

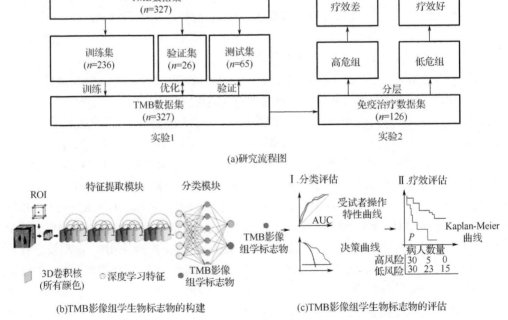

图 3.37　使用 CT 影像预测患者的 TMB 研究的流程图[89]

该研究的网络共包含两个模块，用于提取深度学习特征的卷积网络模块和用于对特征进行分类的全连接网络模块。卷积网络模块以 DenseNet 121 作为骨干网络，并输出 1020 个深度学习影像特征。全连接网络模块则包含了一个 128 个节点的隐藏层和一个 2 个节点的输出层。此外，TMB 的概率值即为该研究提出的 TMB 影像标志物。作为对比，该研究同样纳入了预定义特征构建的影像组学模型以及临床模型，评估使用深度学习及其他方式构建模型的性能差异。

如图 3.38 所示，在基于高低 TMB 分类的研究结果中，通过深度学习网络构建的 TMB 影像标志物拥有超过了影像组学模型、肿瘤大小以及不同肿瘤亚型的分类

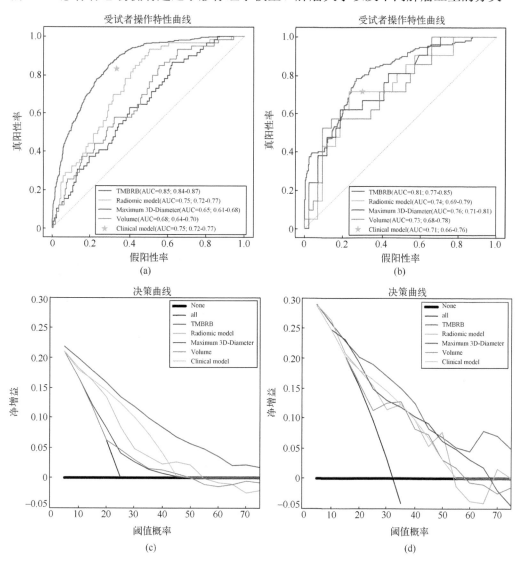

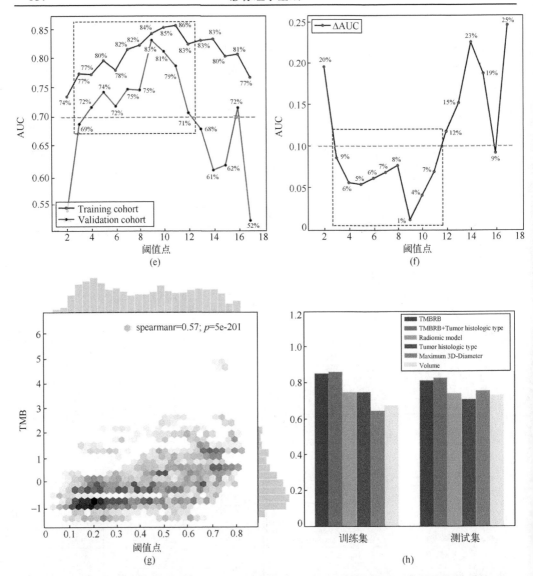

图 3.38　TMB 影像标志物的分类结果评估图：(a) 和 (b) 分别为训练集和测试集的不同模型的 ROC 曲线；(c) 和 (d) 分别为训练集和测试集的不同模型的决策曲线；(e) 和 (f) 分别是训练集和测试集的 AUC 差异图以及在不同 TMB 阈值下 TMB 影像标志物的 AUC 折线图；(g) 为双变量相关性的评估图以及斯皮尔曼相关性的计算结果；(h) 表现了不同模型的 AUC 值[89]

水平。并且在 TMB 的截断值为 3～12 时，该影像标志物都拥有较好的预测性能。此外，在于患者 TMB 值的相关性分析中，该影像标志物与 TMB 拥有较强的相关性（Spearman 相关系数=0.57，$P < 0.001$）。同时肿瘤亚型和 TMB 影像标志物的组合拥有更优的区分患者 TMB 高低的性能。

如图 3.39 所示，在用 TMB 影像标志物进行免疫预后的研究结果表明，该标志物针对 OS($P = 0.03$) 和 PFS($P = 0.023$) 都可以很显著地将患者分为高风险和低风

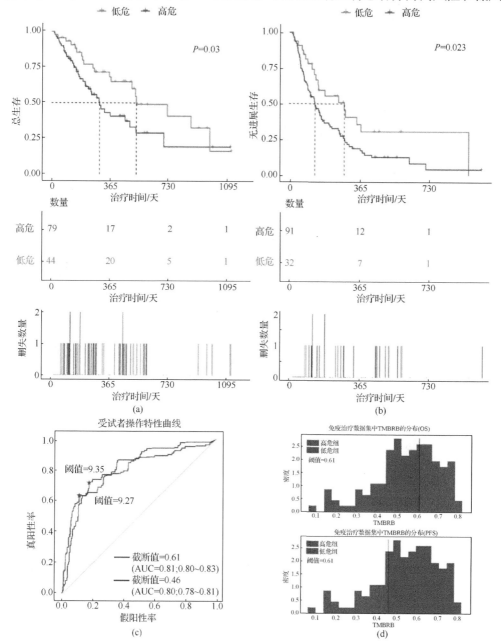

图 3.39　TMB 影像标志物在免疫治疗疗效方面的预后价值评估：(a) 和 (b) 是 TMB 影像标志物针对 OS 和 PFS 的 KM 曲线；(c) 利用 TMB 值作为区分高低风险组时的 ROC 曲线；(d) OS 和 PFS 的患者风险分布图[89]

险。同时利用 TMB 反推高低风险的最佳截断值显示，对于 OS 和 PFS 而言，TMB 的最佳截断值在 9～10 之间。这个结果与先前的研究结果比较相似。

图 3.40 是对于 TMB 影像标志物的可视化研究。类别激活图显示出肿瘤周边微环境较强的鉴别作用。这与先前的基于影像研究免疫标志物的研究相似，充分说明了在评估患者的免疫疗效时，肿瘤微环境的重要性[90]。

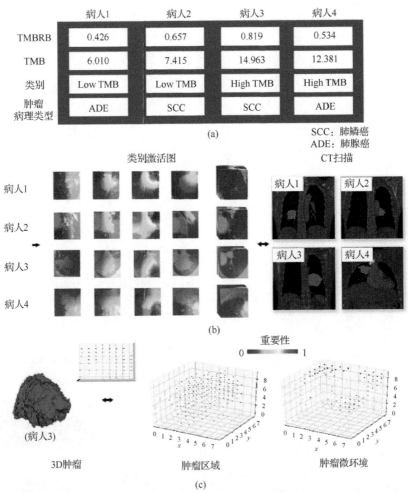

图 3.40　TMB 影像标志物的类别激活图：(a)挑选用于可视化的 4 名患者的临床信息；(b)4 名患者的类别激活图；(c)肿瘤区域和肿瘤外环境的重要性三维点阵图[89]

3. 乳腺癌分子分型预测

乳腺癌作为女性中高发性的恶性肿瘤，其依据雌激素受体、孕激素受体和 HER2 等分子表达，可分为腔面 A 型、腔面 B 型、HER2 过表达型和三阴性(三种受体均为阴性)等。其中 HER2 阳性乳腺癌患者的预后往往比 HER2 阴性的更差，肿瘤更具侵袭性，雌激素受体阳性和孕激素受体阳性患者比起雌激素受体阴性或孕激素受体阴性患者死亡率更低，三阴性患者则通常表现为更快的复发。因此，对于不同分子和受体亚型的患者，具有不同的治疗方案。

Li 等人利用 MRI 影像组学开展了乳腺癌分子分型的预测研究[91]。该研究探索了乳腺癌的不同分型与 MRI 影像组学特征之间的关系。该研究共纳入 91 例回顾性乳腺癌患者的 MRI 影像。分析流程包括：图像分割、图像特征提取、特征筛选和模型构建。图像分割和特征示例如图 3.41 所示。

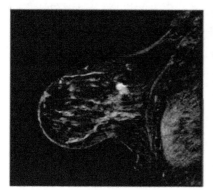 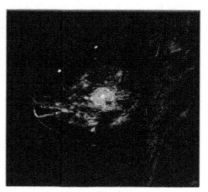

(a)雌激素受体阳性MRI示例　　　　　(b)雌激素受体阴性MRI示例

	雌激素受体 阳性患者(a)	雌激素受体 阴性患者(b)
癌症亚型	腔面A型	HER2过表达型
大小特征(有效直径) 范围(7.8~54.0)	12.9mm	23.8mm
形状特征(不规则性) 范围(0.40~0.84)	0.452	0.602
增强纹理特征(熵) 范围(6.00~6.59)	6.30	6.46

(c)计算机提取的肿瘤表型特征

图 3.41　图像分割和特征示例[91]

该研究中每个数据都由 3 名专业乳腺影像科医师对图像病变区域的中心位置进行标注。再根据医师确定的肿瘤中心位置进行肿瘤区域的分割并提取了 38 个影像组学特征。结果显示，临床上测量得到的肿瘤大小和定量提取的肿瘤影像组学特征具有一定的相关性(范围为 0.63～0.79)。其中有效直径特征和临床上测量的肿瘤大小相关性最为显著。

该研究围绕乳腺癌免疫组化结果(雌激素受体、孕激素受体、HER2 和三阴性)，基于 MRI 影像组学特征建立了四个分类器：①雌激素(雌激素受体阳性与雌激素受体阴性)；②孕酮(孕激素受体阳性与孕激素受体阴性)；③HER2($HER2^+$ 与 $HER2^-$)；④三阴性(三阴性与其他)。该研究采用 ROC 曲线对 4 个分类器进行评价，得出各个分类器对应的 AUC 值，并对其进行显著性分析。此外还使用 U 检验评估各个特征在不同分子亚型之间是否有统计学差异。使用前向或后向逐步选择法来选择出最佳的特征集合，作为线性分类器的输入。

如图 3.42 和图 3.43 所示，该研究使用箱线图来展示 MRI 特征(大小、形状、纹理)和受体状态的相关性。如表 3.15 所示，研究计算了各指标的均值和标准差，雌激素受体阴性患者相比于雌激素受体阳性患者，肿瘤尺寸更大，形状更加不规则，增强纹理特征表现出更多异质性。孕激素受体阴性患者与孕激素受体阳性患者相比，同样表现出肿瘤尺寸更大、形状更加不规则并具有更多的异质性。同样地，三阴性患者比起非三阴性患者在 MRI 特征中也具有相似的表现。Mann-Whitney U 检验结果显示不同分子亚型的肿瘤，其 MRI 影像组学特征中的大小和纹理特征具有显著差异。

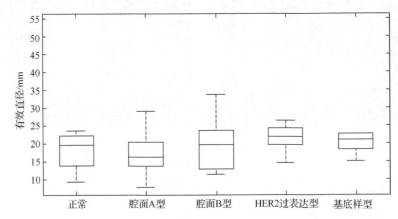

图 3.42　MRI 特征中的大小(有效直径)和分子分型之间存在显著性差异
(肯德尔测试中 P 值为 0.01)[91]

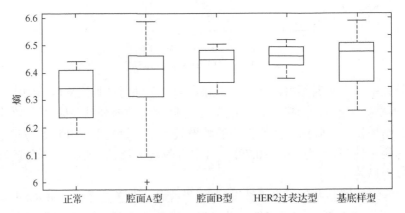

图 3.43　MRI 特征中的增强纹理(熵)和分子分型之间存在显著性差异
(肯德尔测试中 P 值为 0.006)[91]

表 3.15　MRI 特征在不同受体状态之间的 U 检验结果[91]

分类任务	肿瘤总数（阳性 vs 阴性）	MRI 表型特征	阳性均值（方差）vs.阴性均值（方差）	P 值	显著性水平
雌激素受体阳性 vs.雌激素受体阴性	91 (77 vs.14)	有效直径	17.6mm (5.6) vs. 24.8mm (10.4)	<0.001	0.0167
		不规则	0.61 (0.11) vs. 0.65 (0.11)	0.23	0.05
		熵	6.40 (0.11) vs. 6.45 (0.09)	0.08	0.025
孕激素受体阳性 vs.孕激素受体阴性	91 (72 vs.19)	有效直径	18.0mm (5.6) vs. 21.6mm (10.5)	0.14	0.025
		不规则	0.61 (0.11) vs. 0.63 (0.10)	0.43	0.05
		熵	6.39 (0.11) vs. 6.45 (0.07)	0.03	0.0167
HER2 阳性 vs. HER2 阴性	91 (19 vs.72)	有效直径	18.4mm (5.7) vs. 18.8mm (7.3)	1.0	0.05
		不规则	0.59 (0.12) vs. 0.62 (0.11)	0.36	0.0167
		熵	6.41 (0.10) vs. 6.40 (0.11)	0.93	0.025
三阴性 vs.其他	91 (11 vs. 80)	有效直径	17.8mm (5.6) vs. 25.6mm (11.5)	0.006	0.0167
		不规则	0.60 (0.11) vs. 0.68 (0.09)	0.03	0.025
		熵	6.40 (0.10) vs. 6.45 (0.10)	0.13	0.05

对 MRI 影像组学特征中的大小（有效直径）和肿瘤分型关系进行分析，结果表明两者之间具有统计学差异（P=0.01）。同时，MRI 纹理特征与肿瘤分型之间也具有统计学差异（P=0.006）。对肿瘤的大小进行分组后，各组影像组学特征与分子分型之间的相关性同样表现出显著差异（肿瘤大小≤2cm 组中，P=0.04；肿瘤大小在 2～5cm 的组中，P=0.02）。

该研究表明，通过定量分析 MRI 的特征来量化肿瘤表型，可以预测侵入性乳腺癌的肿瘤分型。在雌激素受体、孕激素受体、HER2 和三阴性的分类任务中，对应的 AUC 分别为 0.89、0.69、0.65 和 0.67，该结果表明，肿瘤影像组学特征对分子分型有显著的分类能力。同时，该研究还揭示了肿瘤影像组学特征和各受体状态之间具有显著的相关性，恶性程度更高的肿瘤通常肿瘤体积更大，并且在对比增强图像中会显示出更高异质性。按照大小将肿瘤分组后，不同组别的增强纹理特征和分子分型之间的相关性仍然具有显著差异。

此外，Guo 等人也利用 MRI 影像组学开展了乳腺癌分子分型的研究[92]。该研究使用公共数据库 TCGA 和 TCIA 中浸润性乳腺癌的基因信息和影像信息，采用影像组学分析方法研究影像组学特征和基因突变状态之间的关系。该研究提取出 38 个影像组学特征和 144 个基因特征并分析，探索了影像组学特征与病理分期、淋巴结转移、雌激素受体、孕激素受体、HER2 等的相关性。

该研究发现肿瘤所有的大小特征与肿瘤分期显著正相关，表明肿瘤大小是当前肿瘤分期系统考虑的主要因素之一。肿瘤形态不规则性与肿瘤分期呈显著正相关，表明进展期肿瘤形状更不规则。另外，肿瘤边缘特征径向梯度直方图的方差和两个增强纹理特征的逆差矩和均值也与肿瘤分期有关。该研究还发现增强纹理角二次矩-能量特征可以预测孕激素受体状态，但没有发现与淋巴结转移状态、雌激素受体和HER2 显著相关的影像组学特征。另外，该研究使用 t 检验分析了基因组学特征，发现高级别和低级别乳腺癌之间具有显著差异。同时，研究结果发现多个影像组学特征与雌激素受体和孕激素受体状态显著相关。

对于上述研究，Li 等人和 Guo 等人同样采用公开的数据库 TCGA 和 TCIA 探索了基于 MRI 的影像组学特征与乳腺癌的基因分型间的相关性，但他们的结果并不一致，Li 等人发现 MRI 的影像特征与雌激素受体、孕激素受体、HER2 和三阴性的突变都存在一定的关联，但 Guo 等人的研究中发现影像组学特征与雌激素受体和HER2 没有显著的关联性。

4. 结直肠癌基因突变的预测

在过去几十年，结直肠癌患者的治疗方式已经取得了重大进展，特别是靶向治疗的出现改善了结直肠癌患者的生存期。临床诊疗指南推荐疑似或确诊转移性结直肠癌患者检测 KRAS/NRAS/BRAF 基因突变，这几种基因突变的状态与 EGFR 单克隆抗体、西妥昔单抗和帕尼单抗等靶向药物的疗效相关。病理检测是临床实践中检测结直肠癌基因突变的金标准。然而，活检标本不能完整反映肿瘤发生的基因型变化，尤其是在多次治疗后，活检标本的取样可能受到瘤内异质性的限制。因此，开发一种无创、可重复、可反映瘤内异质性、有助于识别基因突变状态的方法对于实时提供组织学辅助评估具有重要意义。循环 DNA 分析是结直肠癌基因型分析的一种无创方法，然而，在血液循环中无法获得足够的肿瘤 DNA 以进行基因检测。相反，影像学检查具有全局显示整个肿瘤的优势，因而有潜力作为基因型分析的补充方法。CT 是 NCCN 指南推荐的临床上用于结直肠癌的首选影像学检查，但是人工判读 CT 影像难以直接诊断结直肠癌基因突变。

针对这一问题，Yang 等人利用 CT 影像组学进行了结直肠癌 KRAS/NRAS/BRAF基因突变预测的研究[15]。工作流程如图 3.44 所示。该研究提取了四类影像组学特征：形状特征、直方图特征、GLCM 特征和 GLRLM 特征。评估可重复性后，保留了 ICC 值大于 0.8 的 296 个鲁棒性较强的纹理特征。同时，在 296 个特征中有56 个特征在最初的单因素分析结果中显示出潜在的预测能力。该研究使用RELIEFF 算法在每个特征集中选取了排名前三的特征作为 SVM 模型的输入变量。在使用 SVM 建模时，使用了 1000 次的 10 折交叉验证来避免模型过拟合并选择性能最好的模型。特征筛选和交叉验证的结果如表 3.16 所示。

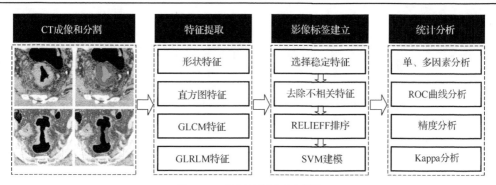

图 3.44　数据分析流程图[15]

表 3.16　模型选择过程的结果[15]

特征集	建模特征	模型性能(1000 次交叉验证)			
		准确度(95% CI)	敏感性	特异性	AUC(95% CI)
形状特征	surface_area_to_volume_ratio	0.706(0.599~0.780)	0.685	0.734	0.760 (0.682~0.820)
	maximum_radius				
	volume				
直方图特征	3_fos_mean_absolute_deviation	0.676(0.580~0.766)	0.505	0.936	0.807 (0.716~0.894)
	2_fos_range				
	1_fos_skewness				
GLCM	4_GLCM_maximum_probability	0.752(0.671~0.811)	0.679	0.872	0.842 (0.757~0.897)
	6_GLCM_energy				
	1_GLCM_inverse_variance				
GLRLM	3_GLRLM_LGLRE	0.746(0.643~0.833)	0.669	0.854	0.834 (0.703~0.912)
	1_GLRLM_RP				
	7_GLRLM_RP				
整体特征集	4_GLCM_maximum_probability	0.766(0.673~0.836)	0.701	0.858	0.860 (0.797~0.928)
	6_GLCM_energy				
	8_GLCM_sum_average				

注：CI，置信区间；每个特征名前面的数字表示在特征提取之前使用的一种滤波器；整体特征集的前 3 个特征都是 GLCM 特征，因此在对 GLCM 特征集进行排序之前去掉了排名前三的特征，避免构建重复的模型。

选取具有最佳预测性能的特征构建 SVM 模型，最终得到影像组学标签。选取的三个影像组学特征如表 3.17 所示。每个特征为一个维度，选出的三个特征组成了一个三维特征空间。将提取的特征以点投影到特征空间，描述 SVM 模型超平面，得到最优分类阈值。超平面示意图和患者在特征空间中的分布如图 3.45 所示。

表 3.17　三个选择特征的描述及其表现[15]

特征	滤波器	训练集		P	测试集		P
		野生组	突变组		野生组	突变组	
4_GLCM_ maximum_ probability	X_{LHH}	0.0362±0.003	0.0379±0.002	0.014*	0.0365±0.002	0.0378±0.0021	0.029*
6_GLCM_energy	X_{HLH}	0.0162±0.001	0.0169±0.001	0.030*	0.0163±0.001	0.0170±0.0016	0.042*
8_GLCM_sum_ average	X_{HHL}	25.8407±0.058	25.8787±0.092	0.038*	25.8551±0.065	25.8741±0.0802	0.491

注：特征值平均值±标准偏差；P 值来自每个特征和基因状态之间的单变量关联分析。*表示 $P<0.05$。X_{LHH}：原始图像通过沿 x 方向的低通滤波器和沿 y 和 z 方向的高通滤波器进行定向过滤。X_{HLH}：原始图像通过沿 x 和 z 方向的高通滤波器和沿 y 方向的低通滤波器定向过滤。X_{HHH}：原始图像通过沿 x、y 和 z 方向的高通滤波器定向过滤。

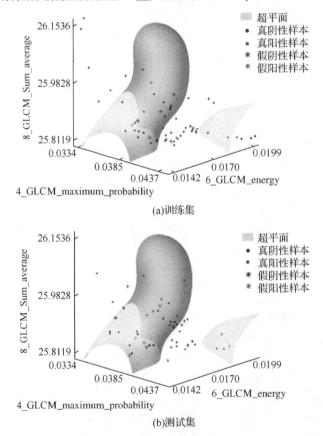

图 3.45　SVM 模型的分离超平面在训练集和测试集中分类效果[15]

影像组学标签在训练集上的准确度为 0.787（95%CI：0.669～0.871；敏感性，0.757；特异性，0.833），在测试集上的准确度为 0.750（95%CI：0.623～0.845；敏感性，0.686；特异性，0.857）。研究结果表明提取的影像组学特征与基因突变高度相关（训练集：$P < 0.001$；测试集：$P < 0.001$）。在 ROC 分析中，影像组学标签在训练集中的 AUC 为 0.869（95%CI：0.780～0.958），在测试集中的 AUC 为 0.829（95%CI：0.718～0.939），如图 3.46（a）所示。图 3.46（b）显示了突变型和野生型组中每个患者的影像组学标签评分。

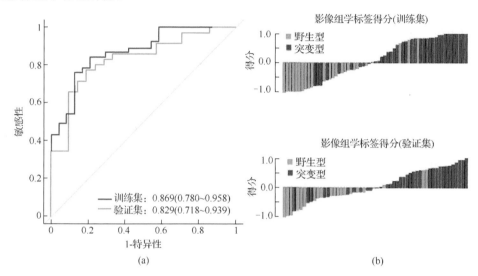

图 3.46　SVM 预测 KRAS/NRAS/BRAF 基因突变的性能：（a）影像组学特征标签的 ROC 曲线，红线和蓝线分别代表训练集和测试集中的 ROC 曲线，实点表示最优截断值（即 SVM 模型超平面）；（b）训练集和测试集中每个患者的影像组学特征评分[15]

综上所述，该研究提出的 CT 的影像组学标签与 KRAS/NRAS/BRAF 基因突变有关。在预测 KRAS/NRAS/BRAF 基因突变方面表现出较好的 AUC 和特异性，同时表现出较低的敏感性，特别是在测试集中。另外，该研究结果显示肿瘤分期和组织学分化与 KRAS/NRAS/BRAF 基因突变没有相关性。总之，基于 CT 的影像组学有望用于预测结直肠癌患者 KRAS/NRAS/BRAF 基因的突变状态，从而辅助临床制定治疗策略。

5.　脑胶质瘤突变预测

脑胶质瘤是常见的脑部恶性肿瘤之一，脑胶质瘤基因突变分型（EGFR、IDH、1p19q 等）的研究已成为国内外研究热点，这些基因与脑胶质瘤的靶向治疗用药息息相关，术前诊断脑胶质瘤的基因突变具有重要临床价值[93]，但是脑部肿瘤难以进行穿刺活检。

Li 等人利用 MRI 影像组学开展了脑胶质瘤 EGFR 突变的研究[94]。该研究使用北京天坛医院从 2005～2012 年收集的 270 例低级别脑胶质瘤患者的 MRI 图像及 EGFR 突变信息，提取了 431 个影像组学特征来研究低级别脑胶质瘤 EGFR 表达与影像组学特征的关系。使用 Logistic 回归算法在 431 个影像特征中筛选出与 EGFR 表达有关的影像组学特征。为了验证选择特征的效能，将所有数据分为训练集 (n=200) 和验证集 (n=70)。

　　该研究使用 Logistic 回归算法筛选出 41 个与 EGFR 基因表达有关的影像特征。这 41 个影像特征包括 25 个一阶统计特征、1 个形态特征和 15 个纹理特征。最终，在训练集上的 AUC 为 0.90 (敏感性为 0.949，特异性为 0.706)，在验证集上的 AUC 为 0.95 (敏感性为 0.941，特异性为 0.861)。该研究建立了影像组学标签与低级别脑胶质瘤 EGFR 表达的关系，使用非侵入性影像基因组学将促进 EGFR 突变患者个体化治疗的发展。

　　此外，Zhang 等人利用 MRI 影像组学开展了脑胶质瘤 IDH 突变的研究[95]。IDH 基因家族中具有突变的高级别胶质瘤相对于 IDH-野生型胶质瘤有更长的总生存期。术前准确预测 IDH 基因型具有潜在的诊断价值和预后价值。目前的研究使用机器学习算法得到预测高级别胶质瘤 IDH 基因型的模型，主要是基于常规 MRI 提取的多模特征和临床变量。该研究收集了术前已做 MRI 检查的 120 例 Ⅲ 级 (n=35) 和 Ⅳ 级 (n=85) 的胶质瘤患者。基于免疫组织化学光谱测定的突变基因分型或多重外显子组测序证实 IDH 基因型为 Ⅲ 级 (32/35，91%) 或 Ⅳ 级 (22/85，26%)。

　　该研究建立分类器的过程包括随机选择预测因子 (即 MRI 特征) 和随机选择数据 (即胶质瘤病例)，生成多个决策树。在这项研究中，病例被随机分配到训练集 (90 例) 或验证集 (30 例)。从 T1WI、T2WI 和 ADC 序列提取了 2970 个影像特征。使用随机森林算法，整合非冗余特征与临床数据得到预测 IDH 基因型的模型。

　　实施随机森林算法时，指定了 3 个参数：①训练过程中使用的特征的数目；②树的最大深度；③树的数目。通过 AUC 分析单独计算每个 MRI 特征用于确定 IDH 基因型的预测性能，挑选 AUC>0.7 的特征参与排序，并且从挑选的特征中删除 Spearman 等级相关系数> 0.7 的冗余特征，最终筛选出 386 个特征。

　　患者年龄是该模型中最重要的特征，该研究表明，IDH 突变的胶质瘤患者的年龄显著低于 IDH-野生型的患者的年龄。利用机器学习算法，基于术前临床和 MRI 特征，实现了对进展期胶质瘤 IDH 基因型的准确预测。该模型在训练集和验证集中准确度分别达到了 86% (AUC=0.883) 和 89% (AUC=0.923)，具有很高的潜在临床应用价值。

　　Li 等人和 Zhang 等人基于 MR 影像组学研究预测了胶质瘤的基因突变，模型取得了很好的预测效果[94,95]，但这两个研究都是基于单中心、回顾性的小规模数据集，结果的准确性有待在更大规模和前瞻性的数据集上验证。

3.3　影像组学在其他疾病诊断中的应用

目前，影像组学方法在肿瘤研究中显示出巨大的应用价值，为解决当前面临的肿瘤诊断、疗效评估和预后预测等难题提供了新思路。还有一些研究表明，影像组学可以应用于其他疾病的诊断。本节将主要介绍利用影像组学辅助肝纤维化分期、冠状动脉硬化以及新冠肺炎等诊断的典型研究。

3.3.1　肝纤维化分期诊断

乙型肝炎病毒(乙肝)感染在我国是一个十分严峻的问题。肝纤维化是慢性乙肝的一种进行性病症，准确评估肝纤维化分期对慢性乙肝患者的预后、监测和管理至关重要。肝活检被认为是肝纤维化分期的金标准，活检病理可将肝纤维化程度分为五期：F0(正常肝组织)、F1(轻度肝纤维化)、F2(中度肝纤维化)、F3(重度肝纤维化)、F4(肝硬化)。然而，由于存在各种潜在并发症，使得肝活检具有一定的局限性。生物标志物如纤维化指数和门冬氨酸转氨酶/血小板比率指数被用于评估肝纤维化，但其在乙肝感染患者中的诊断价值仍然存在争议[96]。二维剪切波弹性成像(2 dimension-shear wave elastography，2D-SWE)是一种新型肝硬度测量技术，并且具有许多优点。与瞬时弹性成像(transient elastography，TE)相比，其应用不受腹水的限制[97]。这种技术实时地集成了 B 模式成像和颜色编码的组织硬度图，可用于检测肝脏病变或评估肝脏形态和血流变化。因此，2D-SWE 在我国已被广泛应用于 400 多家医院对乙肝感染患者的监测。最近几项研究表明，在诊断肝纤维化方面，2D-SWE 与瞬时弹性成像和点剪切波弹性成像的诊断性能相当，甚至更好[98]。然而，尽管有这些优势，2D-SWE 的肝硬度测量仍然受到许多因素的影响。定义肝硬度测量的 ROI，区分可靠和不可靠测量以及控制整体图像质量的重要标准仍然不明确。在以往研究中，用于鉴别乙肝感染患者肝硬化的 2D-SWE 的阈值在 10.1～11.7kPa 范围内变化很大[99]。因此，单独使用 2D-SWE 测值的常规策略不足以准确评估肝纤维化分期。相比之下，影像组学这一新兴技术可以从医学图像中提取大量图像特征，这些特征能揭示肉眼无法辨识的疾病特征，为基于弹性超声图像的影像组学的应用奠定了基础。

Wang 等人利用超声影像组学开展了肝纤维化分期预测的前瞻性研究[16]。该研究构建了基于深度学习的影像组学模型来进行弹性成像的定量分析。为了体现模型的优越性，该研究将构建的模型与 2D-SWE、门冬氨酸转氨酶/血小板比率指数和纤维化指数进行比较，该研究收集的慢性乙肝患者来自中国不同地区的 12 家医院。

该研究按照临床标准对所有就诊患者进行 2D-SWE 的超声图像采集。从每位患者获得 5 个独立的 2D-SWE 测值和相应的 5 个 2D-SWE 图像，并将 5 个测值的中值用于后续的统计分析。参与这项研究的医生在研究前均进行了超过 300 次腹部超声扫描，并且都经过严格的 2D-SWE 测量培训。在 2D-SWE 的感兴趣区域很少或没有信号时，该次测量被认为是无效的。纳入研究的所有患者均进行了穿刺活检，获得了病理证实的分期状态。与此同时，患者会进行血清学检查，以算出纤维化指数和门冬氨酸转氨酶/血小板比率指数，用于后续的结果对比。

当采用超声影像组学方法时，入选的患者被随机分为训练集和验证集，一个队列用于训练影像组学模型以优化其参数，另一个队列用于验证生成的模型的性能。在训练集中，为了减少二分类由于不平衡数据造成的潜在偏差，在训练之前应用了数据扩增的策略，该策略会随机对图像进行反转、旋转、平移等操作，通过这种方法可以有效地扩增样本量，从一定程度上减少模型过拟合的风险。

弹性成像深度影像组学采用了 CNN 方法，在运用弹性成像深度影像组学的过程中，首先获取边长为 250 像素的矩形感兴趣区域，如图 3.47 所示。然后将图像送进输入层，紧接着的是隐藏层(包括卷积层和池化层)，这些隐藏层对图像进行特征提取和学习，最终在输出层预测该图像的类别(肝纤维化分期)。

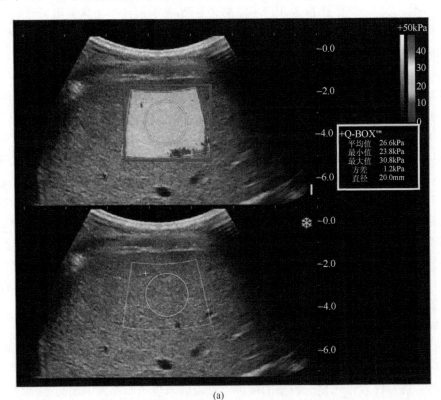

(a)

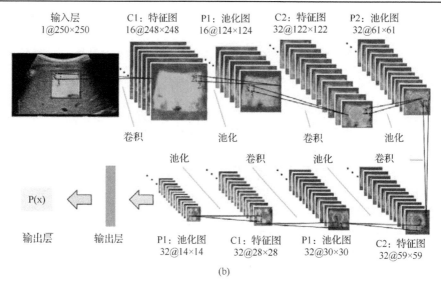

(b)

图 3.47　2D-SWE 测量和基于深度学习的影像组学模型的流程图[16]：（a) 弹性图像，其中红框表示感兴趣区域，下图表示用于辅助测量的二维图像；（b) 弹性成像深度影像组学的流程图，网络框架由 1 个输入层、4 个隐藏层、1 个全连接层以及最后的输出层组成

　　整个研究围绕四个实验来展开，分别为基本效能对比实验、图像数量实验、鲁棒性实验和炎症分组实验。分别用于探讨基于深度学习的影像组学模型与临床方法的诊断效能、最合适的图像数量问题、模型鲁棒性的问题和肝炎对结果的影响问题。

　　在基本效能对比实验中，从图 3.48 可以看出弹性成像深度影像组学的诊断效能优于临床弹性测值和血清学的方法，说明了超声影像组学在肝纤维化上的应用是有效果的。

　　图像数量实验如图 3.49 所示，研究结果表明采用三张图像时的效果最优，并且随着图像数量的进一步增大，提升效果更加明显。说明弹性成像深度影像组学方法依赖于图像的数据量，当图像数据量增多时，效果会明显提升，这一实验结果对于指导临床数据整理有一定的参考价值。

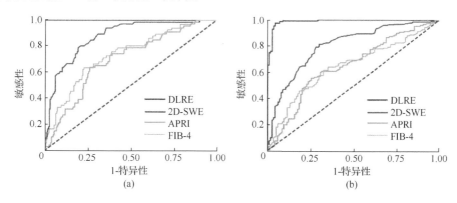

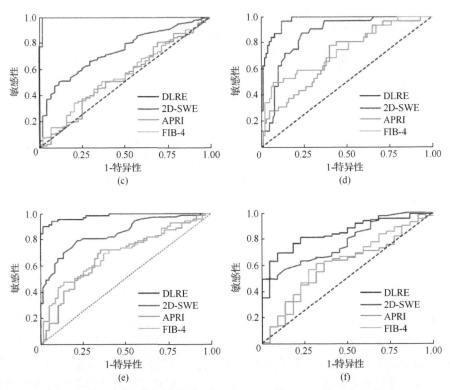

图 3.48　2D-SWE 采用不同数量图像时，基于深度学习的影像组学模型诊断效能的 ROC 曲线[16]：(a) 和 (d) 表示 F0～F3 和 F4 在训练集和验证集上的对比结果；(b) 和 (e) 表示 F0～F2 和 F3～F4 在训练集和验证集上的对比结果；(c) 和 (f) 表示 F0～F1 和 F2～F4 在训练集和验证集上的对比结果。

注：APRI：天门冬氨酸转氨酶/血小板比率指数；FIB-4 基于 4 因子的纤维化指数

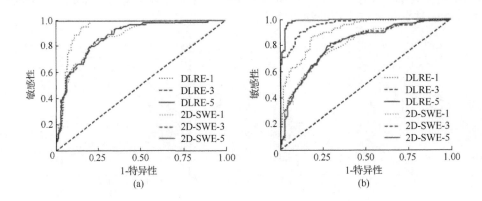

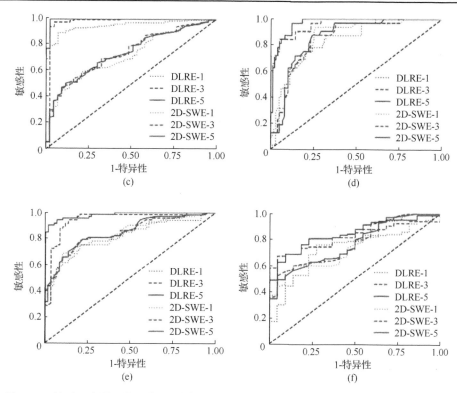

图 3.49　基于深度学习的影像组学模型和 2D-SWE 当采用不同数量图像时诊断效能的
ROC 对比图[16]：(a) 和 (d) 表示 F0～F3 和 F4 在训练集和验证集上的对比结果；(b) 和 (e) 表示
F0～F2 和 F3～F4 在训练集和验证集上的对比结果；(c) 和 (f) 表示 F0～F1 和 F2～F4 在训练集
和验证集上的对比结果

　　在鲁棒性实验中，从图 3.50 可以看出在采用不同医院的数据作为训练集，剩余部
分医院数据作为测试集的时候，各种不同组合的实验结果没有明显差异。这说明基于
深度学习的影像组学模型具有很好的稳定性，对于日后的临床应用具有较大价值。

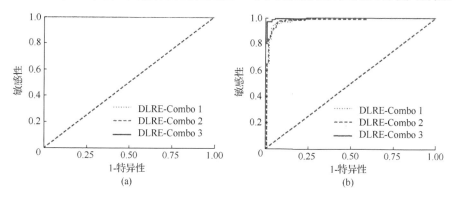

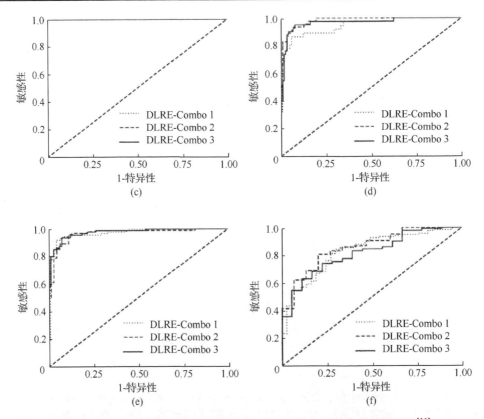

图 3.50　采用不同组合时的弹性成像深度学习影像组学的鲁棒性效果图[16]:
(a)和(d)表示组合方式 1 在训练集和验证集上的对比结果；(b)和(e)表示组合方式 2 在训练集和
验证集上的对比结果；(c)和(f)表示组合方式 3 在训练集和验证集上的对比结果①

　　对于炎症分组实验，从图 3.51 中可以看出，炎症不会对实验的结果产生较大的
影响。说明基于深度学习的影像组学模型能够一定程度上克服炎症对肝纤维化分期
带来的影响，从而增加了其在临床上应用的可靠性。

　　综上所述，基于深度学习的影像组学模型在弹性成像的分析上体现出较好
的结果，也证实了影像组学方法对肝纤维化分期诊断的有效性。上述研究为
弹性成像的研究提供了新思路。同时，该研究构建的基于深度学习的影像组
学模型有望在临床实践中成为一种可靠的辅助诊断工具来提高纤维化分期的
准确性。

---

① 组合方式 1：12 家医院数据中的第 2、4、5、7、8、10 家作为训练集。
　组合方式 2：12 家医院数据中的第 1、3、11 家作为训练集。
　组合方式 3：12 家医院数据中的第 1、7、11 家作为训练集。

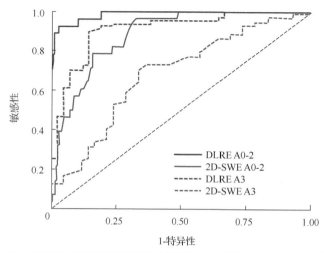

图 3.51　不同炎症程度下的弹性成像模型的诊断效果的 ROC 曲线[16]

3.3.2　冠状动脉斑块诊断

冠状动脉硬化是常见的心脑血管疾病。冠状动脉 CT 血管造影作为一种有效的非侵入性成像方法，可以清晰地显示冠状动脉内腔和动脉粥样硬化的血管壁[17]。使用冠状动脉 CT 血管造影已经发现 4 种不同的斑块特征与严重心脏不良事件有关。其中，餐巾环征(napkin-ring sign，NRS)被定义为斑块的横截面特征，是心脏严重不良事件的独立预后影像标志物，其低 CT 值的中心区域与腔内相接，外围由稍高 CT 值的环状斑块组织包绕。由于餐巾环征为定性特征，它的识别准确性受到医生临床经验的影响，因而餐巾环征的识别在临床上仍具有很大的挑战性。

Kolossváry 等人利用 CT 影像组学开展了冠状动脉餐巾环征斑块诊断的研究工作[17]。该研究从 2674 例稳定性胸痛患者的连续冠状动脉 CT 血管造影数据着手，回顾性分析了 30 例患者的 30 个冠状动脉斑块(餐巾环征组；平均年龄：63.07 岁；四分位距，56.54～68.36；20% 女性)。由两位经验丰富的影像科医生用餐巾环征评估患者影像。为了尽量减少因不同医生主观评判引起的误差，实验使用一致性检验来评估其稳定性。该研究从临床数据库中进行变量匹配，包括钙化和管腔狭窄程度、斑块定位、管电压和图像重建等，最终纳入对照组用以进行对比实验。对照组包含 30 位患者的斑块(非餐巾环征组；平均年龄：63.96 岁；四分位距，54.73～72.13；33% 女性)，详细的患者信息和扫描参数汇总在表 3.18 中。

该研究所提及的所有斑块都按照管腔狭窄程度(最小 1%～24%；轻度 25%～49%；中度 50%～69%；严重 70%～99%)和钙化程度(钙化；部分钙化；非钙化)进行分级。此外，如果斑块横截面包含小于 30HU 的体素，则斑块被分类为低衰减斑块。该研究使用自动化斑块评估的专用软件工具 QAngioCT 进行图像分割和特征提取。在冠状动脉树自动分割后，手动设置每个斑块的近端和远端。如果必要，由影像科医生手动勾画自动管腔(automatic lumen)和血管轮廓。从数据集中，由软件计算获得 8 个常规定量指标(病变长度、面积狭窄度、平均斑块负荷、病变体积、冠状动脉重塑指数、平均斑块衰减，以及最小和最大斑块衰减)。使用专用软件工具将含有斑块组织的体素以 DICOM 数据格式输出。图 3.52 显示了餐巾环征和非餐巾环征的斑块横断面图像的代表性实例。

表 3.18　患者特征和扫描参数[17]

特征统计		餐巾环征组(n=30)	非餐巾环征组(n=30)	P 值
年龄		63.07(56.54～68.36)	63.96(54.73～72.13)	0.86
男性患者数量(比例)		24(80%)	20(67%)	0.16
体质指数/(kg/m²)		28.06(25.06～29.91)	26.93(23.91～29.32)	0.34
心血管危险因素	高血压患者数量(比例)	19(63%)	18(60%)	0.78
	糖尿病患者数量(比例)	25(83%)	26(87%)	0.65
	血脂异常患者数量(比例)	16(53%)	18(60%)	0.62
	目前吸烟者患者数量(比例)	20(67%)	21(70%)	0.80
扫描参数	Total DLP/(mGy×cm)	362.00(356.00～367.00)	358.20(253.20～367.00)	0.42
	像素间距/mm	0.41(0.39～0.43)	0.43(0.39～0.45)	0.30

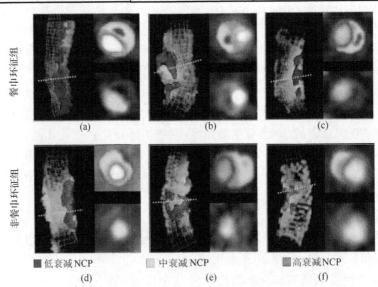

图 3.52　餐巾环征和非餐巾环征的斑块的代表性图像[17]
绿色虚线表示横截面的位置；不同颜色表示不同的计算机断层衰减值；NCP 表示非钙化斑块

该研究共计算了 44 个一阶统计特征，3585 个基于 GLCM 的纹理特征，55 个基于灰度游程矩阵(GLRLM)的纹理特征和 756 个基于几何形状的形态特征。在常规的定量成像参数中，餐巾环征和非餐巾环征斑块之间没有显著差异(表 3.19)。

表 3.19　利用影像组学特征和常规定量参数来识别餐巾环征的性能[17]

	AUC	与病变体积相比的正确重分类比例/%	P 值
短行程低灰度级	0.889	30.6	<0.0001
长行程低灰度级	0.866	23.3	<0.0001
高衰减体素与总表面的表面比	0.848	16.7	<0.0001
平均斑块衰减	0.754	5.1	0.0002
平均斑块负担	0.709	4.6	0.0009
病变体积	0.668	…	…

在动脉粥样硬化病变区域的 4440 个影像组学特征中，20.6%(916/4440)的特征在餐巾环征组和非餐巾环征组之间存在统计学上的显著性差异($P<0.001$)。其中，在 44 个一阶统计特征中，25.0%(11/44)的特征显示两组之间存在显著差异。在 3585 个基于 GLCM 的纹理特征中，20.7%(742/3585)的特征显示两组之间存在显著差异。在 55 个基于 GLRLM 的纹理特征中，54.5%(30/55)的特征显示两组之间存在显著差异，而在 756 个形态特征中，17.6%(133/756)的特征显示两组之间存在显著差异($P<0.001$)。图 3.53 显示了计算得到的影像组学特征 P 值的曼哈顿图。

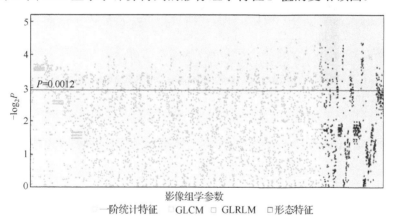

图 3.53　基于曼哈顿图的 4440 个影像组学特征的 P 值[17]

曼哈顿图显示了所有 4440 个影像组学特征的 P 值，比较了餐巾环征与非餐巾环征斑块在不同类别的影像组学特征中的分布。影像组学特征排列在 x 轴上，而 $-\log_2 P$ 值绘制在 y 轴上。红色水平线表示 Bonferroni 校正的 P 值为 0.0012。红线以上的影像组学特征被认为在餐巾环征组与非餐巾环征组之间具有统计学差异。

在所有 4440 个影像组学特征中，9.9%(440/4440)的 AUC 值大于 0.80。在 44 个一阶统计特征中，18.2%(8/44)的 AUC 值大于 0.80。在 3585 个基于 GLCM 的纹理特征中，9.7%(348/3585)的 AUC 值大于 0.80。在 55 个基于 GLRLM 的纹理特征中，54.5%(30/55)的 AUC 值大于 0.80，而在 756 个形态特征中，7.1%(54/756)的 AUC 值大于 0.80。

在所有的影像组学特征中，短行程低灰度级、长行程低灰度级、高衰减体素的表面积占总表面积的比例具有较高的 AUC 值(分别为 0.918，0.894，0.890)。

该研究使用热图(图 3.54)对 4440 个影像组学特征进行线性回归分析的可视化展示。图中红色区域表示相关性较高的特征被分为不同的类别。聚类分析显示，影像组学特征的最佳聚类数为 44。

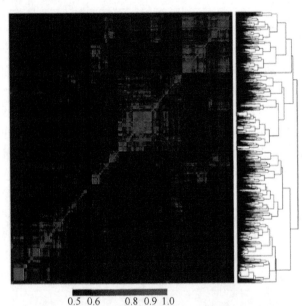

0.5 0.6　　0.8 0.9 1.0

图 3.54　影像组学特征的热图和聚类树状图[17]

该研究使用 10000 次 5 折交叉验证来进行特征选择，得到 3 个影像组学特征和 3 个常规定量参数。交叉验证结果的平均 ROC 曲线如图 3.55 所示。与常规指标相比，影像组学特征具有更高的 AUC 值。

该研究证明，对冠状动脉斑块进行影像组学分析，20.6%的影像学特征在餐巾环征组和非餐巾环征组斑块之间存在显著性差异，而常规特征没有显示出任何统计学差异。此外，与传统的定量检测方法相比，部分影像学特征在识别餐巾环征斑块方面具有更高的诊断准确性。聚类分析显示部分特征存在局部关联性，这意味着影像组学特征之间并非完全相关，不同类别的影像组学特征可能表示了斑块独特的图像信息。因此，影像组学方法对冠状动脉硬化诊断具有潜在的临床应用价值。

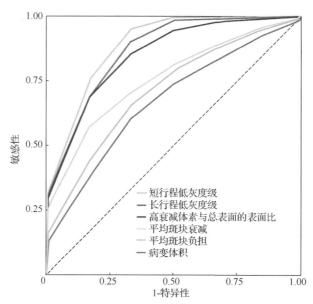

图 3.55　最佳影像组学特征和常规定量参数的 ROC 曲线，与传统的定量指标(绿色)相比，影像组学特征(蓝色)在识别餐巾环征斑块方面具有更强的区分能力[17]

3.3.3　胎儿 21-三体综合征诊断

　　21-三体综合征是最常见的胎儿染色体异常疾病，现今对其尚无有效的治疗方法。因此，提高产前筛查及诊断的水平、加大筛查力度对预防胎儿出生缺陷的意义重大。孕早期筛查 21-三体综合征的优点为：对孕妇而言，它可为孕妇提供较早的知情选择机会(例如是否终止妊娠等)，缓解了孕妇的精神压力，避免了孕中期或孕晚期引产对孕妇身体造成的创伤；对临床医生而言，较早地对 21-三体综合征胎儿做出诊断便可较早地做出相应的处理，可避免因孕周太大而被动选择处理措施。

　　目前针对 21-三体综合征的产前诊断及筛查措施分为侵入性与非侵入性方法。侵入性方法包括通过孕早期的绒毛活检、孕中期的羊水穿刺及胎儿脐静脉穿刺等进行染色体核型分析。其诊断准确率高，但从取样到出具检查报告所需时间较长，对操作技术及条件的要求均较高，检查过程有一定的创伤，存在一定的风险(流产、宫内感染、羊膜破裂等)，而且部分孕妇因有禁忌证而无法对其进行侵入性检查。因此，目前侵入性方法仅适用于高危孕妇，不适宜在较大范围内使用。

　　对于 21-三体综合征常用非侵入性方法包括：孕妇血清标志物检查、母血中游离细胞 DNA 分析技术、超声软指标检查等。结合孕妇年龄、胎儿颈项透明层厚度、孕妇血清生化标志物及妊娠相关蛋白等信息进行预测也是常用的方法。母血中游离细胞 DNA 分析技术对 21-三体胎儿的检出率为 99% 以上[100]，但该技术开展医院较少且价格昂贵，使得它不可能被用作所有孕妇的主要筛查方法。因此，寻找准确度高、经济、简单、创伤小、易于普及的孕早期筛查 21-三体综合征的方法非常重要。

目前最为普及的非侵入式检查手段是超声影像，其具有安全、实时、方便、无创伤、可重复性好、价格较低等优势。在 2013 年，国际妇产科超声学会的实践指南指出，胎儿颈项透明层厚度(nuchal translucency，NT)和鼻骨缺失等临床特征可作为 21-三体综合征的诊断指标。此外，21-三体综合征胎儿通常有特殊的异常面部特征，如眼距宽、面部扁平、鼻梁塌陷等。然而，这些单个特征对 21-三体综合征胎儿面部的评价存在主观性，需要更加客观的标记来对孕早期胎儿面部进行评价，从而提高产前超声检查对孕早期 21-三体综合征胎儿的检出率。近年来，随着超声技术的快速发展以及对胎儿面部结构了解的深入，国内外专家开展了对孕早期颜面轮廓超声标记的研究，以提高孕早期染色体非整倍体异常的检出率，并取得了一定的成果。其中部分标记被报道有助于孕早期 21-三体综合征胎儿的筛查，例如胎儿鼻前软组织厚度与鼻骨长度的比值、额上颌角、前额空间比及颜面轮廓线等，但目前缺乏有效的方式来基于这些超声影像指标进行智能建模分析预测孕早期 21-三体综合征胎儿。

针对当前面临的挑战，Sun 等人采用了 LASSO 模型来进行胎儿 21-三体综合征的智能预测[101]。该研究的分析流程如图 3.56 所示，利用产前检查的超声影像得到的指标建立机器学习模型，从而提高产前 21-三体综合征的筛查准确率。该研究收集 624 例回顾性临床数据和超声影像进行分析(表 3.20)，按照收集的时间顺序选取 400 例作为训练集，224 例作为验证集。该研究对每个入组对象标注 15 个影像组学特征，通过分析发现 LASSO 模型在训练集和验证集中受试者工作特性曲线下面积(AUC)分别为 0.983(95% CI：0.971～0.994)和 0.979(95% CI：0.966～0.993)。

通过模型对比分析，LASSO 模型在两个集合中的性能均优于目前普遍使用的 NT 指标和年龄的融合模型(训练集 0.983；95% CI：0.971～0.994 vs 0.883；95% CI：0.847～0.918；验证集 0.979；95%CI：0.966～0.993 vs 0.797；95% CI：0.729～0.866)。将 LASSO 模型与基于该研究中所有影像特征构建的模型进行比较，训练集中 LASSO 模型的 AUC 低于基于该研究所有标记的模型(0.983；95% CI：0.971～0.994 vs 0.994；95%CI：0.988～1.000)，但在验证集中 LASSO 模型的 AUC 较高(0.979；95% CI：0.966～0.993 vs 0.931；95% CI：0.896～0.966)，体现了 LASSO 模型的稳定性，如图 3.57 所示。

此外，该研究对模型的检测率和假阳性率进行了分析(表 3.21)。结果显示，LASSO 模型的性能优于其他模型。

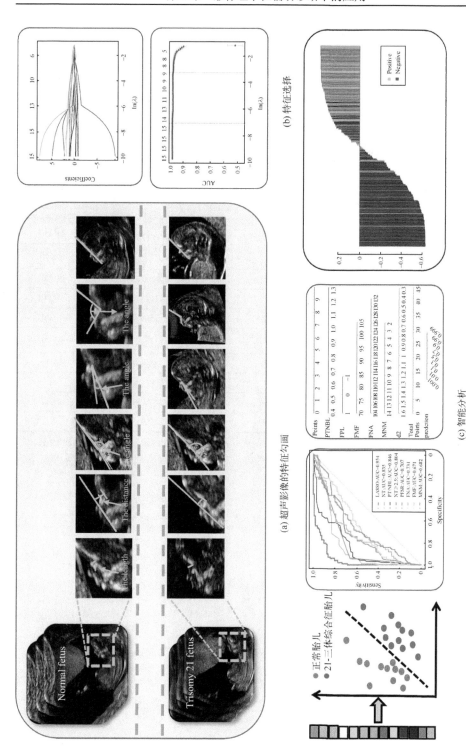

(a) 超声影像的特征勾画

(b) 特征选择

(c) 智能分析

图 3.56 21-三体综合征预测模型构建流程 [101]

表 3.20　数据集的临床特征[101]

临床特征		正常 (*n*=322)	21-三体综合征 (*n*=302)	*P* 值
孕妇年龄**		33 (30~38)	36 (31~39)	<0.001
前鼻骨厚度/mm**		1.2 (1.0~1.4)	1.4 (1.2~1.7)	<0.001
鼻骨长度/mm**		2.0 (1.8~2.1)	1.8 (1.5~2.0)	<0.001
鼻前厚度与鼻骨长度之比**		0.62 (0.48~0.73)	0.85 (0.71~0.97)	<0.001
d1/mm**		1.2 (1.0~1.4)	1.4 (1.2~1.7)	<0.001
d2/mm**		1.0 (0.8~1.3)	0.8 (0.6~1.0)	<0.001
前额叶的空间比**		0.86 (0.75~1.00)	0.57 (0.43~0.75)	<0.001
下颌颌面角度**		93.55 (92.15~96.18)	93.15 (91.30~94.57)	0.046
额上颌角角度*		83.00±4.88	88.84±6.24	<0.001
上颌-鼻根-下颌角角度*		10.02±1.87	7.83±2.41	<0.001
鼻骨额面角度*		115.75±4.81	121.35±4.90	<0.001
颈项透明层厚度/mm**		1.5 (1.2~1.8)	3.2 (1.9~4.2)	<0.001
颈项透明层厚度≥95%百分位数		26(8.1)	207(68.5)	<0.001
面部轮廓线	负	0(0.0)	37(12.3)	
	零	250(77.6)	241(79.8)	
	正	72(22.4)	24(7.9)	

注：数据以平均值±SD*或中位数(四分位数范围)**或 *n*(%)表示。d1：额骨前端与皮肤表面之间的距离；d2：皮肤表面与下颌颌线的截距点的距离；面部轮廓线分为"负"、"零"和"正"，分别表示面部轮廓线从前、纵向和后三个方向穿过额骨。

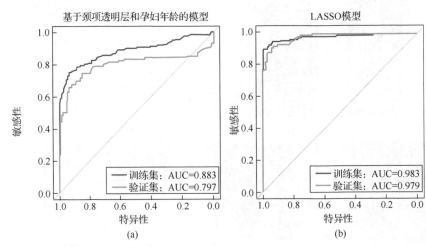

(a)　　　　　　　　　　　　　　(b)

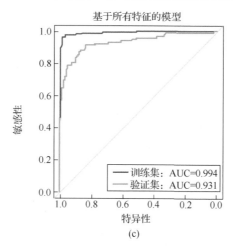

图 3.57　模型对比分析 [101]

表 3.21　不同模型的性能对比[101]

模型性能		检测率/% (95%CI)	假阳性率/% (95%CI)	约登指数 (阈值)	AUC (95%CI)
基于 NT 和孕妇 年龄的模型	训练集	75.0 (69.0～81.0)	7.0 (3.5～10.5)	0.68(0.561)	0.883 (0.847～0.918)
	验证集	84.3 (77.3～91.4)	78.7 (71.4～86.0)	-	0.797 (0.729～0.866)
基于所有特征的 模型	训练集	96.0 (93.3～98.7)	1.0 (0.1～3.9)	0.95(0.644)	0.994 (0.988～1.000)
	验证集	93.1 (88.2～98.0)	28.7 (26.8～43.7)	-	0.931 (0.896～0.966)
LASSO 模型	训练集	90.5 (86.4～94.6)	0.5 (0～1.5)	0.90(0.661)	0.983 (0.971～0.994)
	验证集	92.2 (86.9～97.4)	7.4 (2.7～12.0)	-	0.979 (0.966～0.993)

NT：胎儿的颈项透明层；CI：置信区间。

综上所述，该研究提出了一种个性化的孕早期 21-三体综合征筛查模型，有效地验证了基于机器学习的智能模型可实现 21-三体综合征的诊断且其预测性能优于目前常用的基于颈项透明层厚度和孕妇年龄的模型。该方法有望作为一个方便和有效的工具，辅助医生进行孕早期筛查。

3.3.4　新冠肺炎诊断

2019 年底，新冠肺炎在全球暴发，给各个国家带来了巨大的经济和社会负担。感染性肺炎是新冠肺炎的常见并发症，以 CT 为主的影像学分析在该病的诊断和治疗评估中发挥了重要作用[102]。本小节主要介绍利用影像组学等定量分析方法进行新冠肺炎诊断分析的研究。

　　Zhang 等人采用深度学习、迁移学习、语义分割等多种人工智能技术开展了新冠肺炎诊断的研究工作[18]。该研究对 4154 名患者总计六十多万张 CT 断层图片进行数据挖掘，开发了基于胸部 CT 的新冠肺炎人工智能辅助诊断系统，对新冠肺炎患者、普通肺炎患者和正常健康人进行诊断区分。该诊断系统包括肺病灶分割和智能诊断分析两步操作。具体地，该研究首先构建了一个基于语义分割的模型进行肺部病灶分割，将肺部影像分割成为七个不同的区域，包括背景、肺、磨玻璃结节、实性病变、肺纤维化、间质增厚和胸腔积液。该分割模型采用由五名医生标注的 4695 张 CT 断层图片(2879 张新冠肺炎，1816 张其他肺炎)进行训练和评估。实验中研究者分别试验了全卷积网络、U-Net、DRUNET、SegNet、DeepLabv3 等五种分割框架的性能，并最终采用分割效果最好的 DeepLabv3 作为主体分割方法。和人类专家相比，该分割网络获得了更平滑、更清晰的病变分割边界，并且获得了较高的分割精度。随后，研究者采用 3D ResNet18 进行了新冠肺炎智能诊断模型的构建，其输入为所分割肺部区域的外接立方体，并对其进行了标准化。

　　该系统将分割获得的肺部区域作为诊断网络的输入，对标准化的 CT 影像进行分析和诊断预测，从而避免人工智能"黑箱"模型在实际医疗应用中的缺陷，提高诊断系统的可解释性和泛化性能，同时也提高了诊断的准确度。该研究使用了来自 260 位患者(包括 83 位新冠肺炎患者、91 例普通肺炎患者、86 例正常对照者)的 40,880 个断层图片对智能诊断系统进行测试。实验中，该诊断系统能够对新冠肺炎与其他两个类别(其他常见的肺炎和正常对照)进行区分，准确度为 92.49%，敏感性为 94.93%，特异性为 91.13%，内部验证的 AUC 为 0.9797(95%CI: 0.9665~0.9904)。三分类的总体表现为准确度 92.49% 和 AUC 0.9813(95%CI: 0.9691~0.9902)。此外，该研究还引入了前瞻性验证集和国际验证集对系统进行进一步测试。

　　另外值得关注的是，该研究也发现了该人工智能辅助诊断系统与新冠肺炎病变的重要临床标志物存在相关性。实验中，通过对病变组织的量化特征与药物治疗效果进行相关分析，并且对比治疗前后病变组织的体积变化，发现 C-反应蛋白、年龄、血清乳酸脱氢酶、最高体温、中性粒细胞与淋巴细胞比值与病变组织特征呈现高度正相关，而血氧饱和度、淋巴细胞计数、白蛋白、血小板、Na^+、白蛋白与病变组织特征呈现高度负相关性。此外，该研究还使用病变组织特征和临床指标(如年龄、白蛋白、血氧饱和度、C 反应蛋白)构建了一个临床模型，并发现人工智能系统能够提供更准确的临床预后预测，有望帮助临床医生制定早期临床治疗方案并辅助合理分配医疗资源。

　　实验结果显示，人工智能诊断系统的诊断性能比青年医生更好，和资深医生相当。而通过人工智能的辅助，医生的诊断效果可以有所提升。同时，人工智能系统和人工阅片相比在诊断时间上也具有很大的优势。临床实践中，一个具有多年临床经验的影像科医生大概需要 15~20 分钟进行胸部 CT 诊断，而人工智能系统可在

20 秒内完成诊断过程，且准确度达 90%以上。此外，人工智能系统可以对胸部 CT 图像每一层面的小结节、磨玻璃影和实变等进行准确的自动识别。还可以结合吸氧频率、血氧饱和度、酸碱平衡、肝功能、凝血功能等信息对新冠肺炎进行严重程度分级，并预测有可能发生的重症及危重症，从而提前预警以帮助医生进行及时干预。最后，该系统的定量预测结果可辅助医生判断用药的有效性，从而指导临床用药。

综上所述，该研究开发了一个可以准确诊断新冠肺炎和普通肺炎的人工智能系统，该系统同时还具有一定的预后评估功能，可帮助临床医生快速准确地诊断患者，并确定那些需要严格监护及早期干预的患者子集。

Fang 等人也利用影像组学开展了新冠肺炎诊断的研究工作[103]。该研究分析了来源于北京佑安医院的 75 例病人的临床资料及 CT 影像，包括 46 例收集于 2019 年 12 月 25 日～2020 年 2 月 5 日的新冠肺炎病例，以及 29 例收集于 2019 年 10 月之前的其他类型的肺炎。该研究的排除标准如下：①CT 图像中有大量运动伪影；②CT 不能识别的微小或不明显病变；③缺少临床病理资料；④CT 扫描与确诊时间间隔较大(>1 周)。

这些患者被随机分为训练集(n=50)和测试集(n=25)。研究者从影像归档和通信系统(PACS)中检索并收集 CT 图像。通过融合相邻的 CT 断层图片，将薄层扫描转换为模拟的厚层扫描以降低不同 CT 层厚导致的图像质量差异。通过阈值分割方法自动提取肺部区域，并选择分割区域面积最大的 CT 断层图片，使用 ITK-SNAP 手动勾画得到的肺部区域作为二维 ROI。提取影像组学特征，包括 3 个形状特征、14 个基于灰度的统计特征、12 个 GLCM 特征和 11 个 GLRLM 特征。使用从训练集得到的参数对特征进行 z-score 标准化。

该研究基于训练集进行特征选择和标签建立。具体使用无监督的一致性聚类识别出影像组学特征的显著表达模式，揭示这些模式与肺炎类型之间的关联。选择簇数使得各簇内的相关系数均大于 0.8，将簇内的中心特征作为候选输入并以此构建一个径向基函数 SVM。使用基于 3 折交义验证的前向选择获得最优的超参数和最佳的输入特征组合，进而建立影像组学标签。其中，将选择出的特征规模限制在最少类别患者数量的 1/5 内以降低模型的过拟合风险。表 3.22 为在训练集和测试集中的患者特征。年龄和性别在两组之间无明显的统计学差异(P=0.322，P=0.935)。

表 3.22　在训练集和验证集中的患者特征[103]

特征	总计	训练集	测试集
年龄(平均年龄±方差)	47.8±20.2	46.2±20.3	51.1±19.9
人数(男性/女性)	40/35	26/24	14/11
肺炎人数(新冠肺炎/其他肺炎)	46/29	30/20	16/9

　　该研究基于单变量分析评估了各影像组学特征的预测能力,发现有 23 个特征在新冠肺炎和其他类型的肺炎之间具有显著的差异(*P*<0.05)。在影像组学特征热图(图 3.58)中,两类病人的特征表达显示出显著差异,表明病变的 CT 表型与肺炎类型有内在联系。

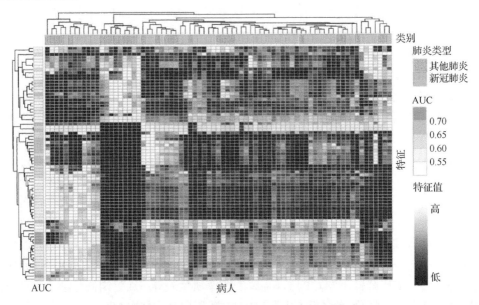

图 3.58　基于无监督聚类的影像组学热图[103]

　　该影像组学标签在训练集和测试集上的 AUC 分别为 0.862(95%CI:0.756~0.967)和 0.826(95%CI:0.655~0.998)(图 3.59(a))。Delong 检验表明,两组 AUC 之间的统计学差异并不显著(*P*=0.733)。校准曲线表明(图 3.59(b)),影像组学标签获得的冠状病毒预测概率与实际观察结果相匹配。Hosmer-Lemeshow 检验(训练集:*P*=0.356,测试集:*P*=0.460)发现,校准曲线与对角线之间没有明显的偏离,为理想的预测。此外,通过分层分析发现标签的预测能力不受性别、年龄、慢性病及严重程度的影响。

　　实验表明,肺炎的许多影像组学特征与冠状病毒感染密切相关。此外,基于这些特征构建的模型可以很好地区分新冠肺炎和其他肺炎,如流感肺炎、细菌性肺炎和支原体肺炎。需要注意的是,由于该研究仅基于一家医院的数据进行开展,其实验结论具有一定的局限性。影像组学方法应用于新冠肺炎诊断的有效性还需要在基于多家医院和多个地区数据的大规模验证中测试和评估。同时,由于新冠肺炎患者可能有不同的进展和治疗效果,影像组学模型对这些患者的直接预后能力也是一个值得研究的内容,这方面的研究对改善临床管理具有重要价值。

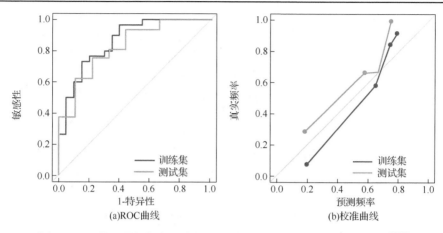

(a)ROC曲线　　　　　　　　　(b)校准曲线

图 3.59　影像组学标签在训练集和测试集中的 ROC 曲线和校准曲线[103]

此外，Wang 等人提出了一种全自动的新冠肺炎分析方法[104]。首先，该研究使用 DenseNet121 网络作为基础网络构建特征金字塔网络(feature pyramid network，FPN)模型进行肺区域分割；然后取分割后肺区域的三维外接立方体作为 ROI，并使用非肺区域抑制操作抑制肺外其他组织的灰度值；最后构建改进后的 DenseNet 深度学习模型实现新冠肺炎的诊断和预后分析。

由于肺炎患者的病变区域分散在肺内多个区域，且类型较多，使用人工勾画病灶的方式耗时且易受到主观性差异的影响；使用自动分割方法难以保证高分割精度，若漏掉一些病灶区域，则会造成信息损失。因此，该研究以全肺为目标进行分析。相较而言，肺分割比病灶分割难度更低，能保证较好的分割精度，且使用肺部影像进行分析比仅使用病灶进行分析包含更多的信息。该研究使用 DenseNet121 作为基础网络构建了 FPN 进行肺分割。研究者首先使用 ImageNet 数据集对该网络进行预训练，然后使用 VESSEL12 数据集进行重新拟合。VESSEL12 数据集包含 20 例正常人的胸部 CT 扫描影像和人工勾画的肺区域。在使用 DenseNet121-FPN 模型进行肺分割时，将相邻的三张 CT 断层图片作为三通道图像作为输入。如图 3.60 所示，对于大部分新冠肺炎患者的 CT 影像，DenseNet121-FPN 模型均能取得较好的分割效果(案例1~4)，但对于个别的重症患者，由于存在大量的实性病变，分割模型容易漏掉实性病变区域(案例 5(a)~(b)，案例 6(a)~(c))。因此，若直接使用分割出的肺区域进行分析很容易漏掉部分病变的影像。为了保证最终提取的 ROI 包含完整的肺区域，该研究使用分割出的肺区域的外接立方体作为 ROI(图 3.60 中绿色矩形框)，包含了完整的肺区域的影像。

虽然 ROI 包含了完整的肺区域的影像，但其内部也包含了一些非肺组织，如骨骼、心脏等。为了避免非肺组织对后续模型分析产生影响，该研究使用了非肺区域抑制操作，对非肺区域组织的灰度值进行限定。首先，对 CT 图像灰度值进行降序

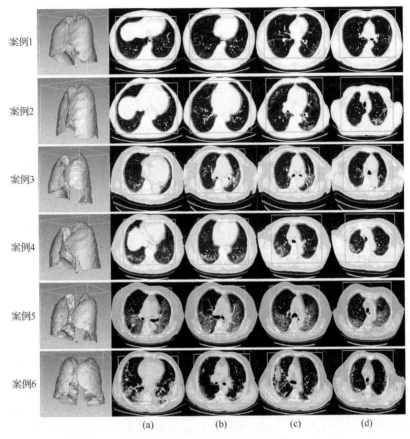

图 3.60　肺分割模型结果[104]

橙色表示自动分割算法的分割结果；绿色矩形框是三维的肺部 ROI

排序，找出 5%处的灰度值作为阈值，将灰度值大于该阈值的体素点限定为该阈值。然后，统计出自动分割的肺区域图像的均值 $lung_{mean}$ 和标准差 $lung_{std}$，将 ROI 内的所有像素的灰度值限定在[$lung_{mean}-4lung_{std}$，$lung_{mean}+4lung_{std}$]的范围。由于 CT 影像中骨骼和肌肉组织通常具有较高的灰度值且有较为尖锐的边缘，容易误导深度学习模型对这些非肺区域的组织过度关注，非肺区域抑制操作可有效限定非肺组织的灰度值，从而避免干扰深度学习模型。最后，对 ROI 使用三次样条插值算法缩放到 48×240×360 像素的大小进行后续的分析。

在得到肺区域 ROI 后，该研究通过构建深度学习模型对其进行分析，实现新冠肺炎的诊断和预后分析。该研究使用的深度学习模型(COVID-19Net)具有 DenseNet 的结构，并对其参数进行了调整，减少了模型的深度和网络参数以避免过拟合，其结构如图 3.61 所示。COVID-19Net 包含 4 个卷积块，每个卷积块内使用 DenseNet 中的密集连接，即每一个卷积层的输入都与其前面所有层的输出相连。

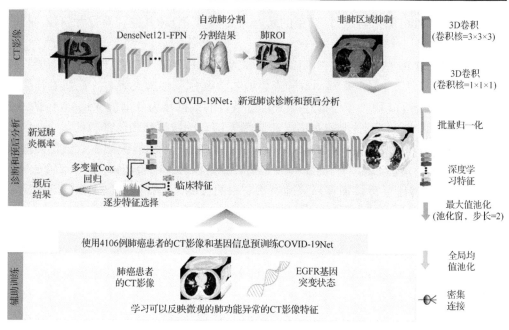

图 3.61　深度学习分析流程[104]

在对 COVID-19Net 训练时，为了提升模型的泛化性能，需要使用大量训练数据对模型进行训练，但由于难以在短时间内收集大量数据。因此，该研究使用了 4106 例肺癌患者的胸部 CT 扫描影像及其 EGFR 基因突变状态数据进行辅助训练，即预训练。在该过程中，研究者使用这些数据训练 COVID-19Net 实现对肺癌 EGFR 基因突变状态的预测。通过在大数据集上的预训练，COVID-19Net 能够学习到可以反映微观肺功能异常的 CT 影像特征，使得模型的参数有了较好的初始状态。然后，通过迁移学习的方式使用新冠肺炎的数据集进行重新训练。相比于直接使用 ImageNet 数据集进行预训练来说，使用肺癌患者的 CT 数据集进行预训练可以更加针对性地对肺部 CT 影像特征进行挖掘。自然图像与肺部 CT 影像的差异较大，进行迁移学习时深层特征的可迁移性较弱，而使用肺癌患者数据集对模型进行预训练则可以使得两个学习任务间的差异性更小、可迁移性更强。

为了使用 COVID-19Net 模型进行新冠肺炎的预后分析，研究者将网络最后一层的 64 维深度学习特征取出，使用逐步特征筛选的方法选出具有预后价值的深度学习特征，然后使用多变量 Cox 回归模型进行预后分析建模。

实验数据方面，该研究从国内 7 个省/市收集了 5372 例患者的 CT 影像进行分析，其中包含两个数据集：CT-EGFR 数据集和 COVID-19 数据集。CT-EGFR 数据集包含 4106 例肺癌患者的 CT 影像及其对应的 EGFR 基因突变状态数据；COVID-19

数据集包含 1266 例来自 6 个省/市的新冠肺炎(924 例)和其他肺炎患者(342 例)的 CT 影像数据。

在 COVID-19 数据集中，来自武汉市和河南省的数据作为该研究的训练集，共 709 例患者，其中包含 560 例新冠肺炎患者和 149 例其他肺炎患者，在新冠肺炎患者中 301 例患者有超过 5 天的随访。来自安徽省的数据作为外部验证集 1，包括 102 例新冠肺炎和 124 例其他肺炎患者。来自黑龙江省的数据作为外部验证集 2，包括 92 例新冠肺炎 69 例其他肺炎患者。来自北京市的 53 例新冠肺炎患者数据作为外部验证集 3。来自黄石市的 117 例新冠肺炎患者数据作为外部验证集 4。外部验证集 1 和 2 用于验证深度学习模型在新冠肺炎诊断中的性能，外部验证集 3 和 4 用于验证深度学习模型在新冠肺炎预后分析中的性能。

COVID-19 数据集的患者满足以下入组条件：①经过核酸检测确诊的新冠肺炎患者或为于 2019 年 12 月以前就诊的其他肺炎患者(由于核酸检测结果存在一定的假阴性，因此该研究仅纳入在新冠肺炎疫情暴发前就诊的其他肺炎患者，以保证金标准的正确性)；②有诊断时的平扫 CT 影像。在 CT-EGFR 数据集中，4106 例患者均满足以下的入组条件：①有 EGFR 基因测序信息；②有在进行 EGFR 基因检测前一月以内的平扫 CT 影像。对于有 5 天以上随访的新冠肺炎患者(471 例)，该研究选取住院时间作为临床终点时间，构建预后模型对患者的住院时间进行预测。患者的出院标准为：①连续 3 天以上的正常体温；②影像学检查发现肺部病变明显吸收好转；③间隔 24 小时以上至少连续 2 次核酸检测阴性。住院时间较短的患者比住院时间较长的患者恢复更快，预后相对较好，因此，预测患者的住院时间可一定程度上反映患者的预后状态。所有患者的临床信息如表 3.23 所示。

表 3.23　COVID-19 数据集的临床特征[104]

		训练集 ($n=709$)	验证集 1 ($n=226$)	验证集 2 ($n=161$)	验证集 3 ($n=53$)	验证集 4 ($n=117$)
地区		武汉市，河南省	安徽省	黑龙江省	北京市	黄石市
类型	新冠肺炎	560	102	92	53	117
	细菌型肺炎	127	119	25	0	0
	支原体型肺炎	11	5	15	0	0
	病毒性肺炎	0	0	29	0	0
	真菌性肺炎	11	0	0	0	0
性别	男	337	131	108	25	60
	女	372	95	53	28	57
	年龄	50.52±18.91	49.15±18.44	58.44±16.19	50.26±19.29	47.67±14.20

续表

		训练集 ($n = 709$)	验证集 1 ($n = 226$)	验证集 2 ($n=161$)	验证集 3 ($n=53$)	验证集 4 ($n = 117$)
	地区	武汉市，河南省	安徽省	黑龙江省	北京市	黄石市
合并症	任意合并症	204	NA	NA	16	27
	糖尿病	45			2	12
	高血压	120			10	12
	脑血管病	18			1	0
	心血管病	21			5	9
	肿瘤	19			0	1
	慢阻肺	10			1	2
	肺结核	6			1	0
	慢性肾病	10			0	2
	慢性肝病	16			3	2
	随访 >5 天	301	NA	NA	53	117

在训练集上，深度学习模型的 AUC 为 0.90、敏感性为 78.93%、特异性为 89.93%；在验证集上也取得了类似的结果。在验证集 1 中，深度学习模型 AUC 为 0.87，敏感性为 80.39%，特异性为 76.61%，在验证集 2 中，深度学习模型 AUC 为 0.88，敏感性为 79.35%，特异性为 81.16%。这表明深度学习模型在外部验证集上泛化性能较好。在这三个数据集中，深度学习模型的预测值在新冠肺炎和其他肺炎两组中都有显著性差异（$P<0.0001$）。

在新冠肺炎的预后分析中，年龄和两个深度学习特征最终被筛选出来。这三个预后特征被用于构建多变量 Cox 回归模型，实现对新冠肺炎患者住院时间的预测。该研究使用训练集中 Cox 模型预测出的风险值的中值作为截断阈值，将患者分为高风险组和低风险组，并用该阈值将验证集 3 和 4 也分别划分出高风险和低风险组。从图 3.62 的 Kaplan-Meier 生存曲线分析可以看出，在三个集合中，高风险组和低风险组的患者的住院时间都存在显著性差异（$P<0.0001$，$P=0.013$，$P=0.014$）。

通过使用深度学习模型可视化算法，图 3.62 中显示了深度学习模型对于一个给定的 CT 影像的关注区域。在一幅输入图像中，并非所有区域都包含同等重要的信息，通过深度学习模型可视化算法可显示出哪些区域对于深度学习模型的预测贡献最大，这些区域被定义为可疑区域。虽然输入到深度学习模型的 CT 影像中包含了一些肺外的区域，但深度学习模型所发现的可疑区域大多集中在肺内的病灶上，说明深度学习模型从大量数据中学习到了病变组织的特征，并根据这些区域的特征进行了分析预测。在图 3.63(a)～(d) 中，病变多为单侧，在图 3.63(e)～(h) 中，病变都出现双侧受累。虽然病变的类型和分布区域各异，但深度学习模型关注的可疑区域与病变区域大致吻合。

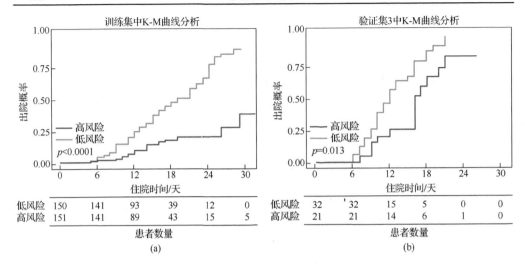

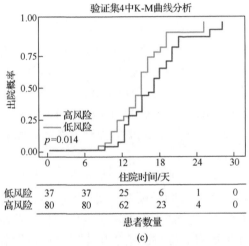

图 3.62　Kaplan-Meier 生存曲线分析[104]

为了进一步可视化深度学习模型所学习到的特征，以便于加深对深度学习模型推理过程的了解，图 3.64 显示了深度学习模型中一些卷积滤波器的可视化结果。从图 3.64 可以看出，深度学习模型在浅层的卷积层主要提取一些边缘几何特征，如梭状(a)和波浪状(b)的简单特征。随着卷积层的深入，所提取的特征逐渐变得复杂，如针叶状的复杂特征(c)。在网络的最深层，所提取的特征已经变得较为抽象，对于视觉直观来说不是很具体，但却与新冠肺炎具有很大的相关性。在图 3.64(e)中，将所有患者在 64 维深度学习特征空间中的分布进行了可视化(通过主成分分析算法降到二维以便于可视化)。该图表明，在深度学习特征空间中新冠肺炎患者和其他肺炎患者已有较好的区分度。

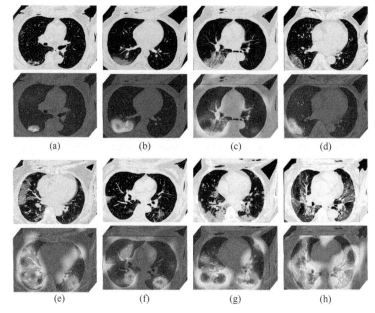

图 3.63　深度学习模型发现的可疑区域[104]

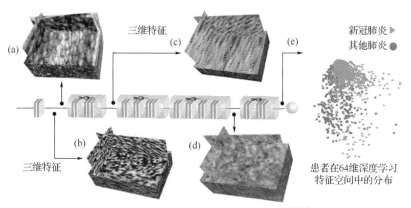

图 3.64　深度学习模型的特征可视化[104]

　　该研究提出的深度学习系统具有良好的诊断及预测性能表明，这表明深度学习可以在不增加成本的情况下用于新冠肺炎的流行病学控制。对于疑似病人，CT 扫描可以在几分钟内完成，随后可通过该深度学习系统预测患者发生新冠肺炎的概率。如果患者被诊断为新冠肺炎，深度学习系统还可以同时预测其预后情况，这可以用来寻找需要紧急医疗资源和特殊护理的潜在高危病人。更重要的是，该深度学习系统诊断速度快，且不需要人工辅助图像标注，进而提高了其临床应用价值和鲁棒性。对于一个典型的胸部 CT 影像，该系统只需要不到 10 秒就能完成诊断和预后预测。因此，该研究表明深度学习可为快速筛查新冠肺炎患者、发现潜在的高危患者提供便捷的全自动工具，从而在患者出现严重症状前进行早期预防，优化医疗资源管理。

除了上述研究，影像组学等多种定量分析方法在新冠肺炎的重症分级和预后预测上也取得了一系列研究进展，为抗击新冠肺炎疫情提供了一系列潜在的工具[105-107]。

参 考 文 献

[1]　Lodwick G S. Computer-aided diagnosis in radiology: A research plan[J]. Investigative Radiology, 1966, 1(1): 72-80.

[2]　Team N L S T R. Reduced lung-cancer mortality with low-dose computed tomographic screening[J]. New England Journal of Medicine, 2011, 365(5): 395-409.

[3]　Kumar D, Chung A G, Shaifee M J, et al. Discovery radiomics for pathologically-proven computed tomography lung cancer prediction[C]. Proceedings of the International Conference Image Analysis and Recognition, 2017.

[4]　Mottet N, Bellmunt J, Bolla M, et al. EAU-ESTRO-SIOG guidelines on prostate cancer. Part 1: Screening, diagnosis, and local treatment with curative intent[J]. European Urology, 2017, 71(4): 618-629.

[5]　Chung A G, Khalvati F, Shafiee M J, et al. Prostate cancer detection via a quantitative radiomics-driven conditional random field framework[J]. IEEE Access, 2015, 3(25): 31-41.

[6]　Hu H, Gong L, Dong D, et al. Identifying early gastric cancer under magnifying narrow-band images via deep learning: A multicenter study[J]. Gastrointestinal Endoscopy, 2020,

[7]　Amin M B, Edge S B. AJCC cancer staging manual [M]. Berlin: Springer, 2017.

[8]　Huang Y Q, Liang C H, He L, et al. Development and validation of a radiomics nomogram for preoperative prediction of lymph node metastasis in colorectal cancer[J]. Journal of Clinical Oncology, 2016, 34(18): 2157-2164.

[9]　Dong Y, Feng Q, Yang W, et al. Preoperative prediction of sentinel lymph node metastasis in breast cancer based on radiomics of T2-weighted fat-suppression and diffusion-weighted MRI[J]. European Radiology, 2018, 28(2): 582-591.

[10]　Qu J, Shen C, Qin J, et al. The MR radiomic signature can predict preoperative lymph node metastasis in patients with esophageal cancer[J]. European Radiology, 2019, 29(2): 906-914.

[11]　Dong D, Fang M J, Tang L, et al. Deep learning radiomic nomogram can predict the number of lymph node metastasis in locally advanced gastric cancer: An international multicenter study[J]. Annals of Oncology, 2020, 31(7): 912-920.

[12]　Velazquez E R, Parmar C, Liu Y, et al. Somatic mutations drive distinct imaging phenotypes in lung cancer[J]. Cancer Research, 2017, 77(14): 3922-3930.

[13]　Liu Y, Kim J, Qu F, et al. CT features associated with epidermal growth factor receptor mutation

status in patients with lung adenocarcinoma[J]. Radiology, 2016, 280(1): 271-280.

[14] Zhang L, Chen B, Liu X, et al. Quantitative biomarkers for prediction of epidermal growth factor receptor mutation in non-small cell lung cancer[J]. Translational Oncology, 2018, 11(1): 94-101.

[15] Yang L, Dong D, Fang M, et al. Can CT-based radiomics signature predict KRAS/NRAS/BRAF mutations in colorectal cancer?[J]. European Radiology, 2018, 28(5): 2058-2067.

[16] Wang K, Lu X, Zhou H, et al. Deep learning Radiomics of shear wave elastography significantly improved diagnostic performance for assessing liver fibrosis in chronic hepatitis B: A prospective multicentre study[J]. Gut, 2019, 68(4): 729-741.

[17] Kolossváry M, Karády J, Szilveszter B, et al. Radiomic features are superior to conventional quantitative computed tomographic metrics to identify coronary plaques with napkin-ring sign[J]. Circulation: Cardiovascular Imaging, 2017, 10(12): e006843.

[18] Zhang K, Liu X, Shen J, et al. Clinically applicable AI system for accurate diagnosis, quantitative measurements, and prognosis of COVID-19 pneumonia using computed tomography[J]. Cell, 2020, 181(6): 1423-1433. e11.

[19] Su J H, Meng L W, Dong D, et al. Noninvasive model for predicting future ischemic strokes in patients with silent lacunar infarction using radiomics[J]. BMC Medical Imaging, 2020, 20(1): 1-11.

[20] Wang B, Li M, Ma H, et al. Computed tomography-based predictive nomogram for differentiating primary progressive pulmonary tuberculosis from community-acquired pneumonia in children[J]. BMC Medical Imaging, 2019, 19(1): 1-11.

[21] Ma X, Zhang L, Huang D, et al. Quantitative radiomic biomarkers for discrimination between neuromyelitis optica spectrum disorder and multiple sclerosis[J]. Journal of Magnetic Resonance Imaging, 2019, 49(4): 1113-1121.

[22] Cheng S, Fang M, Cui C, et al. LGE-CMR-derived texture features reflect poor prognosis in hypertrophic cardiomyopathy patients with systolic dysfunction: Preliminary results[J]. European Radiology, 2018, 28(11): 4615-4624.

[23] Liu Y, Dong D, Zhang L, et al. Radiomics in multiple sclerosis and neuromyelitis optica spectrum disorder[J]. European Radiology, 2019, 29(9): 4670-4677.

[24] Siegel R, Jemal A. Cancer facts & figures 2015[J]. American Cancer Society, 2015.

[25] Tanoue L T, Tanner N T, Gould M K, et al. Lung cancer screening[J]. American Journal of Respiratory and Critical Care Medicine, 2015, 191(1): 19-33.

[26] Hawkins S, Wang H, Liu Y, et al. Predicting malignant nodules from screening CT scans[J]. Journal of Thoracic Oncology, 2016, 11(12): 2120-2128.

[27] Peikert T, Duan F, Rajagopalan S, et al. Novel high-resolution computed tomography-based radiomic classifier for screen-identified pulmonary nodules in the National Lung Screening

Trial[J]. PLoS One, 2018, 13(5): e0196910.

[28] Travis W D, Brambilla E, Noguchi M, et al. International association for the study of lung cancer/american thoracic society/european respiratory society international multidisciplinary classification of lung adenocarcinoma[J]. Journal of Thoracic Oncology, 2011, 6(2): 244-285.

[29] Russell P A, Wainer Z, Wright G M, et al. Does lung adenocarcinoma subtype predict patient survival: A clinicopathologic study based on the new International Association for the Study of Lung Cancer/American Thoracic Society/European Respiratory Society international multidisciplinary lung adenocarcinoma classification[J]. Journal of Thoracic Oncology, 2011, 6(9): 1496-1504.

[30] Fan L, Fang M, Li Z, et al. Radiomics signature: A biomarker for the preoperative discrimination of lung invasive adenocarcinoma manifesting as a ground-glass nodule[J]. European Radiology, 2019, 29(2): 889-897.

[31] Min X, Li M, Dong D, et al. Multi-parametric MRI-based radiomics signature for discriminating between clinically significant and insignificant prostate cancer: Cross-validation of a machine learning method[J]. European Journal of Radiology, 2019, 115: 16-21.

[32] Xu M, Fang M, Zou J, et al. Using biparametric MRI radiomics signature to differentiate between benign and malignant prostate lesions[J]. European Journal of Radiology, 2019, 114: 38-44.

[33] Park S Y, Oh Y T, Jung D C, et al. Prediction of biochemical recurrence after radical prostatectomy with PI-RADS version 2 in prostate cancers: Initial results[J]. European Radiology, 2016, 26(8): 2502-2509.

[34] Wang J, Wu C J, Bao M L, et al. Machine learning-based analysis of MR radiomics can help to improve the diagnostic performance of PI-RADS v2 in clinically relevant prostate cancer[J]. European Radiology, 2017, 27(10): 4082-4090.

[35] Kan Y, Dong D, Zhang Y, et al. Radiomic signature as a predictive factor for lymph node metastasis in early‐stage cervical cancer[J]. Journal of Magnetic Resonance Imaging, 2019, 49(1): 304-310.

[36] Lu W, Zhong L, Dong D, et al. Radiomic analysis for preoperative prediction of cervical lymph node metastasis in patients with papillary thyroid carcinoma[J]. European Journal of Radiology, 2019, 118: 231-238.

[37] Han L, Zhu Y, Liu Z, et al. Radiomic nomogram for prediction of axillary lymph node metastasis in breast cancer[J]. European Radiology, 2019, 29(7): 3820-3829.

[38] van Hagen P, Hulshof M C, van Lanschot J J, et al. Preoperative chemoradiotherapy for esophageal or junctional cancer[J]. The New England Journal of Medicine, 2012, 366(22): 2074-2084.

[39] Lerut T E, De Leyn P, Coosemans W, et al. Advanced esophageal carcinoma[J]. World Journal of

Surgery, 1994, 18(3): 379-387.

[40] Zhao S, Qi W, Chen J. Role of a multidisciplinary team in administering radiotherapy for esophageal cancer[J]. BMC Cancer, 2020, 20(1): 1-6.

[41] van Rossum P S, van Hillegersberg R, Lever F M, et al. Imaging strategies in the management of oesophageal cancer: What's the role of MRI?[J]. European Radiology, 2013, 23(7): 1753-1765.

[42] Shen C, Liu Z, Wang Z, et al. Building CT radiomics based nomogram for preoperative esophageal cancer patients lymph node metastasis prediction[J]. Translational Oncology, 2018, 11(3): 815-824.

[43] Zhang W, Fang M, Dong D, et al. Development and validation of a CT-based radiomic nomogram for preoperative prediction of early recurrence in advanced gastric cancer[J]. Radiotherapy and Oncology, 2020, 145: 13-20.

[44] Meng L, Dong D, Chen X, et al. 2D and 3D CT radiomic features performance comparison in characterization of gastric cancer: A multi-center study[J]. IEEE Journal of Biomedical and Health Informatics, 2020.

[45] Li J, Fang M, Wang R, et al. Diagnostic accuracy of dual-energy CT-based nomograms to predict lymph node metastasis in gastric cancer[J]. European Radiology, 2018, 28(12): 5241-5249.

[46] Li J, Dong D, Fang M, et al. Dual-energy CT-based deep learning radiomics can improve lymph node metastasis risk prediction for gastric cancer[J]. European Radiology, 2020, 30(4): 2324-2433.

[47] Chen W, Wang S, Dong D, et al. Evaluation of lymph node metastasis in advanced gastric cancer using magnetic resonance imaging-based radiomics[J]. Frontiers in Oncology, 2019, 9: 1265.

[48] Albain K S, Swann R S, Rusch V W, et al. Radiotherapy plus chemotherapy with or without surgical resection for stage III non-small-cell lung cancer: A phase III randomised controlled trial[J]. The Lancet, 2009, 374(9687): 379-386.

[49] Hanna N, Neubauer M, Yiannoutsos C, et al. Phase III study of cisplatin, etoposide, and concurrent chest radiation with or without consolidation docetaxel in patients with inoperable stage III non-small-cell lung cancer: The Hoosier oncology group and US oncology[J]. Journal of Clinical Oncology, 2008, 26(35): 5755-5760.

[50] Zhou H, Dong D, Chen B, et al. Diagnosis of distant metastasis of lung cancer: Based on clinical and radiomic features[J]. Translational Oncology, 2018, 11(1): 31-36.

[51] Coroller T P, Grossmann P, Hou Y, et al. CT-based radiomic signature predicts distant metastasis in lung adenocarcinoma[J]. Radiotherapy and Oncology, 2015, 114(3): 345-350.

[52] Coccolini F, Cotte E, Glehen O, et al. Intraperitoneal chemotherapy in advanced gastric cancer. Meta-analysis of randomized trials[J]. European Journal of Surgical Oncology(EJSO), 2014, 40(1): 12-26.

[53] Burbidge S, Mahady K, Naik K. The role of CT and staging laparoscopy in the staging of gastric cancer[J]. Clinical Radiology, 2013, 68(3): 251-255.

[54] Coit D G, Andtbacka R, Anker C J, et al. Melanoma, version 2.2013: Featured updates to the NCCN guidelines[J]. Journal of the National Comprehensive Cancer Network, 2013, 11(4): 395-407.

[55] Dong D, Tang L, Li Z Y, et al. Development and validation of an individualized nomogram to identify occult peritoneal metastasis in patients with advanced gastric cancer[J]. Annals of Oncology, 2019, 30(3): 431-438.

[56] Dong D, Zhang F, Zhong L Z, et al. Development and validation of a novel MR imaging predictor of response to induction chemotherapy in locoregionally advanced nasopharyngeal cancer: A randomized controlled trial substudy(NCT01245959)[J]. BMC Medicine, 2019, 17(1): 1-11.

[57] Zhong L Z, Fang X L, Dong D, et al. A deep learning MR-based radiomic nomogram may predict survival for nasopharyngeal carcinoma patients with stage T3N1M0[J]. Radiotherapy and Oncology, 2020, 151: 1-9.

[58] Zhang F, Zhong L Z, Zhao X, et al. A deep-learning-based prognostic nomogram integrating microscopic digital pathology and macroscopic magnetic resonance images in nasopharyngeal carcinoma: A multi-cohort study[J]. Therapeutic Advances in Medical Oncology, 2020, 12: 1758835920971416.

[59] Zhang L, Dong D, Li H, et al. Development and validation of a magnetic resonance imaging-based model for the prediction of distant metastasis before initial treatment of nasopharyngeal carcinoma: A retrospective cohort study[J]. EBio Medicine, 2019, 40: 327-335.

[60] Kwan J Y Y, Su J, Huang S H, et al. Radiomic biomarkers to refine risk models for distant metastasis in HPV-related oropharyngeal carcinoma[J]. International Journal of Radiation Oncology Biology Physics, 2018, 102(4): 1107-1116.

[61] Fujiwara N, Friedman S L, Goossens N, et al. Risk factors and prevention of hepatocellular carcinoma in the era of precision medicine[J]. Journal of Hepatology, 2018, 68(3): 526-549.

[62] Hwang S, Lee Y J, Kim K H, et al. The impact of tumor size on long-term survival outcomes after resection of solitary hepatocellular carcinoma: Single-institution experience with 2558 patients[J]. Journal of Gastrointestinal Surgery, 2015, 19(7): 1281-1290.

[63] Omata M, Cheng A L, Kokudo N, et al. Asia-Pacific clinical practice guidelines on the management of hepatocellular carcinoma: A 2017 update[J]. Hepatology International, 2017, 11(4): 317-370.

[64] Yang L, Gu D, Wei J, et al. A radiomics nomogram for preoperative prediction of microvascular invasion in hepatocellular carcinoma[J]. Liver Cancer, 2019, 8(5): 373-386.

[65] Creasman W T. New gynecologic cancer staging[J]. Obstetrics & Gynecology, 1990, 75(2):

287-288.

[66] Renier F, Habran C, Bernard C, et al. Intensity, volume-based and texture analyses of FDG PET/CT for predicting the outcome of patients with locally advanced cervical cancer treated by concomitant radiochemotherapy[J]. Journal of Nuclear Medicine, 2014, 55 (supplement 1): 631.

[67] Mu W, Chen Z, Liang Y, et al. Staging of cervical cancer based on tumor heterogeneity characterized by texture features on ^{18}F-FDG PET images[J]. Physics in Medicine & Biology, 2015, 60 (13): 5123.

[68] Zhou H, Mao H, Dong D, et al. Development and external validation of radiomics approach for nuclear grading in clear cell renal cell carcinoma[J]. Annals of Surgical Oncology, 2020, 27: 4057-4065.

[69] Li Q, Liu Y J, Dong D, et al. Multiparametric MRI radiomic model for preoperative predicting WHO/ISUP nuclear grade of clear cell renal cell carcinoma[J]. Journal of Magnetic Resonance Imaging, 2020, 52 (5): 1557-1566.

[70] Usui S, Minami Y, Shiozawa T, et al. Differences in the prognostic implications of vascular invasion between lung adenocarcinoma and squamous cell carcinoma[J]. Lung Cancer, 2013, 82 (3): 407-412.

[71] Zhu X, Dong D, Chen Z, et al. Radiomic signature as a diagnostic factor for histologic subtype classification of non-small cell lung cancer[J]. European Radiology, 2018, 28 (7): 2772-2778.

[72] Wass J A, Reddy R, Karavitaki N. The postoperative monitoring of nonfunctioning pituitary adenomas[J]. Nature Reviews Endocrinology, 2011, 7 (7): 431-434.

[73] Zhang S, Song G, Zang Y, et al. Non-invasive radiomics approach potentially predicts non-functioning pituitary adenomas subtypes before surgery[J]. European Radiology, 2018, 28 (9): 3692-3701.

[74] Liu Y, Zhang Y, Cheng R, et al. Radiomics analysis of apparent diffusion coefficient in cervical cancer: A preliminary study on histological grade evaluation[J]. Journal of Magnetic Resonance Imaging, 2019, 49 (1): 280-290.

[75] Fehr D, Veeraraghavan H, Wibmer A, et al. Automatic classification of prostate cancer Gleason scores from multiparametric magnetic resonance images[J]. Proceedings of the National Academy of Sciences, 2015, 112 (46): E6265-E6273.

[76] Wright J L, Salinas C A, Lin D W, et al. Prostate cancer specific mortality and Gleason 7 disease differences in prostate cancer outcomes between cases with Gleason 4+3 and Gleason 3+ 4 tumors in a population based cohort[J]. The Journal of Urology, 2009, 182 (6): 2702-2707.

[77] Epstein J I, Feng Z, Trock B J, et al. Upgrading and downgrading of prostate cancer from biopsy to radical prostatectomy: Incidence and predictive factors using the modified Gleason grading system and factoring in tertiary grades[J]. European Urology, 2012, 61 (5): 1019-1024.

[78] Gong L, Xu M, Fang M, et al. Noninvasive prediction of high-grade prostate cancer via biparametric MRI radiomics[J]. Journal of Magnetic Resonance Imaging, 2020, 52(4): 1102-1109.

[79] Corino V D, Montin E, Messina A, et al. Radiomic analysis of soft tissues sarcomas can distinguish intermediate from high‐grade lesions[J]. Journal of Magnetic Resonance Imaging, 2018, 47(3): 829-840.

[80] Zhou C, Wu Y-L, Chen G, et al. Erlotinib versus chemotherapy as first-line treatment for patients with advanced EGFR mutation-positive non-small-cell lung cancer(OPTIMAL, CTONG-0802): A multicentre, open-label, randomised, phase 3 study[J]. The Lancet Oncology, 2011, 12(8): 735-742.

[81] Loughran C, Keeling C. Seeding of tumour cells following breast biopsy: A literature review[J]. The British Journal of Radiology, 2011, 84(1006): 869-874.

[82] Kauczor H U, Heussel C P, von Stackelberg O. Time to take CT screening to the next level? [J]. European Respiratory Journal, 2017, 49(4): 1700064.

[83] Karlo C A, Di Paolo P L, Chaim J, et al. Radiogenomics of clear cell renal cell carcinoma: Associations between CT imaging features and mutations[J]. Radiology, 2014, 270(2): 464-471.

[84] Itakura H, Achrol A S, Mitchell L A, et al. Magnetic resonance image features identify glioblastoma phenotypic subtypes with distinct molecular pathway activities[J]. Science Translational Medicine, 2015, 7(303): 79-156.

[85] Liu Y, Kim J, Balagurunathan Y, et al. Radiomic features are associated with EGFR mutation status in lung adenocarcinomas[J]. Clinical Lung Cancer, 2016, 17(5): 441-448.

[86] Wang S, Shi J, Ye Z, et al. Predicting EGFR mutation status in lung adenocarcinoma on computed tomography image using deep learning[J]. European Respiratory Journal, 2019, 53(3): DOI: 10.1183/13993003.00986-2018.

[87] Tian P, He B, Mu W, et al. Assessing PD-L1 expression in non-small cell lung cancer and predicting responses to immune checkpoint inhibitors using deep learning on computed tomography images[J]. Theranostics, 2021, 11(5): 2098.

[88] Hellmann M D, Ciuleanu T E, Pluzanski A, et al. Nivolumab plus ipilimumab in lung cancer with a high tumor mutational burden[J]. New England Journal of Medicine, 2018, 378(22): 2093-2104.

[89] He B, Di Dong Y S, Zhou C, et al. Predicting response to immunotherapy in advanced non-small-cell lung cancer using tumor mutational burden radiomic biomarker[J]. Journal for Immunotherapy of Cancer, 2020, 8(2): DOI: 10.1136/jitc-2020-000550.

[90] Sun R, Limkin E J, Vakalopoulou M, et al. A radiomics approach to assess tumour-infiltrating CD8 cells and response to anti-PD-1 or anti-PD-L1 immunotherapy: An imaging biomarker,

retrospective multicohort study[J]. The Lancet Oncology, 2018, 19(9): 1180-1191.

[91] Li H, Zhu Y, Burnside E S, et al. Quantitative MRI radiomics in the prediction of molecular classifications of breast cancer subtypes in the TCGA/TCIA data set[J]. NPJ Breast Cancer, 2016, 2(1): 1-10.

[92] Guo W, Li H, Zhu Y, et al. Prediction of clinical phenotypes in invasive breast carcinomas from the integration of radiomics and genomics data[J]. Journal of Medical Imaging, 2015, 2(4): 041007.

[93] Han Y, Xie Z, Zang Y, et al. Non-invasive genotype prediction of chromosome 1p/19q co-deletion by development and validation of an MRI-based radiomics signature in lower-grade gliomas[J]. Journal of Neuro-Oncology, 2018, 140(2): 297-306.

[94] Li Y, Liu X, Xu K, et al. MRI features can predict EGFR expression in lower grade gliomas: A voxel-based radiomic analysis[J]. European Radiology, 2018, 28(1): 356-362.

[95] Zhang B, Chang K, Ramkissoon S, et al. Multimodal MRI features predict isocitrate dehydrogenase genotype in high-grade gliomas[J]. Neuro-Oncology, 2017, 19(1): 109-117.

[96] Kim W R, Berg T, Asselah T, et al. Evaluation of APRI and FIB-4 scoring systems for non-invasive assessment of hepatic fibrosis in chronic hepatitis B patients[J]. Journal of Hepatology, 2016, 64(4): 773-780.

[97] Dietrich C F, Bamber J, Berzigotti A, et al. EFSUMB guidelines and recommendations on the clinical use of liver ultrasound elastography, update 2017(long version)[J]. Ultraschall in der Medizin-European Journal of Ultrasound, 2017, 38(4): e16-e47.

[98] Cassinotto C, Lapuyade B, Mouries A, et al. Non-invasive assessment of liver fibrosis with impulse elastography: Comparison of supersonic shear imaging with ARFI and FibroScan [J]. Journal of Hepatology, 2014, 61(3): 550-557.

[99] Leung V Y F, Shen J, Wong V W S, et al. Quantitative elastography of liver fibrosis and spleen stiffness in chronic hepatitis B carriers: Comparison of shear-wave elastography and transient elastography with liver biopsy correlation[J]. Radiology, 2013, 269(3): 910-918.

[100] Norton M E, Jacobsson B, Swamy G K, et al. Cell-free DNA analysis for noninvasive examination of trisomy[J]. The New England Journal of Medicine, 2015, 372(17): 1589-1597.

[101] Sun Y, Zhang L, Dong D, et al. First‐trimester screening for trisomy 21 via an individualized nomogram[J]. Ultrasound in Obstetrics & Gynecology, 2020.

[102] Dong D, Tang Z, Wang S, et al. The role of imaging in the detection and management of COVID-19: A review[J]. IEEE Reviews in Biomedical Engineering, 2021, 14: 16-29.

[103] Fang M, He B, Li L, et al. CT radiomics can help screen the coronavirus disease 2019(COVID-19): A preliminary study[J]. Science China Information Sciences, 2020, 63(7): 1-8.

[104] Wang S, Zha Y, Li W, et al. A fully automatic deep learning system for COVID-19 diagnostic and prognostic analysis[J]. European Respiratory Journal, 2020, 56(2). DOI: 10.1101/2020.03.24.20042317.

[105] Li C, Dong D, Li L, et al. Classification of severe and critical Covid-19 using deep learning and radiomics[J]. IEEE Journal of Biomedical and Health Informatics, 2020, 24(12): 3585-3594.

[106] Meng L, Dong D, Li L, et al. A deep learning prognosis model help alert for COVID-19 patients at high-risk of death: A multi-center study[J]. IEEE Journal of Biomedical and Health Informatics, 2020, 24(12): 3576-3584.

[107] Wang S, Dong D, Li L, et al. A deep learning radiomics model to identify poor outcome in COVID-19 patients with underlying health conditions: A multicenter study[J]. IEEE Journal of Biomedical and Health Informatics, 2021, 25(7): 2353-2362.

第 4 章　影像组学在疗效评估和预后预测中的应用

目前，肿瘤的疗效评估和预后预测主要依赖肿瘤分期和医生的主观经验，缺乏个体化的精准量化分析方法，给患者术前治疗决策的制定带来了极大的挑战。影像组学作为一项新兴的技术手段，可利用术前无创的医学图像，提取高通量、高维度的影像特征，特别是人眼所不能识别的量化特征，来反映病变组织的病理学信息，从而与预后进行关联，为实现个体化精准医疗提供重要的决策辅助信息。基于术前影像量化分析的影像组学有望辅助实现更加精准和及时的肿瘤疗效评估和预后预测。

4.1　影像组学在肿瘤疗效评估中的应用

4.1.1　放化疗的疗效评估

1. 肺癌立体定向放射治疗疗效评估

肿瘤的放疗疗效和肿瘤异质性密切相关。肿瘤异质性的存在，使得不同肿瘤细胞的免疫特性、增长速度和侵袭性均不同，从而使肿瘤细胞对放疗的敏感性也不同。肿瘤的异质性一方面是指患有相同恶性肿瘤的不同个体之间的差异，另一方面是指同一个体的不同肿瘤细胞从基因型到表现型的多样性。发生在不同个体的多样性可能存在多方面的遗传背景，例如：染色体的数量和特性、细胞病理类型、临床分期、分化程度和细胞演变等。同一个患者的肿瘤也可以表现为不同的突变谱、生物学特征以及其他方面的不同。肿瘤的异质性反映了恶性肿瘤演化过程的高复杂性和多样性。而影像组学可以通过提取大量的影像特征，将所构建的影像组学标签与肿瘤异质性进行关联，最终实现对肿瘤放疗疗效的评估。

从临床角度来看，影响肿瘤放疗疗效的主要因素包含以下几个方面：①肿瘤干细胞在癌灶所占的比例；②干细胞的固有放射敏感性；③出血部分大小；④肿瘤邻近区域的再充氧作用；⑤治疗过程中的肿瘤细胞再生能力。其中，肿瘤的固有放射敏感性与肿瘤细胞的共同起源或者病理组织类型有关[1,2]。目前，肿瘤放射敏感性的量化需要测定离体肿瘤存活率以及不配对的 DNA 双链断裂。有大量研究证实[3-5]，肿瘤放射敏感性是对患者进行放疗生存预测的关键因素。但现有研究中，肿瘤存活植板率较低，并且需要很长的时间来准备离体肿瘤细胞并测量 DNA。因此，较难测定肿瘤存活率和 DNA 双链断裂，利用影像组学/影像基因组学来量化评估肿瘤放射敏感性的研究亟待探索。

对于 NSCLC 患者，其最主要的治疗方式仍是外科手术切除。然而由于存在潜在的并发症，有些患者需要采取立体定向消融放射治疗 (stereotactic ablative radiotherapy, SABR) 作为标准治疗[6,7]。与传统放疗不同的是，在特定的区域进行 SABR 需要更高的放射剂量，SABR 对于局部的病灶控制表现出良好的效果，并可以显著提高患者的总体生存。对于部分患者，SABR 已可以作为一种潜在的替代治疗方式，由此一系列探讨 SABR 与外科手术切除疗效的研究应运而生。尽管 SABR 有较好的疗效，部分患者仍然会出现远处转移(13%~23%)和局部复发(4%~14%)。此外，对于一些患者，尤其是肿瘤体积较大的患者(IB~IIA 级别)往往需要接受新辅助化疗。因此，SABR 并不是一个普适的治疗方式，术前的患者筛选因而变得十分重要。如果能够鉴别更易复发的患者，对于临床治疗决策的指导将十分有益。

影像组学作为一种无创的方法，通过提取高通量的定量特征并评估肿瘤表型，能够全面地分析这些影像特征与目标临床终点之间的关联性。不同的影像特征分别对应不同的基因亚型和蛋白表达[8,9]，具有良好的预后预测效能，可以用于构建稳定且可重复性强的预后因子[10]。CT 作为一种广泛使用的影像检查模态，对于放疗的治疗方案制定和患者随访都具有重要临床意义[11]。基于 CT 的影像组学对于 NSCLC 患者的 SABR 预后预测有着重要的潜在价值。Huynh 利用基于 CT 的影像组学对 NSCLC 患者的 SABR 疗效进行术前评估。Huynh 等[12]利用 113 例 I～II 级 NSCLC 患者(均接受 SABR 治疗)的 CT 数据，提取 1605 个 CT 影像组学特征，包括形状特征、统计特征和纹理特征。首先，对原图进行离散化以减小噪声并且对感兴趣区域的灰度进行归一化，使计算出来的纹理特征具有可比性。在提取特征前，使用插值法对所有 CT 体素进行重新采样至 $1mm^3$。同时，为了比较影像组学特征的预后作用，该研究还纳入了基于 CT 的传统影像征象特征，包括：肿瘤大小、最大二维直径及最大三维直径。临床因素包括年龄、性别、体力状态以及分级，也被纳入作为对比。其次，对特征进行稳定性分析，利用 RIDER 公开数据集(reference image database to evaluate therapy response)，计算组内相关系数 ICC，ICC 大于 0.8 的特征被保留下来。稳定性分析将特征从 1605 个降维至 855 个稳定的特征，主成分分析又将特征数量从 855 个降维至 12 个。

该研究以远处转移和局部复发作为终点指标，利用双边 Wilcoxon rank-sum 检验探寻影像组学特征和临床终点事件的关系，并使用多次测试校正进行评估，P 值小于 0.1 被定义在两组间(发生终点事件/未发生终点事件)有显著差异。使用 C-index 来评价特征的预后能力。若某特征 C-index 大于 0.5，表明该特征对于 SABR 的预后有效，C-index 越高，发生终点事件的可能性越大。C-index 小于 0.5，表明该特征对反向预测预后有效，即 C-index 越低，发生终点事件的可能性越小。传统影像征象特征、影像组学特征及临床因素的 C-index 如图 4.1 所示。该研究结果表明，传统影像征象特征(肿瘤体积和最大直径)和影像组学特征(LoG 3D run low gray level short run emphasis 和 stats median)均与总生存期相关。影像组学特征 Wavelet LLH stats range 对于远处转移有预后预测效能。

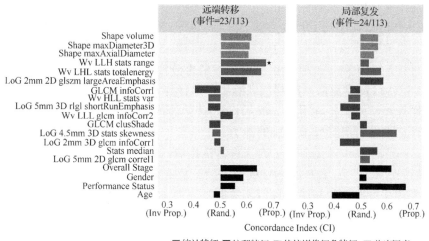

图 4.1　影像特征的预后作用(针对远处转移和局部复发两个终点指标分别预测)[12]
红色代表影像组学的统计特征，蓝色代表影像组学纹理特征，临床因素用黑色表示，横轴代表特征的 C-index。Rand.代表随机猜测，Prop.代表正向关，Inv. Prop.代表负相关，*代表 P<0.1

2. 头颈癌放化疗疗效评估

晚期头颈部鳞状细胞癌(head and neck squamous cell carcinoma，HNSCC)患者的预后较差[13-15]，评估其治疗疗效和预后具有重要临床价值。动态对比增强 MRI(DCE-MRI)作为评估肿瘤相关脉管系统的重要工具[16]，可以辅助 HNSCC 的疗效预测。具体来说，通过 DCE-MRI 成像中 T1WI 图像的药动力学分析，可以得到一系列肿瘤生物标志物，如转运常数(K^{trans})和外血管细胞外的空间体积比(V_e)等[17,18]，可以提供与 HNSCC 预后相关的重要信息。但由于 HNSCC 的异质性较强，其对治疗反应的差异较大，导致其疗效难以预测。影像组学可以在一定程度上通过纹理来刻画肿瘤的异质性，在肿瘤分期、分化预测和治疗疗效评估中都显示出了很好的效果[19-23]，为头颈癌的疗效预测提供了辅助手段。

Jansen 等人利用 MR 影像组学方法对 HNSCC 患者放化疗后的疗效进行了评估[24]。该研究回顾性收集了 19 例 HNSCC 患者数据，所有患者均接受了放化疗，并采集了术前和术后 1.5T 场强的 DCE-MRI 图像。根据基于 DCE-MRI 构建的药代动力学模型，计算药代动力学指标 K^{trans} 和 V_e。在 K^{trans} 和 V_e 图上，该研究进行了图像纹理分析。首先，对原始图进行降噪处理。然后，在降噪后的图像上提取灰度共生矩阵，在灰度共生矩阵上计算两个相关纹理指标：能量和不均匀性。结果显示，K^{trans} 和

V_e 的均值及方差在术前、术后两组影像中并无显著差异，而基于 V_e 图所提取的能量，在术前术后的影像中，展现了显著差异，术后的能量值要高于术前的能量值。该研究表明基于 DCE-MRI 图像的纹理分析可以反映头颈癌的肿瘤异质性，并提示放化疗可以降低肿瘤异质性。

此外，Mo 等人利用 CT 影像组学方法对 HNSCC 中的下咽癌也开展了放化疗疗效预测的研究[25]，该研究收集了 113 例下咽癌患者的平扫和增强 CT 影像数据，并对患者进行 5 年 PFS 的随访。该研究将患者随机分为训练集（80 例）和测试集（33 例），使用 LASSO 以及赤池信息准则从训练集中选择与 PFS 显著相关的影像组学特征，并构建影像组学模型，利用 C-index 来评估模型的预后性能，采用 Kaplan-Meier 生存曲线评估模型对患者风险分层的能力。

影像组学模型由四个显著 CT 影像特征组成，模型可将患者分为高危组和低危组（对数秩检验，训练集 P 值= 0.00016，验证集 P 值= 0.0063）。此外，肿瘤外周浸润和肿瘤转移也被选为与患者预后相关的临床变量。影像组学联合临床变量的模型显示出更好的预后预测性能，在训练和验证集中，C-index 分别为 0.804（95% CI：0.688～0.920）和 0.756（95% CI：0.605～0.907）。在训练集中，高危组的中位 PFS（9.5月）显著短于低危组（19.0 月），Log-Rank 检验 P 值<0.0001）；验证集中高危组的中位 PFS（11.3 月）也显著低于低危组（22.5 月），Log-Rank 检验 P 值为 0.0063。该研究表明 CT 影像组学模型也能够预测放化疗后下咽癌的进展风险。

4.1.2　靶向治疗的疗效评估

靶向治疗是目前主流的肿瘤治疗方式之一，其将治疗剂偶联至识别肿瘤相关抗原的抗体或其他配体，以提高靶向药物对肿瘤细胞的选择性，从而减小药物对正常细胞的影响。虽然靶向治疗目前取得了非常好的效果，但这仅限于部分患者。因此，能否构建预测靶向治疗反应的生物标志物对于靶向治疗方案的制定至关重要。影像组学因其能非侵入地可视化和量化个体的疾病进展过程[26, 27]，为肿瘤的靶向药物疗效评估提供了有效的手段。

1.　肺癌靶向治疗疗效预测

吉非替尼是最常用的肺癌靶向治疗药物之一[28]，其疗效被证实与 EGFR 突变状态（19 号外显子和 21 号外显子突变）相关[29,30]，为了研究影像组学特征是否与术前吉非替尼治疗的疗效相关，Aerts 等人开展了一项基于影像组学预测 NSCLC 患者 EGFR 突变和靶向治疗疗效的研究[31]。该研究共收集了 47 例早期 NSCLC 患者的数据，所有患者均接受了术前吉非替尼治疗，在治疗前和治疗后第一次随访时采集了 CT 图像，之后所有患者手术切除了肿瘤，并对肿瘤组织进行 EGFR 基因突变的检测。

如图 4.2 所示,该研究在患者治疗前后的 CT 图像上各提取 183 个影像特征,并构建了一个 Delta 数据集记录患者治疗前后影像组学特征的差值。在 Delta 数据集上,该研究首先选择了 15 个变异系数最大的特征;然后去掉高度相关的特征(Spearman 相关系数>0.95),得到 11 个独立的影像组学特征;最后加入肿瘤体积和最大径,得到 13 个影像特征进行分析。

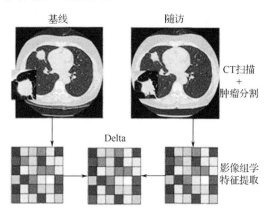

图 4.2　Delta 影像组学特征数据集的获取[31]

该研究利用 AUC 来评估影像特征与 EGFR 突变状态改变之间的关联(图 4.3)。研究发现治疗前肿瘤 CT 的能量与 EGFR 突变显著相关(AUC = 0.67, P = 0.03),治

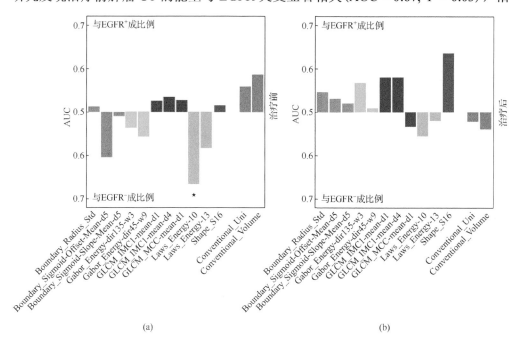

(a)　　　　　　　　　　　　　　　(b)

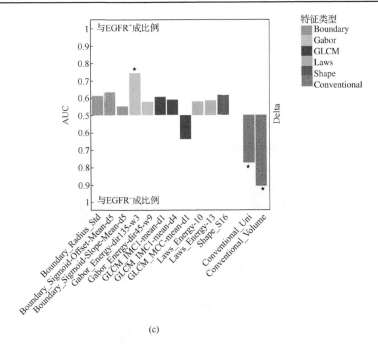

图 4.3　影像特征与 EGFR 基因突变的关系[31]：(a) 基于治疗前 CT 影像特征预测突变状态；(b) 基于治疗后 CT 影像特征预测突变状态；(c) 基于治疗前后 CT 影像特征差值（Delta）预测突变状态

*表示该特征对预测突变有统计学差异（$P<0.05$）

疗前的肿瘤体积和最大径都与 EGFR 突变不相关，治疗后肿瘤 CT 的所有影像特征与 EGFR 突变都无显著的相关性。该研究进一步发现，治疗前后的肿瘤 Delta 体积（AUC=0.91，$P=10^{-25}$）和 Delta 最大直径（AUC=0.78，$P=10^{-5}$）具有最好的 EGFR 突变预测效果，此外，治疗前后肿瘤 Delta 能量也显示出较好的预测性能（AUC=0.74，$P=3\times10^{-4}$）。

该研究证明了影像组学特征能够预测 EGFR 突变状态，进而预测吉非替尼的疗效。影像组学可以优化敏感和耐药患者人群的分层，辅助患者治疗方案的制定。

2. EGFR 基因突变的晚期肺癌靶向治疗疗效预测

具有 EGFR 基因突变的 NSCLC 患者在临床上占据一定的比例[32-34]。随机临床试验结果显示，与常规化疗相比，表皮生长因子受体酪氨酸激酶抑制剂（epidermal growth factor receptor-tyrosine kinase inhibitor，EGFR-TKI），如厄洛替尼、吉非替尼和阿法替尼等，可以延长 NSCLC 患者的生存期[35-38]。美国 NCCN 指南将这些药物推荐为一线治疗药物，但大多数患者在 EGFR-TKI 治疗后一年内最终对其产生耐药性。新兴的奥西替尼（Osimertinib）是一种 EGFR-TKI，用于治疗对靶向药物产生耐药且体内出现 T790M 突变的患者。最近有研究表明，EGFR-TKI 治疗可以延长生存期。然而，如何评估患者个体对 EGFR-TKI 治疗的反应仍然是非常具有挑战性的问题。早期鉴别对 EGFR-TKI 治疗具有快速进展的患者，对治疗策略的制定起着至关重要的作用。

预测 EGFR-TKI 疗效的一个常见假设是，疾病进展受突变类型(19 号外显子突变和 21 号外显子突变等)以及临床特征(吸烟状况和肿瘤组织学类型等)的影响。但最近的研究发现，利用非侵入性影像进行预后预测，可为 EGFR-TKI 的生存分层提供新方法，从而识别具有不同治疗反应的患者。O'Connor 等人评估了靶向治疗临床开发中产生的定量成像生物标志物，并揭示了这类标志物用于早期预测临床结果的有效性和必要性[39]。

基于这个思路，Song 等人提出了一种用于评估 NSCLC 患者 EGFR-TKI 治疗疗效的影像组学方法[40]。该研究的研究方案如图 4.4 所示，其包括：患者登记；基于训练集建立 CT 影像组学标签以实现对 EGFR-TKI 治疗患者的危险分层，并进行多中心验证；对比 EGFR-TKI 治疗组和化疗组间的无进展生存期 PFS(PFS 定义为从 EGFR-TKI 治疗开始到疾病进展或患者因肿瘤导致死亡之间的时间)。

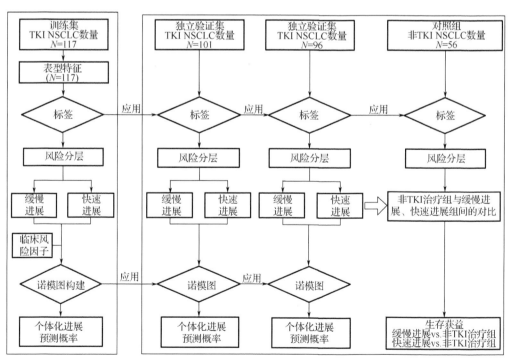

图 4.4　肺癌靶向治疗疗效预测的流程图[40]

该研究入组的 NSCLC 患者数据来自 4 家国内医院，入组患者均为年龄 20 岁以上，临床诊断为远处转移(脑部、肝脏或者骨骼)的 IV 期 EGFR 突变的 NSCLC 患者。所有患者均根据临床指南进行了 EGFR-TKI 的一线或二线治疗，在 EGFR-TKI 治疗前有系统抗癌治疗史或手术切除史的患者均被排除。在 EGFR-TKI 治疗期间，每天给予患者口服 TKI 药物直至疾病进展或转移，如果发生严重不良事件，剂量适当减少。患者在 EGFR-TKI 治疗前两周内进行对比增强 CT 扫描。所有符合条件的患者均有完整记录临床信息，如性别、年龄、肿瘤病变部位、诊断阶段、吸烟史、体力状态评分、肺内和远处转移、EGFR 突变亚型和给药方案。

化疗对照组中所有 IV 期 EGFR 突变的 NSCLC 患者仅接受一线治疗化疗。在 21 天的周期内接受培美曲塞 $500mg/m^2$ 加顺铂 $75mg/m^2$ 作为治疗方案，直至疾病进展，或出现不可接受的毒性。所有入组病例在化疗前两周内均进行对比增强 CT 扫描。患者随访间隔为 4～6 周，包括常规实验室检查和胸部 CT 扫描。如怀疑为肺外转移，则进行额外的 CT 或 MRI 检查。如果患者死于其他原因或在最后一次随访时肿瘤仍未进展，则将该患者视为删失数据。

该研究从肿瘤区域自动提取 1032 个影像组学特征，利用 Lasso-Cox 方法从训练集中筛选出用于预后预测的 12 个关键的 CT 特征并计算其相应权重，最后通过所有关键特征的加权线性组合建立影像组学标签(图 4.5(a)～(c)左侧分别表示训练集、验证集 1 以及验证集 2)。这三个数据集都表明，在 EGFR-TKI 组的预测中，慢进展患者(红色条)比快进展患者(蓝色条)更多，快进展患者在每个集合中的比例分别为 36%，35% 和 33%。Kaplan-Meier 生存分析证实在所有集合中，快进展和慢进展亚组之间的 PFS 存在显著差异(所有集合上 P 值均小于 0.001)。构建的影像组学标签对 10 个月和 1 年 PFS 预测的 AUC 分别为 0.711～0.738 和 0.701～0.822，这表明影像组学标签对 PFS 有较高的预测性能。

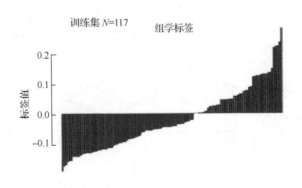

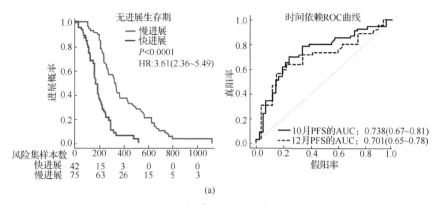

(a)

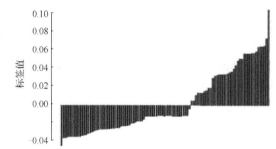

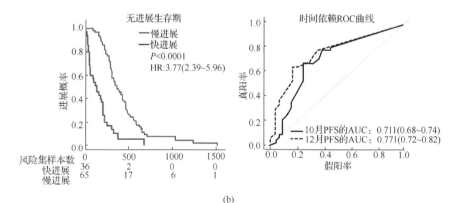

(b)

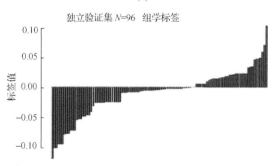

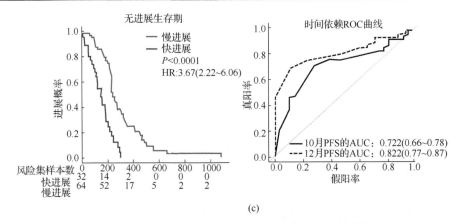

(c)

图 4.5　肺癌 EGFR-TKI 疗效预测模型的性能评估[40]

在比较 EGFR-TKI 组和化疗组时，Kaplan-Meier 生存曲线（图 4.6）显示快进展组（110 例患者，中位 PFS：5.6 个月，四分位间距：2.9~7.8 个月）与化疗治疗组（中位 PFS：4.5 个月，四分位间距：2.3~7.2 个月）重叠，组间无显著差异，这说明对于快进展组患者，EGFR-TKI 治疗没有展示出比传统化疗更好的临床效能。但这两个组与慢进展组的 PFS 存在显著差异（204 例患者，中位 PFS：10.7 个月，四分位间距：7.7~17.9 个月，P<0.0001，风险比：3.52，95%CI：2.50~4.65），慢进展组患者比快进展组和化疗组的生存期更长。

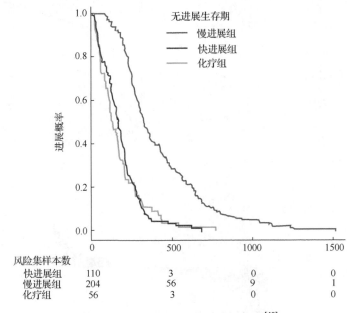

图 4.6　三个不同患者组的进展概率[40]

红色、蓝色和绿色曲线分别表示在不同时间点的慢进展组、快进展组和化疗组的进展概率

尽管对于 EGFR-TKI 治疗有进展的患者有新的治疗策略，但是厄洛替尼、吉非替尼和阿法替尼仍被推荐为 NSCLC 患者的一线治疗药物。根据美国 NCCN 指南，疾病进展是停止 EGFR-TKI 治疗的常见原因，但如何评估个体患者何时发生进展是非常具有挑战性的。针对这一临床问题，该研究提出的影像组学方法，可以在 EGFR-TKI 治疗前实现对 PFS 个体化预测，从而辅助 IV 期 EGFR 突变 NSCLC 患者的治疗方案制定。

3. 乳腺癌术前靶向治疗疗效预测

HER2 阳性的乳腺癌患者可以采用抗 HER2 靶向治疗，比如常用的曲妥珠单抗，但只有不到 35% 的患者对抗 HER2 靶向治疗有反应，因此 HER2 阳性乳腺癌可分为与反应相关的多种分子亚型[41]。富含 HER2 的亚型占所有 HER2 阳性患者的 40%～50%，由于其对 HER2 靶向治疗的反应较好，因此具有特殊的治疗价值。但是 HER2 检测有创，开发无创的方法预测乳腺癌 HER2 靶向治疗疗效具有重要临床意义。

从无创的乳腺 MRI 中提取影像组学特征可将肿瘤表型量化，已被证实与乳腺癌多种生物学因素相关[42, 43]，如激素受体状态和基因亚型等，但这些研究很少考虑影像与治疗反应的关系。因此，Braman 等人通过肿瘤和瘤周微环境的 MRI 影像组学特征评估了 HER2 阳性乳腺癌治疗反应相关的亚型[44]。该研究还在两个独立验证数据集中分析了富含 HER2 乳腺癌患者的影像组学特征与抗 HER2 靶向治疗疗效之间的关系。

该项研究共纳入了 209 名乳腺癌患者(平均年龄 51.1 岁，标准差为 11.7 岁)，部分患者进行了术前抗 HER2 靶向治疗，并有术后病理结果。该研究收集这些患者治疗前的 DCE-MRI 图像，由影像科医生首先勾画出肿瘤区域，然后在肿瘤外 0～15mm 之间生成 5 个宽度为 3mm 的环形带作为瘤周区域，瘤周区域排除了皮肤、空气和胸肌。该研究分别对肿瘤和瘤周环形区域进行了影像组学分析，发现基于瘤内特征的影像组学标签可区分与治疗反应相关的富含 HER2 亚型，AUC 为 0.76(95%CI：0.69～0.84)。瘤周影像组学的预测性能更好，9～12mm 瘤周环形区域的 AUC 为 0.85(95%CI：0.79～0.90)。融合瘤内和瘤周区域特征的影像组学标签区分富含 HER2 亚型的性能最优，AUC 为 0.89(95%CI：0.84～0.93)。在术前抗 HER2 靶向治疗的两个乳腺癌患者数据集上(数据集 1 包含 128 例乳腺癌患者；数据集 2 包含 250 例乳腺癌患者)，该研究发现预测富含 HER2 的影像组学标签与术前抗 HER2 治疗的病理学完全缓解相关。在数据集 1 中，结合治疗前影像的瘤周和瘤内特征集产生的分类器与治疗反应显著相关(P=0.003)，且 AUC 为 0.80(95%CI：0.61～0.98)。该分类器在数据集 2 中进一步验证了其预测治疗疗效的能力，区分病理完全缓解和非病理完全缓解的 AUC 为 0.69(95%CI：0.53～0.84；P=0.02)。

该研究从瘤内和瘤周微环境中构建出一个影像组学标签，该标签能够表征与治疗反应相关的富含 HER2 分子亚型，且能够用于评估术前抗 HER2 靶向治疗的疗效。

4.1.3　介入治疗的疗效评估

肝细胞癌(hepatocellular carcinoma，HCC)是全球第五大常见的恶性肿瘤，也是第二大癌症相关死亡的原因[45]，一直受到临床的关注。介入治疗是 HCC 的标准治疗方式之一，如何在治疗之前预判介入治疗的疗效一直是一个挑战性的临床问题，本小节将详细介绍影像组学在 HCC 介入治疗疗效预测方面的应用。

早期 HCC 的标准治疗方案包括手术(肿瘤切除或肝移植)、射频消融和经皮瘤内无水乙醇注射。对于中期 HCC，肝动脉化疗栓塞术(transarterial chemoembolization，TACE)是应用最广泛的一线治疗方法[46]，其中最常用的给药方式是"夹心面包"式，即先以化疗药碘油乳剂栓塞肿瘤末梢血管，再注入大量化疗药物，最后以明胶海绵颗粒栓塞肿瘤供血动脉的近端，以延长化疗的时效[47]。然而，HCC 对该疗法的反应是高度多样化的。即使是同为 BCLC(巴塞罗那分期系统)B 期的肝癌患者，经第一次 TACE 治疗后，仍常表现出不同的疗效[47]。为研究 TACE 后出现不同疗效患者的最佳后续治疗策略，已经有学者进行了广泛的随机临床试验[48]。这些研究均表明，HCC 对第一次 TACE 治疗的反应以及其对随后治疗的反应与患者的总生存率显著相关[49]。因此，对第一次 TACE 治疗后局部肿瘤的反应进行准确和个体化预测具有重要意义，能指导后续治疗方案的制定和实施。

目前用于预测 HCC 对 TACE 反应的方法主要基于血清学生物标志物和 MRI。相关研究表明，这些指标提供的预测精确度非常有限，或者因为样本量的限制而不能得到准确的预测效能[50]。对比增强超声造影(CEUS)可以提供更高的时间分辨率来追踪肿瘤的微循环灌注[51]，这对于评估 TACE 术后疗效具有重要的意义[52]。影像组学可以挖掘图像中的定量特征[53-57]，为 CEUS 的分析提供了有效的工具。

Liu 等人利用影像组学对 HCC 患者 TACE 疗效进行预测[55]，该研究纳入了 130 例 BCLC 分期为 B 期，且使用 TACE 作为首次治疗方法的 HCC 患者，建立分别由动态 CEUS 序列和静态 B 超图像构成的多个影像组学模型，预测不同个体的 TACE 术后疗效。如图 4.7 所示，该研究回顾性收集了 2012 年 12 月至 2017 年 12 月期间在 TACE 前接受过 CEUS 检查的 138 例 HCC 患者数据。纳入标准为：年龄 18～80 岁，BCLC 分期 B 期，TACE 前未进行局部治疗，血小板计数$\geqslant 50 \times 10^9$/L，凝血酶原时间<21 秒。在 CEUS 期间，由于成像质量差($n=3$)和呼吸运动过度($n=5$)，排除了 8 名患者。

所有患者由两位在肝脏 CEUS 方面有超过 10 年经验的影像科医生进行超声造影检查。在 CEUS 之前，获得了病变的 B 超图像。对于具有多个肿瘤的患者，选择直径最大的病灶作为靶病灶。通过肘部注射超声造影剂，采集并获得至少 1 分钟的

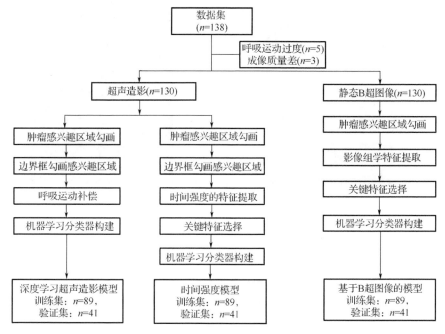

图 4.7　肝动脉化疗栓塞疗效预测研究的流程图[55]

CEUS 数据。在 CEUS 治疗后进行标准的 TACE 介入治疗。在 TACE 治疗 1 个月后，采用增强 CT 或增强 MRI 来进行复查，并由两位具有十年以上临床经验的影像科医生评估肿瘤反应。客观反应被定义为完全反应(CR)和部分反应(PR)的总和。无应答被定义为稳定疾病(SD)和进展疾病(PD)的总和。结果发现对 TACE 有反应和无反应的 HCC 患者数量分别为 46(35.4%)和 84(64.6%)。

　　该研究首先由超声科医生在 ITK-SNAP 软件上对患者连续 1 分钟的 CEUS 图像进行肿瘤边界的人工勾画，然后建立了三个模型：深度学习模型(R-DLCEUS)、由动态 CEUS 视频训练的机器学习模型(R-TIC)和由静态 B 超图像训练的机器学习模型(R-BMode)。模型建立之前先对 CEUS 图像进行运动校正[58]，然后进行 ROI 的选择。对于 R-DLCEUS 模型，其 ROI(图 4.8(a)，黄色框)被定义为包含完整肿瘤的矩形框。对于 R-TIC 模型，在 CEUS 所有图像上手动标注两个 ROI：一个对应肿瘤边界(图 4.8(a)，红色轮廓)，一个取靠近肿瘤的正常肝实质(图 4.8(a)，绿色轮廓)。对于 R-BMode 模型，其 ROI 为 CEUS 之前采集的 3 张 B 超图像上的肿瘤区域(图 4.8(b)，蓝色轮廓)。

　　R-DLCEUS 利用三维 CNN 分析 CEUS 视频图像(图 4.8(c))，通过算法智能地学习 TACE 效能特有的时空特征，采用了一系列策略来减少深度学习模型的过度拟合。在自动定量分析之后，获得每个 CEUS 样本的每个类别(客观反应和不反应)的概率。

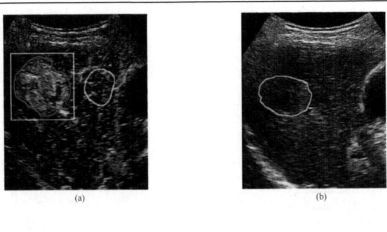

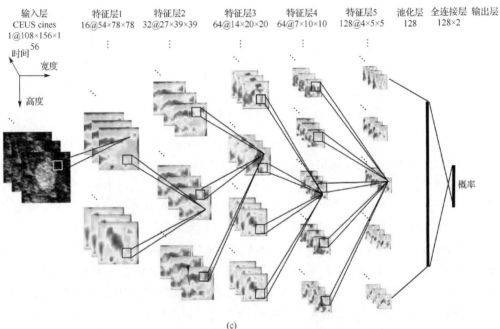

图 4.8　肿瘤 ROI 分割示意和深度学习模型构建[55]：
(a)、(b)肿瘤 ROI 分割；(c)R-DLCEUS 模型网络结构图

　　基于从动态 CEUS 视频中提取的时间-强度曲线(TIC)特征建立 R-TIC。该研究从手动分割的 CEUS 肿瘤 ROI 和正常肝实质 ROI 中定义并提取了 18 个 TIC 特征。通过梯度树(gradient boosting decision tree，GBRT)算法[59]建立初步模型来测量每个特征的预测贡献。选择具有较大贡献的 TIC 特征作为关键特征。基于这些选定的关键特征，使用 SVM 模型建立了预测 TACE 反应的分类器。最后利用交叉验证来确定 GBRT 和 SVM 的关键特征数量和基本结构参数。

R-BMode 利用静态 B 超图像中提取的影像组学特征进行构建(图 4.7)。该研究从 B 超图像中提取了 934 个人工定义的影像组学特征，包括 181 个一阶统计特征、13 个肿瘤形状特征和 740 个纹理特征。关键特征选择和模型构建方法与 R-TIC 相同。

如图 4.9 所示，在训练集中，R-DLCEUS、R-TIC 和 R-BMode 的 AUC 分别达

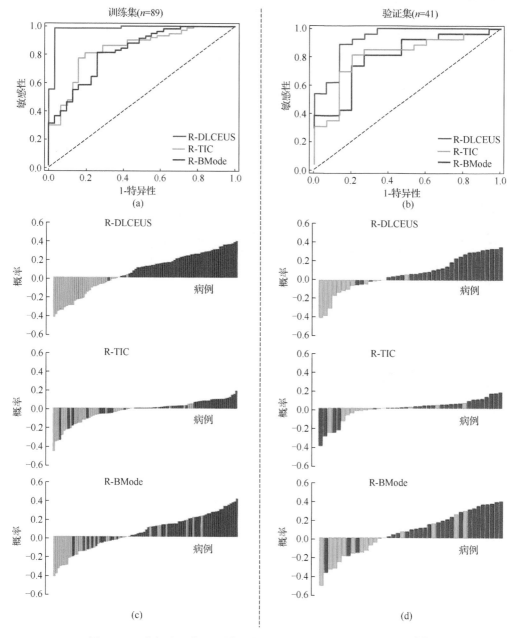

图 4.9　三个超声影像组学模型在训练集和验证集上的预测性能[55]

到 0.98、0.84 和 0.82，使用动态 CEUS 和深度学习的 R-DLCEUS 具有最佳的预测性能。在验证集中也有相似的结果，R-DLCEUS、R-TIC 和 R-BMode 的 AUC 分别为0.93、0.80 和 0.81。在训练集和验证集中，R-DLCEUS 的 AUC 都显著高于 R-TIC和 R-BMode（$P<0.05$），但 R-TIC 和 R-BMode 之间的 AUC 没有显著差异（$P>0.05$）。

由于 R-DLCEUS 在预测 TACE 反应方面表现出色，为了分析深度学习预测疗效的原因，该研究将 R-DLCEUS 模型的特征图转换为伪彩图。红色/暖色像素表示与预测强相关的像素，具有高的预测权重。蓝色/冷色像素表示弱相关和低预测权重。通过伪彩图发现了一些人眼可识别的信息。例如，对 TACE 有治疗反应的患者，深度学习在 CEUS的动脉早期自动为供血动脉区域分配了较大的权重，这表明这些动脉的供血情况或许与 TACE 疗效有强相关性（图 4.10(a)）。此外，对于 TACE 存在反应的 HCC 病例，大部分红色区域出现在动脉期的早期，并在约 36～38 秒内逐渐消失（图 4.10(b)）。相反，对于无治疗反应的患者，蓝色区域主导动脉期，直到门静脉期才能看到红色区域的出现（图 4.10(c)），相比 TACE 存在反应的病例，红色区域出现时间较晚。

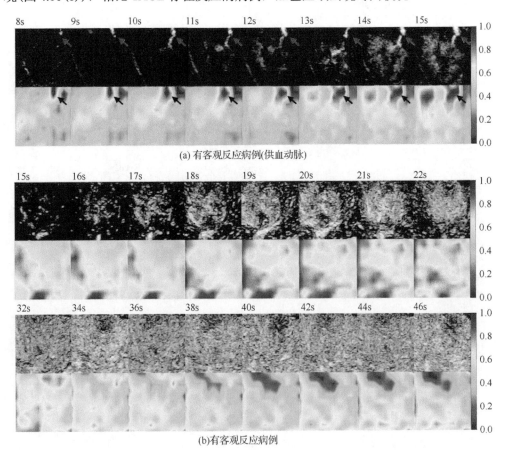

(a) 有客观反应病例（供血动脉）

(b) 有客观反应病例

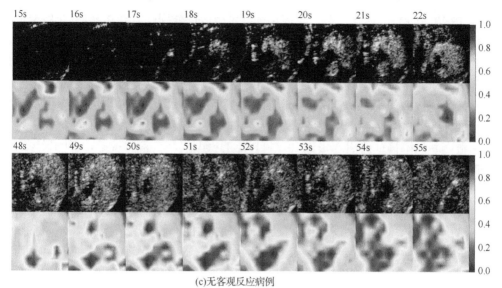

(c)无客观反应病例

图 4.10 R-DLCEUS 模型特征可视化[55]

该研究利用影像组学方法对 TACE 疗效进行预测，证明了术前 CEUS 检查对于预测疗效具有重要价值，为解决该问题提供了新的思路。

4.1.4 新辅助治疗的疗效评估

新辅助治疗是肿瘤的标准治疗方案之一，其在术前对肿瘤患者进行放疗、化疗、靶向治疗或免疫治疗等，通过这些治疗对肿瘤进行控制或使其降期，然后再进行手术实现肿瘤的精准切除。下面将详细介绍影像组学在宫颈癌新辅助治疗疗效评估中的应用。

宫颈癌是最常见的妇科恶性肿瘤之一[60]，同步放化疗是局部晚期宫颈癌患者的标准治疗方案[61]。由于术前新辅助化疗能够有效缩小肿瘤体积，使无法切除的肿瘤具有可手术性，因此新辅助治疗加根治性子宫切除手术正在逐步成为替代同步放化疗的治疗策略。然而，只有部分患者对该治疗方式敏感。无效的新辅助化疗不仅会使患者承受化疗的毒副反应，还会使患者错过其他治疗方案的最佳治疗时机，均严重影响患者预后。因此，在患者接受新辅助治疗前进行治疗敏感性的预测，对于指导制定个性化的治疗方案具有重大意义。

Sun 等人开展了一项影像组学预测宫颈癌新辅助化疗疗效的研究工作[62]。该研究回顾性地收集了 8 家医院接受新辅助化疗的 257 例局部晚期宫颈癌患者的治疗前 MRI 影像及术后病理结果，所有患者根据数据来源中心划分为训练集和测试集，其中训练集为来自 5 家医院的 183 名患者，外部独立测试集包括其余 3 家医院的 92 例患者。

所有入组患者均在新辅助化疗前 1 周内行 MRI 检查，MRI 成像包括轴向脂肪抑制 T2WI 和 T1WI 两个序列。实验中，首先由两位分别具有 7 年和 10 年经验的影像科医生在 T1WI 和 T2WI 图像上手动勾画 ROI。其中 T1WI 的 ROI 为肿瘤区域，T2WI 的 ROI 含肿瘤区域和瘤周区域。在完成影像标准化处理后，从每例患者的影像 ROI 中提取 1941 个影像组学特征，其中包括 T1WI 序列肿瘤区域特征、T2WI 序列肿瘤区域特征和 T2WI 瘤周区域特征 3 个特征集，每个特征集均包含 17 种一阶统计特征、8 种形状特征、54 种语义特征和 568 种小波特征。

　　考虑到高维特征的引入可能会导致构建的模型出现过拟合现象，影响模型在其他数据集上的鲁棒性。该研究采用递归特征消除 SVM 来选择 3 个特征集中的顶部特征，从而选择最适合当前分类任务的特征，实现特征降维。

　　在构建疗效预测模型阶段，该研究将选择的特征作为随机森林(RF)模型的输入，利用训练集数据建立预测模型。其中 RF 模型中超参数的确定采用网格搜索方法结合三折交叉验证的策略。该研究首先建立了 3 个单序列 MRI 模型(T1WI 瘤内区域特征模型、T2WI 瘤内区域特征模型和 T2WI 瘤周区域特征模型)，然后结合不同序列或肿瘤区域的特点建立了 3 种不同组合的影像组学模型，包括 T1WI 瘤内和 T2WI 瘤内的组合、T2WI 瘤内和瘤周的组合以及 T1WI 和 T2WI 所有区域的组合(多序列)。该研究为了统一建模和测试环境，强调了组合模型的构建过程与单序列模型的构造过程的一致性。完整的模型构建流程如图 4.11 所示。模型建立后，通过绘制 ROC 曲线并计算曲线下面积对不同模型的预测性能进行定量的评价和比较。

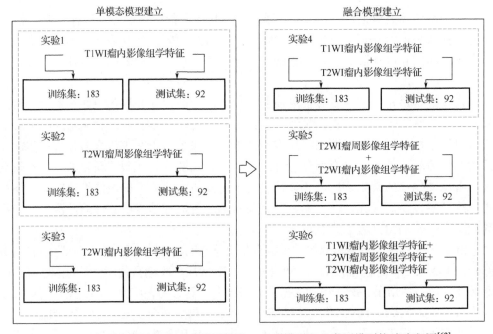

图 4.11　宫颈癌新辅助化疗疗效预测单一序列模型和多序列模型构建流程图[62]

此外，为了评估模型的稳定性，实验中将来自 3 个随机医院组合的患者组成另外 3 个不同的训练集，并将来自其余医院的患者分配到测试集。通过构建不同的训练集和测试集，研究模型的预测能力是否受到训练集和测试集中不同医院组合的影响。3 组患者的训练和测试过程均采用与先前实验相同的特征选择和模型构建策略。然后利用 ROC 曲线评价不同组合下模型的预测性能来评估模型的稳健性。最后，为了对比影像组学模型和临床指标模型的可靠性，该研究利用具有完整临床信息(年龄、FIGO 分期和大体类型)的患者子集，利用与影像组学建模相同的方法，构建临床模型。

该研究对所有入组患者的临床信息进行统计分析(表 4.1)，发现患者年龄与新辅助化疗反应间无显著相关性(P>0.05)。虽然新辅助化疗疗效在训练集中与 FIGO 分期呈现显著相关(P<0.001)，但在测试集中未呈现显著相关性。

表 4.1　宫颈癌临床信息统计表[62]

特征变量		训练集		P	测试集		P
		反应组	无反应组		反应组	无反应组	
年龄(平均值 ± 标准差)		47.9 ± 8.1	46.1 ± 9.2	0.227	50.9 ± 7.7	50.7 ± 9.2	0.918
FIGO 分期	IB2	57 (38.3%)	11 (32.4%)	<0.0001*	7 (12.7%)	3 (8.1%)	0.349
	IIA~IIA2	62 (41.6%)	6 (17.6%)		16 (29.1%)	7 (18.9%)	
	IIB~IIIB	30 (20.1%)	17 (50.0%)		32 (58.2%)	27 (73.0%)	

注：*显著的统计学意义。

根据所选特征，采用 RF 方法建立不同肿瘤区域和序列的影像组学模型，包括 T1WI 序列瘤内区域、T2WI 序列瘤内区域和 T2WI 序列瘤周区域。该模型在训练集和测试集上的 ROC 曲线如图 4.12(a)、(b)所示。利用从瘤内区域提取的影像组学特征，单序列(T1WI 或 T2WI)模型的 AUC 在训练集中大于 0.96，在测试集中大于 0.94。

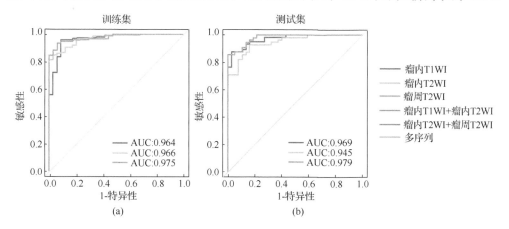

(a)　　　　　　　　　　　　　(b)

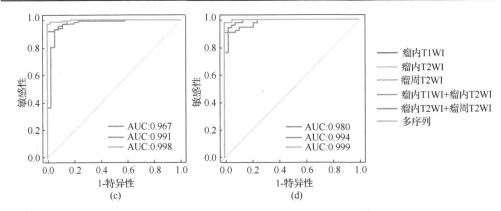

图 4.12　宫颈癌影像组学模型的 ROC 曲线[62]

然而，利用从瘤周区域提取的影像组学特征，单序列(T2WI)模型的 AUC 在训练集中可以达到 0.975，在测试集中可以达到 0.98。三种模型的特异性在训练集和测试集上均表现良好。与特异性不同的是，虽然这些模型的敏感性在训练集中均大于84%，但在测试集中却小于 77%。表 4.2 展示了不同模型预测性能的量化指标。

表 4.2　宫颈癌影像组学预测模型的性能[62]

数据集	模型名	准确率/%	AUC/%	敏感性/%	特异性/%
训练集	瘤内 T1WI	91.7(85.6～96.9)	0.964(0.931～0.996)	95.9(91.8～98.1)	91.2(86.3～97.6)
	瘤内 T2WI	89.5(84.9～93.2)	0.966(0.943～0.989)	84.6(75.2～88.0)	97.1(90.1～100)
	瘤周 T2WI	93.7(88.9～97.7)	0.975(0.956～0.993)	93.3(89.2～97.3)	94.1(85.2～98.6)
测试集	瘤内 T1WI	77.3(70.9～83.7)	0.969(0.942～0.997)	49.1(41.9～67.3)	100(98.9～100)
	瘤内 2WI	69.1(62.5～75.8)	0.945(0.904～0.986)	41.8(39.8～61.4)	100(99.1～100)
	瘤周 T2WI	87.3(80.9～93.1)	0.979(0.959～0.999)	76.4(61.8～86.2)	100(97.5～100)

实验中结合不同序列或不同区域的特征构建的 3 种组合模型，即 T1WI 瘤内与T2WI 瘤内的组合模型、T2WI 瘤周和瘤内的组合模型以及 T1WI 与 T2WI 的所有区域的组合(多序列)模型，模型的性能如图 4.12(c)、(d)所示。使用从 T1WI 瘤内和T2WI 瘤内提取的影像组学特征组合，模型在训练集的 AUC 为 0.967，测试集的 AUC为 0.980。T2WI 瘤内和瘤周区域的组合模型在训练集上的 AUC 为 0.991，测试集的AUC 为 0.994。考虑到多序列图像在特征表达和补偿方面的重要意义，对多序列图像中提取的所有影像组学特征进行疗效预测，其 AUC 进一步提高到训练集(0.998)和测试集(0.999)。通过进一步量化分析，T1WI 和 T2WI 瘤内组合模型及 T2WI 瘤内和瘤周的组合模型虽然在训练集上具有良好的敏感性，但在测试集上效果不佳。多序列模型不仅在训练集上表现出良好的敏感性和特异性，而且在测试集上也表现出令人满意的性能。

进一步地，对单序列模型和组合模型进行模型性能对比，发现组合模型的预测性能显著提高（$P<0.05$）（图 4.12）。在组合模型的比较中，多序列模型的 AUC 显著高于其他组合模型（$P<0.05$）。

此外，对于来自不同医院的患者组成的训练集和测试集中，组合模型的 ROC 曲线是稳健的。模型在三个不同的训练集和测试集中的预测性能上均无显著性差异，而多序列模型的敏感性和特异性均较其他组合模型稳定。这表明，无论训练数据的来源如何，多序列模型都具有鲁棒性。

最后，该研究结合宫颈癌常见临床指标构建了临床模型，并与影像组学模型进行了对比，包括年龄、FIGO 分期、大体类型。该临床模型在训练集和测试集中 AUC 分别为 0.666 和 0.608，对比影像组学模型，预测性能降低 30%。

新辅助化疗因其能减小肿瘤体积，使不能切除的肿瘤可手术治疗，被认为是局部晚期宫颈癌患者的替代治疗策略。但是，由于缺乏有效的疗效预测因子，其在晚期宫颈癌治疗中的临床应用受限。该研究将治疗前 MRI 影像的瘤周和瘤内影像组学特征结合，构建了具有强预测性能的新辅助化疗疗效预测模型。该模型在不同医院间具有良好的鲁棒性，表明其在局部晚期宫颈癌患者新辅助化疗的临床决策中具有广泛的应用潜力。

4.1.5　治疗方案的选择与疗效评估

在肿瘤治疗过程中，即使是同一分期的肿瘤，临床诊疗指南也会给出多种可选的治疗方案，选择何种治疗方案通常由治疗科室医生根据临床经验和患者情况决定，但这种方式具有一定的主观性，缺乏量化的依据。影像组学可以量化不同治疗方案的疗效，有望辅助进行个性化的治疗方案推荐。

1. 早期肝癌治疗方案的选择

手术切除（surgical resection，SR）和射频消融（radiofrequency ablation，RFA）是治疗早期原发性肝癌（HCC）的两种主要方法[63]。目前许多学者已经进行了广泛的随机临床试验来比较在早期 HCC 治疗中接受 RFA 和 SR 的长期存活率，但没有得到统一的结论[64]。针对个体的最佳治疗策略仍是一个有争议的问题[65]。先前的研究表明，肝功能不全、肿瘤负荷和肿瘤位置是与 RFA 和 SR 选择相关的重要因素[66]。但是在临床实践中，这些临床指标的应用仍然有限并且模棱两可。因此，迫切需要探索新的个性化预测方法，在治疗前从 RFA 或 SR 中确定疗效最佳的方案。

在临床中，CEUS 在追踪 HCC 微循环灌注方面具有优势[67]。先前的研究表明，CEUS 的可量化指标与 RFA 或 SR 的治疗效果有关[68]。影像组学作为量化分析的手段，为早期 HCC 患者 RFA 和 SR 之间的个性化选择提供了新方法。

针对早期 HCC 患者,Liu 等人构建了影像组学模型用于 RFA 和 SR 治疗方案之间的选择[63],该研究纳入了从 2008 年 1 月至 2016 年 1 月的 470 名肝癌患者的影像和临床化验资料,患者在 RFA(n=243)或 SR(n=227)之前的一周内接受了 CEUS 检查。HCC 的诊断依照欧洲肝病研究协会发布的诊断标准。纳入标准为:①最大直径 ≤5.0cm 的孤立性原发肿瘤;②Child-Pugh A 级肝功能良好;③体能状态评分为 0 或 1;④对于无肿瘤进展的患者,随访时间超过 24 个月。排除标准如下:①CEUS 影像质量差(例如,整个肿瘤和周围肝实质未在超声图像上同时清晰显示);②在 CEUS 检查过程中过度移动。患者接受 RFA 还是 SR 是由多学科联合会诊小组根据患者的肿瘤大小、肿瘤位置、肝功能、身体状况和患者的意愿最终决定。最后,该研究回顾性纳入了 419 名患者的 CEUS 影像(RFA:n=214,SR:n=205),并按照 2∶1 的比例将 RFA 和 SR 两组病人分别随机划分为训练集和测试集(图 4.13)。

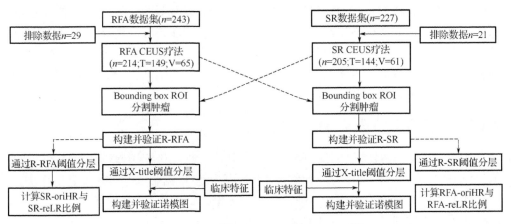

图 4.13　肝癌治疗方式选择研究流程图[63]
T: 训练集,V: 验证集

该研究在患者进行 RFA 或 SR 之前采集 HCC 病灶的 CEUS 影像,采集设备为 Philips iU22 或 Toshiba Aplio。在采集过程中,研究人员通过调节扫描声窗和深度,在扫描位置上同时显示肿瘤的纵切面及其周围的肝实质,然后通过肘部给患者注射超声造影剂并采集 3 分钟左右的动态 CEUS 视频,两种超声设备的帧速均为 20~25 帧/秒。

该研究在患者治疗后 1、3、6、9 和 12 个月以及之后的每 3~6 个月对患者进行随访,进行血清甲胎蛋白和影像学检查(增强 CT 扫描或增强 MRI 扫描)。治疗后一个月评估消融的疗效。成功消融定义为肿瘤完全消融或至少消融 5 mm 的切缘。从执行 RFA 或 SR 到肿瘤进展的影像学诊断(局部肿瘤进展、新的肝内肿瘤、血管浸润或远处转移)计算 PFS。

该研究对 3 分钟 CEUS 视频进行分析,肿瘤标注由超声科医生使用 ITK-SNAP

进行手动勾画。在肿瘤标注过程中，医生只在肿瘤明显的一帧图像上对肿瘤边界进行勾画。然后研究者根据这些肿瘤标注的最顶部、最底部、最左侧和最右侧边界点来自动创建一个矩形边界框，并将 ROI 定义为此边界框向外扩展 1cm 的区域（如图 4.14(a)中的红色框所示），使得整个肿瘤区域和周围的部分肝实质都被包含在内，之后在 CEUS 的每一帧上自动生成这样的 ROI。医生也可以在某些帧对 ROI 进行手动校正。研究者分别利用 RFA 组和 SR 组的标注结果构建了预测 PFS 的影像组学模型（RFA 组为 R-RFA，SR 组为 R-SR）。

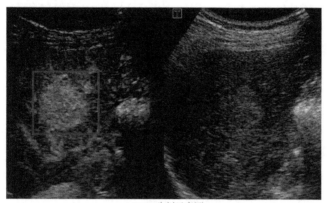

(a) ROI分割示意图

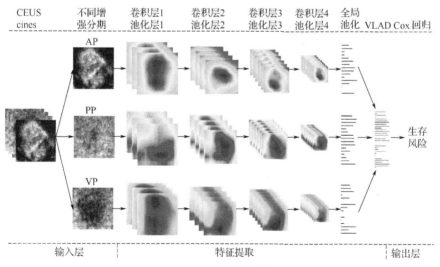

(b) R-RFA/R-SR网络结构图

图 4.14　肝癌治疗方式选择模型构建示意图[63]

R-RFA 和 R-SR 为基于卷积神经网络的 Cox 比例风险回归模型(Cox-CNN)，旨在从动脉期、门脉期和延迟期的 ROI 中自动学习预测 RFA 或 SR 中 PFS 的 CEUS

特征(图 4.14(b))。对于每位患者，使用 R-RFA 或 R-SR 计算对应的生存风险并将其作为影像组学标签。对于接受 RFA 或 SR 治疗的患者，通过 X-tile 软件在训练集中评估基于生存风险的分层阈值，然后将训练集和验证集均分为低风险和高风险亚组，并绘制不同亚组中对 PFS 的 Kaplan-Meier 生存曲线。C-index 被用于衡量 R-RFA 和 R-SR 的预测性能，C-index 大于 0.70 时，被认为具有较好的预测性能。

为建立易于使用的诺模图实现 RFA 和 SR 的个性化预测，研究者通过多变量 Cox 回归分析评估了临床变量和影像组学标签对预后预测的影响。其中临床变量包括年龄、是否患有肝硬化、病因、甲胎蛋白(AFP)、谷丙转氨酶(ALT)、白细胞计数(WBC)、血小板(PLT)、凝血酶原时间(PT)、总胆红素(TBIL)、白蛋白(ALB)、是否位于血管周围、是否位于肝脏边缘(包膜下位置或与横膈肌、胃肠道和胆囊相邻)、肿瘤大小和 ALBI 分级。使用赤池信息准则的后向逐步方法选择具有显著预后价值($P<0.05$)的临床变量和影像组学特征来构建诺模图，用来个性化预测 RFA 或 SR 的两年 PFS。同时在训练集和验证集中绘制 RFA 和 SR 诺模图的校准曲线，分别比较其在两年 PFS 中的预测和实际观察结果。另外，使用决策曲线分析来比较在不同阈值下使用和不使用影像组学标签之间的患者获益[69]。

为了优化所有入组 HCC 患者在 RFA 和 SR 之间的治疗选择，该研究使用 R-RFA 将 RFA 组按照低风险和高风险进行初步分层(RFA-oriLR 和 RFA-oriHR)，然后再利用 R-SR 将此组患者分为低风险和高风险亚组(RFA-reLR 和 RFA-reHR)，同样，SR 组也分别使用 R-SR(SR-oriLR 和 SR-oriHR)和 R-RFA(SR-reLR 和 SR-reHR)分为低风险和高风险亚组。使用 Mann-Whitney U 检验比较不同危险因素之间的差异，从而利用互换的影像组学模型对这种重新分层的有效性进行研究和探讨。在 RFA 或 SR 组中，利用不同影像组学模型将原始分层和二次分层之间的重叠和非重叠患者分为四个亚组，并重点研究 RFA 组中 RFA-oriHR 和 RFA-reLR 之间以及 SR 组中 SR-oriHR 和 SR-reLR 之间的非重叠患者。应用 RFA 和 SR 诺模图来计算这两个非重叠亚组中患者的两年 PFS 概率，使用 t 检验定量比较 RFA 和 SR 对应的预后预测效果。

这项研究纳入了 419 名患者(RFA：214，SR：205)，其中 RFA 组所有患者均成功消融。RFA 组和 SR 组之间的所有临床变量均无显著性差异($P>0.05$)(表 4.3)。RFA 和 SR 组随访时间的中位数分别为 92.1 个月和 66.9 个月。在 RFA 组中，有 92 例(92/214，43.0%)患者发生了进展，包括局部肿瘤进展(12，5.6%)、肝内转移(64，29.9%)、血管侵犯(4，1.9%)和肝外转移(12，5.6%)。在 SR 组中，有 90 例患者(90/205，43.9%)发生了进展，包括局部肿瘤进展(0，0%)、肝内转移(75，36.6%)、血管侵犯(6，2.9%)和肝外转移(9，4.4%)。RFA 和 SR 之间的 PFS 无统计学差异(中位数 PFS：RFA 组为 81.6 个月；SR 组为 59.7 个月，$P=0.12$)。将患者随机分为训练集(RFA：149 人；SR：144 人)和验证集(RFA：65 人；SR：61 人)。同时，确保 RFA 组和 SR 组的训练集和验证集之间的 PFS 和临床变量均无显著差异($P>0.05$)。

表 4.3　RFA 组和 SR 组的临床信息统计[63]

特征		RFA (*n*=214)，占比/%	SR (*n*=205)，占比/%	*P* 值
年龄，平均+方差 (95%CI)		56.2±11.0(29～83)	53.9±11.2(2～78)	
	≤60	138(64.5)	142(69.3)	0.302
	>60	76(35.5)	63(30.7)	
性别	男性	190(88.8)	174(84.9)	0.25
	女性	24(11.2)	31(15.1)	
致病源	HBV	181(84.6)	180(87.8)	0.971
	HCV	10(4.7)	7(3.4)	
脂肪肝		2(0.9)	4(2.0)	
未知/其他		21(9.8)	14(6.8)	
肝硬化	是	121(56.5)	100(48.8)	0.118
	否	93(43.5)	105(51.2)	
体力状态	0	168(78.5)	165(80.5)	0.63
	1	46(21.5)	40(19.5)	
AFP/(ng/mL)	>20	96(44.9)	81(39.5)	0.881
	20～200	70(32.7)	43(21.0)	
	≥200	48(22.4)	81(39.5)	
ALT/(U/L)		41.7±33.5(4.3～224.0)	46.3±52.4(11.0～448.0)	0.102
TBIL/(μmol/L)		17.9±10.1(4.0～72.2)	16.43±8.13(3.9～77.8)	0.084
PT/s		13.1±1.5(10.9～23.2)	12.83±1.68(10.7～31.0)	0.29
ALB/(g/L)	<35	39(18.2)	29(14.1)	
	≥35	175(81.8)	176(85.9)	
WBC，×10^9/L，mean ± SD(95% CI)		5.7±3.3(1.1～46.0)	5.9±2.8 (1.1～29.4)	0.505
PLT，×10^9/L，mean ± SD(95% CI)		154.4±76.2 (17.0～468.0)	165.9±64.3 (19.0～482.0)	0.1
肿瘤大小/cm	≤2	113(52.8)	91(44.4)	0.141
	2～5	101(47.2)	110(53.6)	
肿瘤位置	右叶	180(84.1)	150(73.2)	0.967
	左叶	20(9.3)	5(24.4)	
有二裂片的		14(6.6)	5(2.4)	
血管的位置	是	44(20.6)	43(21.0)	0.975
	否	170(79.4)	162(79.0)	
位于肝脏周围	是	55(25.7)	65(31.7)	0.106
	否	159(74.3)	140(68.3)	
ALBI 得分	1	112(52.34)	102(49.76)	0.952
	2	98(45.79)	100(48.78)	
	3	4(1.87)	3(1.46)	

该研究建立了基于深度学习的 R-RFA 模型和 R-SR 模型来估计生存风险，进一步利用 X-tile 生成最佳分层阈值将患者分为低风险和高风险亚组。在 R-RFA 中的阈

值为-0.1，在 R-SR 中的阈值为 0.7。对于 RFA 组，训练和验证集中高风险亚组的比例分别为 23.49%和 35.38%。对于 SR 组，比例分别为 48.61%和 37.10%。在 RFA 和 SR 组进行分层后，Kaplan-Meier 生存分析显示出在训练和验证集中的低风险和高风险亚组之间均存在显著性差异（图 4.15(a)、(b) 和图 4.15(c)、(d)，所有集合中 $P<0.005$）。训练和集验证集中 R-RFA 的 C-index 分别为 0.754（95%CI：0.701~0.808）和 0.726（95%CI：0.650~0.802），风险比分别为 5.543（95%CI：3.381~7.086）和 5.384（95%CI：3.018~7.821）。R-SR 模型的训练集和验证集中的 C-index 分别为 0.787（95%CI：0.735~0.838）和 0.741（95%CI：0.640~0.852），风险比分别为 2.903（95%CI：2.223~3.792）和 3.477（95%CI：2.512~4.250）。

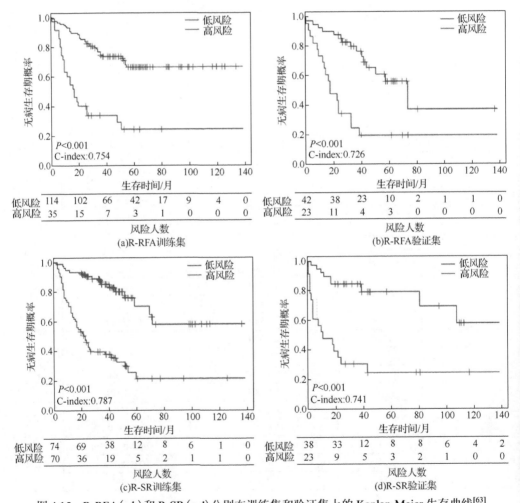

图 4.15　R-RFA(a,b) 和 R-SR(c,d) 分别在训练集和验证集上的 Kaplan-Meier 生存曲线[63]

多变量 Cox 回归分析确定了年龄（$P=0.013$）、PLT（$P=0.026$）、肿瘤大小（$P=0.045$）和

影像组学标签(P<0.0001)是 RFA 预后的独立预测因子,ALT(P=0.039)、ALB(P=0.013)、肿瘤大小(P=0.043)和影像组学标签(P<0.0001)是 SR 预后的独立预测因子。基于这些变量,研究者建立了针对 RFA 和 SR 个性化 PFS 预测的诺模图(图 4.16(a)、(b))。在训练集和验证集中,两个诺模图的校准曲线在预测结果和观察结果之间显示出良好的一致性(图 4.16(c)、(d))。Hosmer-Lemeshow 检验校准曲线没有显著性偏差(RFA 组训练集和验证集的 P 值分别为 0.330 和 0.479,SR 组在训练集和验证集的 P 值分别为 0.209 和 0.403)。基于 RFA 和 SR 组的两年 PFS 预测,该研究进一步将 RFA 和 SR 诺模图应用于患者分层,得到 RFA 的最佳分层阈值为 1.6,SR 为 1.2。在训练集和验证集中,RFA 诺模图的 C-index 分别为 0.741(95%CI:0.690~0.799)和 0.727(95%CI:0.676~0.841),SR 诺模图的 C-index 分别为 0.789(95%CI:0.744~0.845)和 0.719(95%CI:0.642~0.820)。RFA 诺模图的决策曲线分析仅使用了年龄、PLT 和肿瘤大小作为临床变量,整合了影像组学标签的决策曲线分析在图 4.16(e)中进行了展示(绿色和红色曲线)。结果表明,对 RFA 组患者而言,如果患者的疾病进展风险概率大于 30%,较临床变量相比,使用影像组学标签进行预后评估将为患者带来更高的获益。进一步对 SR 诺模图进行相同的分析(图 4.16(f)),发现如果疾病进展风险概率大于 15%,使用影像组学标签进行风险评估比仅使用临床变量带来更多的患者获益。

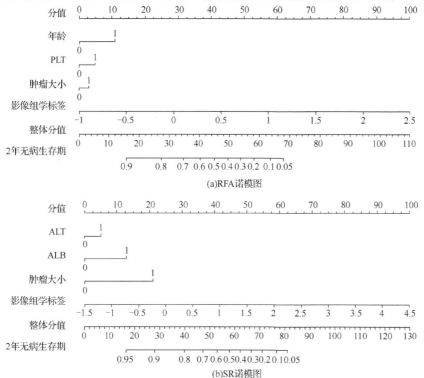

(a)RFA诺模图

(b)SR诺模图

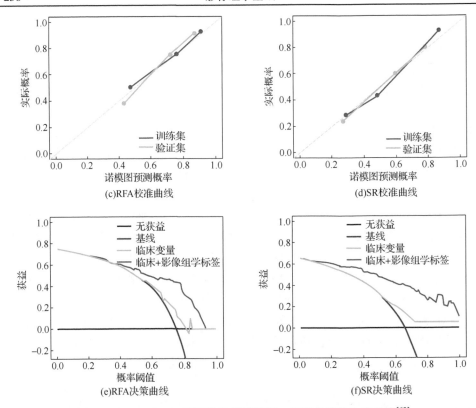

图 4.16　RFA 和 SR 的影像组学诺模图、校准曲线及决策曲线[63]

R-RFA 和 R-SR 模型在相应组（RFA 和 SR）中均实现了有效的预后分层。经 Mann-Whitney U 检验证明，两个患者组的二次分层也都存在显著差异（$P<0.001$），这表明 R-RFA 和 R-SR 有效地将 SR 和 RFA 分为低风险亚组和高风险亚组。同时，在 RFA 组中发现了 151 例患者属于同一亚组（低风险 130 例，高风险 21 例）（图 4.17(a)），但是有 63 位患者改变了风险类别，其中 37 位最初被认为是 RFA 高风险的患者被判定为 SR 低风险（图 4.17(a)，红色类别），占原先高危人群的 63.8%，占整个 RFA 组的 17.3%。之后，该研究应用 RFA 诺模图和 SR 诺模图分别计算了这 37 例患者的两年 PFS 概率。平均概率从 0.62±0.10 增加到 0.74±0.01（图 4.17(b)），表明如果这些患者接受 SR 代替 RFA 治疗，则实现两年 PFS 的期望值显著提高（$P<0.001$）。同样，在 SR 组中，确定了原先被认为是 SR 高危患者的 56 名患者为 RFA 低风险（图 4.17(c)，红色类别），占原始高危亚组的 60.2%，整个 SR 组的 27.3%。诺模图分析表明，他们达到两年 PFS 的平均概率从 0.76±0.12 增加到 0.91±0.05（图 4.17(d)，$P<0.001$）。

该研究证明了基于深度学习的影像组学模型和诺模图可以应用于术前 CEUS 检查中早期 HCC 患者的预后预测，并优化 RFA 和 SR 的治疗方式选择。

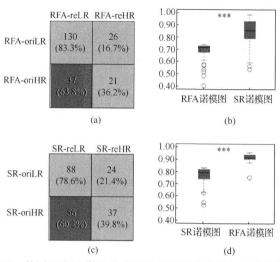

图 4.17　使用两个影像组学模型进行的两个分层之间的比较[63]

2. 晚期鼻咽癌治疗方案的选择

鼻咽癌是我国南方地区的高发癌种，大多数患者在确诊时已进入局部晚期。根据各种国际指南，如美国 NCCN（National Comprehensive Cancer Network）指南，欧洲 ESMO（European Society for Medical Oncology）指南和中国 CSCO（Chinese Society of Clinical Oncology）指南，局部晚期鼻咽癌患者有多种治疗选择，包括诱导化疗（ICT）+同期放化疗（CCRT）和单独的 CCRT。虽然有研究表明相比于 CCRT，ICT+CCRT 能为患者带来 8%～9%的无进展生存率的获益[70, 71]，但是接受 ICT 的患者要承受更高的毒副作用，并且患者对 ICT 的治疗反应表现出了较大的差异性，有 9.1%的患者表现出差的治疗反应，11.3%的患者表现出好的完全治疗反应[72]。在目前的临床实践中，如何为局部晚期鼻咽癌患者选择个体化的治疗方案尚是一项重大的临床挑战。

以往研究证据表明，影像组学特征可以预测治疗效果，并能筛选出对特定治疗方式敏感的患者[73, 74]。虽然基于影像组学的预后模型对局部晚期鼻咽癌的治疗决策有一定的指导作用，但这些模型在建模时并没考虑治疗方式的影响[75]；一些疗效预测标签虽然可以识别哪些患者可以从诱导化疗中获益，但难以预测患者是否更适合其他治疗方式[76]。建立预后模型时引入治疗交互信息可以开发出带有个性化治疗方式推荐的综合性预后模型，进而可以提供更丰富的预后风险和治疗疗效信息，更加方便地辅助临床医生进行精准的治疗决策。

针对局部晚期鼻咽癌患者，Zhong 等人开发了一个多任务学习的影像组学模型[77]，从患者治疗前的 MRI 图像中同时学习预后标签（Prognostic-score）和疗效预测标签（Predictive-score），并联合其他临床预后因子建立了多任务智能决策模型。该模型可以预测鼻咽癌患者在接受不同治疗方式的预后,并据此相应地推荐最佳治疗方案。该研究从中山大学附属肿瘤医院、中山大学附属第五医院、中山大学附属佛山医院和桂林医科大学附属医院等四家医院中回顾性收集了 1872 例 T3N1M0 期鼻咽癌患者的治疗前多序列 MRI 影像和临床数据。所有患者从 2010 年 1 月至 2017 年 6 月间进行过治疗。纳入标准为:①被诊断为 T3N1M0 期鼻咽癌;②接受了 ICT+CCRT 治疗或单独的 CCRT 治疗;③接受了调强放射治疗;④在接受治疗前做过 MRI 扫描。排除标准为:①在根治性治疗过程中接受辅助化疗、靶向治疗或生物制剂治疗;②在入院前曾接受过化疗或放疗;③患有其他恶性肿瘤;④在 MRI 图像中存在伪影、模糊、断层和无序切片。为了减少临床医生的主观意愿对治疗方案选择的影响,该研究采用最近邻匹配方法,以 1∶1 的比例筛选出了 1206 例基线临床特征匹配的患者。中山大学附属肿瘤医院的 1008 例匹配的患者数据作为训练集和内部测试集,其他三家医院的 198 例匹配的患者数据作为外部测试集。除了治疗前的 EBV DNA 水平,其他基线临床特征,如性别、年龄、TNM 分期、吸烟、饮酒等并未在这三个数据集之间展现出显著的差异。中位随访时间在训练集、内部验证集和外部验证集上分别为 64.0 个月(四分位距:53.4～78.3)、65.7 个月(四分位距:52.9～77.6)和 63.3 个月(四分位距:50.9～76.6)。截止到最后的随访时间,107/684(15.6%)、55/324(17.0%)和 35/198(17.7%)位患者分别在每个数据集中经历了疾病进展。该研究的主要研究临床终点是无病生存期(disease-free survival,DFS),其定义为从最初确诊日期到疾病复发日期或死亡日期的时间。

　　该研究在患者接受任何抗肿瘤治疗的两周前采集患者的三个序列的 MRI 图像(T1WI,T2WI 和对比增强 T1WI)。对于每个 MRI 序列,两名经验丰富的放射科医生在每个轴向的 MRI 图像上手工勾画原发病灶的 ROI。

　　考虑到 MRI 机型和扫描参数对图像灰度强度造成的偏差,该研究对 MRI 图像进行插值和归一化处理以使图像灰度匹配到模板灰度空间。该研究使用 SE-ResNet 架构[78]作为骨干网络,并结合多实例学习方法[79]从 MRI 图像中提取深度影像组学特征。然后,以三个 MRI 序列的深度影像组学特征为输入,构建了一个联合的全连接神经网络,该网络由共享的主干网络和两个任务特定的子网络组成,可同时预测预后和治疗反应。预测预后的子网络的输出(Prognostic-score)是对疾病进展风险的估计,而另一个子网络的输出(Predictive-score)是对接受 ICT+CCRT 与接受 CCRT 间的疾病进展的相对风险的估计。在预测治疗反应的子网络中,为考虑治疗方式和激活单元之间的相互作用,采用了改进的协变量方法[80]。该研究选取对数 Cox 偏似然函数[81]作为损失函数,并结合随机梯度下降算法在训练集上训练特征提取网络和标签建立网络。结合独立临床预后因素、预后标签和疗效预测标签,采用多变量 Cox 比例风险回归方法建立了多任务智能决策模型(combined prognosis and treatment decision nomogram,CPTDN)。使用 CPTDN 可以得到每个患者在接受不同治疗方案时的预后风险评估，根据治疗方式间的预后风险差异可以制定个性化治疗建议。对于 CPTDN 的预后性能，该研究使用临床预后特征在训练集上构建了模型 $\text{Model}_{\text{all}}^{\text{clin}}$，在训练集的 CCRT 人群中构建了模型 $\text{Model}_{\text{ccrt}}^{\text{clin}}$，在训练集的 ICT+CCRT 人群中构建了模型 $\text{Model}_{\text{ict+ccrt}}^{\text{clin}}$。此外，为了对比疗效预测标签在预后评估中的增量价值，基于训练集该研究还构建了模型 $\text{Model}_{\text{ccrt}}^{\text{clin+prog}}$。

实验表明，预后标签在训练集中对 DFS 展现了良好的预测性能，C-index 为 0.772。相似的预后预测性能在内部验证集和外部验证集上也得到验证，C-index 分别为 0.733 和 0.681；疗效预测标签在所有数据集上都展现了与治疗疗效的强相关性（Wald 检验的 $P<0.001$），然而没有一个临床因子展现出与治疗疗效显著的相关性。多变量 Cox 比例风险分析识别出了预后标签、疗效预测标签与治疗因子间的交互项，治疗前的 EBV DNA 水平和年龄作为独立的预后风险因子，并由此构建了 CPTDN（见图 4.18(a)）。校准曲线表明，CPTDN 与实际观察的 3 年和 5 年 DFS 率有较好的一致性（见图 4.18(b)、(c)）。使用多变量 Cox 比例风险分析，$\text{Model}_{\text{all}}^{\text{clin}}$ 由年龄和治疗前的 EBV DNA 水平构建，$\text{Model}_{\text{ccrt}}^{\text{clin}}$ 由肿瘤体积和治疗前的 EBV DNA 水平构建，$\text{Model}_{\text{ict+ccrt}}^{\text{clin}}$ 由年龄和治疗前的 EBV DNA 水平构建，$\text{Model}_{\text{ccrt}}^{\text{clin+prog}}$ 由预后标签、年龄和治疗前的 EBV DNA 水平构建。由图 4.19 所示，在各个数据集的特异治疗亚组中，CPTDN 获得了最佳的预后能力。并且，在各个数据集中，相比于其他的预后模型，CPTDN 的 C-index 也是最高的，分别为 0.868、0.856 和 0.851。危险分层分析表明，CPTDN 可成功将患者分为 DFS 差异显著的低危组和高危组（见图 4.20）。此外，当使用临床因子或 MRI 机型参数（包括性别、C 反应蛋白水平、吸烟状态、肿瘤家族史、肿瘤体积、磁场强度和 MR 的制造商）进行分层时，亚组分析表明 CPTDN 仍具有良好的危险分层能力。

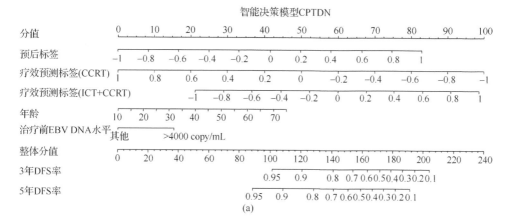

(a)

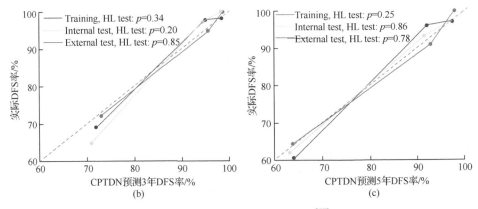

图 4.18　CPTDN 及其校准曲线[77]

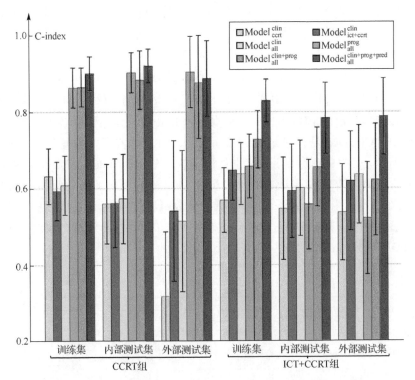

图 4.19　预后模型在不同治疗方式人群中的预后效果比较[77]

　　基于 CPTDN，将 ICT+CCRT 与 CCRT 间的疾病进展风险评估差异作为治疗疗效差异。该研究使用 ICT + CCRT 和 CCRT 间的 5 年治疗疗效差异将所有患者分成 ICT-preferred 组和 CCRT-preferred 组。在训练集中的 ICT-preferred 组，ICT + CCRT 是患者首选的治疗方案，相比于单独的 CCRT 可以为患者带来显著更长的无疾病进

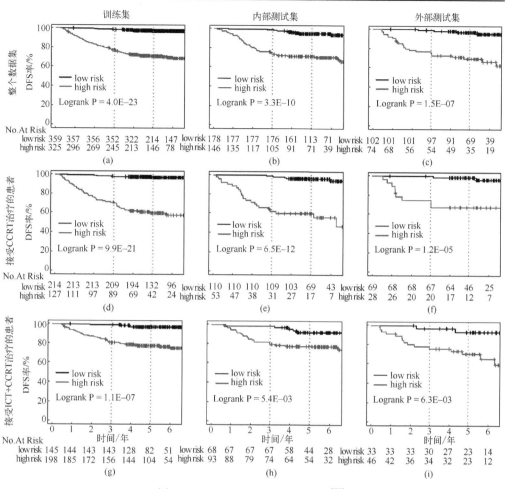

图 4.20　CPTDN 的危险分层能力[77]

展生存率 (Hazard Ratio [HR]：0.21，Log-Rank 检验：P<0.001)，类似的结果也在内部测试集 (HR：0.17，Log-Rank 检验：P<0.001) 和外部测试集 (HR：0.24，Log-Rank 检验：P=0.022) 上得到了验证 (见图 4.21 (a)、(c)、(e))。在训练集中的 CCRT-preferred 组，相比于 ICT+CCRT，单独的 CCRT 是首选的治疗方案 (HR：5.34，Log-Rank 检验：P<0.001)，这个结果也在内部 (HR：6.24，Log-Rank 检验：P<0.001) 和外部 (HR：12.08，Log-Rank 检验：P<0.001) 测试集上被证实了 (见图 4.21 (b)、(d)、(f))。此外，亚组分析表明 CPTDN 的疗效预测能力也不受性别、年龄、肿瘤体积、机型的影响。

　　总之，该研究在多中心的数据集上开发并验证了一种无创的多任务智能决策模型，可以预测 T3N1M0 期鼻咽癌患者接受不同治疗方案时的预后，并据此相应地推荐最佳的治疗方案。该研究可为局部晚期鼻咽癌患者的个性化治疗和优化管理提供一种无创、有效的工具。

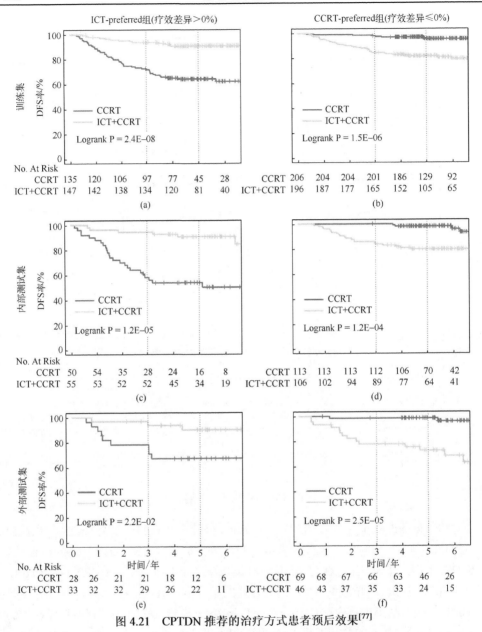

图 4.21　CPTDN 推荐的治疗方式患者预后效果[77]

4.2　影像组学在肿瘤预后预测中的应用

近年来，影像组学在肿瘤预后研究中显示出强大的价值，特别是在预测肿瘤复发和生存期方面有很多典型的应用案例，本节重点介绍影像组学在肿瘤复发预测和生存期预测方面的研究进展。

4.2.1　肿瘤复发的预测

肿瘤复发是引起患者死亡的一大原因[82]。肿瘤复发是指治疗后的患者经过一段时间后又重新发现了肿瘤，并且在此期间肿瘤无法被检测到。对于生长快速的肿瘤，其治疗手段越少，治疗后复发的可能性也越大。肿瘤复发的类型主要包括局部复发、区域复发和远端复发。局部复发是指复发肿瘤就在原来发生的部位，区域复发是指复发肿瘤发生在原始部位附近，而远端复发是指肿瘤发生在原始部位外的其他部位（通常是肺部、肝脏、骨头或大脑），离原始部位有一定的距离。

肿瘤的复发通常意味着不良的预后[83]，因此对于复发的预测也一直是临床研究热点。针对不同的肿瘤，都有相应的病理组织学或影像学研究提出某些与复发相关的临床风险因子。然而，这些预后因子往往是术后获得的或者需要组织活检。最近，越来越多的研究将影像组学方法与肿瘤的复发联系起来，利用影像组学算法提取定量的肿瘤异质性特征，在术前通过大量的影像特征建立影像组学模型，个体化地精准预测肿瘤的复发。基于定量特征的影像组学标签在一些肿瘤中已表现出较好的复发预测效果。

1. 肺癌立体定向消融放射治疗后局部复发预测

SABR 是早期肺癌患者的标准治疗方案之一[84,85]。SABR 可以达到良好的术后肿瘤局部控制率[86,87]；然而，在用 SABR 治疗后，患者经常经历辐射所带来的肺损伤，其与肺癌复发的表现相似，需要鉴别出复发病灶并进行手术切除。使用 CT 影像早期检测局部复发可以对患者进行及时的手术治疗，并且已被证明在这类患者中是有效的。精准的复发检测可以避免对仅有良性纤维化的患者进行不必要的扫描和干预。

局部复发的中位时间通常在 SABR 后 15 个月出现，但一小部分患者也可能在 5 年后出现。一些定性的 CT 特征已被证实为复发的高危预测因子[88]，包括肿瘤的不透明度增加、一年后的增大、从一次扫描到下次扫描的连续增大、凸出的边缘、线性边缘消失等。然而，定性特征在不同医生之间的一致性较差。

Mattonen 等人开展了一项影像组学评估 SABR 后复发的研究[87,88]，并将影像组学与放射科医生的判断进行对比。该研究纳入了接受 SABR 治疗的 T1/T2N0 期 NSCLC 患者。根据基线因素（包括放疗计划目标体积大小、肿瘤位置和分次），15 名有局部复发的患者按照 1：2 的比例与没有复发但有放射性肺损伤的患者进行匹配。使用风险适应方法将这些肿瘤以 3~8 个等级分别进行 54~60Gy 剂量的放疗。在 15 例局部复发患者中，7 例患者的复发经活检确诊，其余 8 例患者则根据 CT、PET 结果和随后的临床结果确定为局部复发。患者在接受 SABR 治疗后 3 个月、6 个月和 12 个月以及此后每 6 到 12 个月接受了标准的随访并进行了 CT 检查。

　　三位胸部放射肿瘤专家(观察者 1～3)和三名胸部放射科医师(观察者 4～6)根据所有的随访图像判断患者属于良性损伤、无复发或局部复发。在评估过程中,他们对真实的结果并不知情,以保证医生判断的客观性。临床医生利用患者在接受 SABR 之后第一次随访时的影像对局部复发进行了评估,并计算了临床医生判断结果的总体准确率、假阳性率、假阴性率;同时,还根据所有随访的信息和可用的图像进行了评估,并计算了医生评估结果的敏感性和特异性。该研究还使用了 kappa 值来度量 6 个评估者判断结果的一致性。kappa 值≤0 表示一致性差,随着 kappa 值接近 1,一致性增加(轻微一致=0.01～0.20, 一般=0.21～0.40, 中等=0.41～0.60, 大部分一致=0.61～0.80, 几乎完全一致=0.81～1.00)。统计分析的显著性水平为 0.05。

　　该研究从放疗巩固区域和外围区域提取了 CT 影像组学特征,总共在两个区域中计算了 22 个一阶特征和 22 个二阶灰度共生矩阵纹理特征。灰度共生矩阵在三维分割后的体素内沿着 4 个相邻体素方向进行计算,纹理特征在所有方向上取平均值。此外,在巩固区域中,计算了 16 个基于尺寸和基于形状的特征。最终,共有 44 个从外围区域提取的特征,60 个从巩固区域提取的特征;每个图像共提取出 104 个特征。

　　为了确定医生在整个随访过程中对复发的评估能力,该研究报告了医生利用随访期间任何一个时间点的 CT 影像来判断复发结果的敏感性和特异性。不同的医生对诊断复发具有不同的敏感性和特异性。在所有观察者间,医生判断结果的中位敏感性为 83.8%(范围 67%～100%),中位特异性为 75.0%(范围 67%～87%)。所有 6 名观察者之间只有中等程度的一致性,所有 182 次评估之间的平均 kappa 值为 0.54。在所有情况下,放射科医师(观察者 4～6)的特异性低于放射肿瘤学家(观察者 1～3),但平均而言,放射科医师在检测复发方面具有更高的敏感性。每位医生首次正确检测局部复发的平均时间均在患者 SABR 接受后 1 年。然而,放射科医师(平均 13.4个月)通常能够比放射肿瘤学家(平均 18.2 个月)更早地检测到复发。

　　尽管观察者被告知该数据集包含 30%～40%的局部复发,但不同观察者判断为复发的实际百分比有所不同。所有 3 名放射肿瘤学家判断出 38%的患者存在复发,与实际复发患者的百分比一致。然而,所有 3 名放射科医师判断出 49%～53%的患者存在复发,比实际复发患者的百分比更高。不同医生对评估结果的确定性差异很大,观察者之间几乎没有达成一致。一名放射肿瘤学家(观察者 2)和 3 名放射科医生(观察者 4～6)倾向于将大多数图像评价为非常确定。在所有图像中,医生评估确定性的 kappa 值为 0.06,表明只有轻微的一致性。所有非复发图像中约有 5%(30 名患者中的 17 名)建议使用 PET 成像进行额外检查。还有 8 名患者,其中至少有 1 名观察者建议进行更多的侵入性干预,包括对仅有良性损伤的患者进行活检或立即干预。

　　为了确定最终的影像组学特征集合,该研究利用交叉验证选择其中出现次数最多的 5 个特征,这些特征包括 4 个外围区域特征(最小灰度级、灰度同质性、灰度相关性和灰度能量)和 1 个巩固区域特征(灰度均匀性)。实验表明,多数特征都是在外围区域内提取出的形状特征。为了评估这种特征的预测能力，进行留一交叉验证，发现影像组学特征产生的评估误差为 23.7%，假阳性率为 24.0%，假阴性率为 23.1%。影像组学特征表现出对训练和测试集大小差异的鲁棒性，验证方法从留一法改为三折交叉验证时，影像组学分类误差仅增加 8%。

该研究中，医生对术后 SABR 后的 CT 图像评估具有较好的敏感性和特异性。同时，医生在治疗后 6 个月内对复发的诊断能力普遍较差，影像组学评估却可以表现出更好的预测能力，说明影像组学方法有很大的潜力成为临床使用的辅助决策工具，它可以更早地提供复发预测，减少患者不必要的有创检查。

2. 肝癌术后早期复发预测

早期肝细胞癌(HCC)患者通常采用肝移植、部分肝切除和射频消融等手段进行治疗[89]，其中部分肝切除仍然是非肝硬化患者和肝功能良好的肝硬化患者的首选治疗方案。即使对于中晚期的 HCC 患者，肝切除后也有着长期的生存益处[90]。然而，术后复发仍是导致 HCC 患者治疗后死亡的主要因素之一，目前肝癌的五年术后复发率达到 60%～80%[91]。

从手术切除到复发的时间间隔是影响患者生存的独立预后因素，早期复发(≤1年)的 HCC 患者预后比晚期复发者(>1 年)差。即使在小病灶(≤3cm)的肝癌患者中，手术切除后仍旧会有早期复发的情况。因此，HCC 患者需要被更好地分层。对早期复发的高危患者应考虑采用替代治疗和术前辅助治疗的策略。之前的研究已经证实了与切除后 HCC 的早期复发相关的几个危险因素，其中病理学特征(例如微血管侵犯)十分重要。然而，与早期复发相关的病理特征只能通过有创活检或手术后病理来确定。因此，改善患者治疗策略的主要障碍之一是缺乏有效无创的复发预测工具。前期研究发现，28 个增强 CT 的影像特征可以重建 78%的 HCC 基因表达谱[8]，影像组学为 HCC 术后的复发提供了潜在的预测方法。

Zhou 等人探索了基于 CT 的影像组学术前预测 HCC 早期复发的能力[92]，实现了对 HCC 患者更好的风险分层，以进行相应的外科治疗和辅助治疗。该研究纳入215 例接受过部分肝切除的 HCC 患者，所有患者都有至少一年的随访信息，随访的终点事件是复发。与早期复发相关的临床风险因素包括年龄、性别、乙型肝炎表面抗原或丙型肝炎抗体状态、CEA、Child-Pugh 分级、BCLC 分期等。除此之外，还纳入医生判读的定性影像学特征，包括肿瘤直径、数量、坏死、静脉血栓形成、肝硬化等指标。该研究首先对所有的临床类别因子采用卡方检验和 Fisher 精确检验比较早期复发和非早期复发组中的差异性，选择单因素分析中 P 值小于 0.1 的变量，然后采用前向 Logistic 回归方法进行多变量分析,最终将多变量分析中 P 值小于0.05的变量纳入到临床模型。

该研究的影像组学特征提取过程如下：首先，对原始图像利用拉普拉斯带通滤波器进行滤波，形成一系列由粗到细的不同尺度的肿瘤 ROI；然后，在这些区域上分别提取纹理特征，充分挖掘图像不同尺度的信息。从每个患者的动脉期和静脉期图像上提取共 300 个影像组学特征，包括灰度直方图和灰度共生矩阵特征。研究使用 LASSO 回归模型来确定用于预测早期复发的最佳影像组学特征子集。这种方法不仅适用于高维数据回归分析，而且还可以将所选特征融合成一个影像组学标签，最终算法选择了 21 个特征。通过将所选特征与它们各自的系数相乘构建每个患者的影像组学标签，Mann-Whitney U 检验显示，早期复发组和非早期复发组中的影像组学标签的差异性显著，对应 P 值小于 0.001。最后将影像组学标签和临床多变量分析选出来的有意义的临床变量结合起来构成融合模型。

最终，使用 ROC 曲线评价影像组学标签、临床模型和融合模型的性能，并用 Delong 检验比较影像组学标签、临床模型、融合模型的差异。结果显示融合模型的 AUC 值(0.836)最高，且与影像组学标签 AUC 值(0.817)没有显著性差异，但是比临床模型的 AUC 值(0.781)高，且有显著性差异(P 值为 0.01)。

该研究中，影像组学标签作为独立的预测指标，在预测 HCC 早期复发的性能表现优于临床模型，除此之外，在传统的临床变量中加入影像组学标签可以显著提高术前预测早期复发的准确性，这也表明了影像组学标签可能提供了关于肿瘤生物学的额外信息，其预测性能优于人口统计学特征、实验室生化指标和 HCC 定性征象。

3. 肝癌肝移植后复发预测

对于没有门脉高压症的早期 HCC 患者，肝切除术仍然是治疗的首选方案[93]。然而，大多数 HCC 患者发现症状时已处于中期或晚期，手术切除率小于 30%，并且 5 年复发率高达 70%。肝移植是晚期肝病最有效的治疗方法之一，其被推荐用于临床证实的门脉高压症和符合米兰标准的早期 HCC 患者，5 年无进展生存率可达 60%~80%[94]。米兰标准根据肿瘤的大小和数量来制定其使用策略，存在一定的局限性，在外植体和术前图像上看到的肿瘤真实大小和实际数量之间存在不一致性[95]。在进行肝移植的患者中，20%的患者被发现有微血管侵犯从而导致早期肿瘤复发，将肝移植后的 5 年生存率从 80%降低至 40%[96,97]。复发是影响肝移植术后肝癌疗效的主要因素[98]。因此，前瞻性预测 HCC 患者的复发，对患者器官分配、手术治疗发展、预后价值等方面都有重要的意义。

Guo 等人开发了预测肝癌患者肝移植后复发的影像组学模型[99]，可更好地对患者进行风险分层并指导器官分配。通过搜索电子病历，初始收集了 450 例组织病理学证实为 HCC 的肝移植患者。根据入组排除标准(图 4.22)得到最终纳入的 133 例患者(114 例男性和 19 例女性；平均年龄 53±8 岁)，其中包括 51 例符合米兰标准的患者和 82 例超出米兰标准的患者。在所有患者中，有 42 例患者术后 1 年内复发，

91 例未复发。实验将所有患者按照 7 : 3 的比例随机分成训练集和验证集，纳入可能与肝癌复发相关的临床指标(包括年龄、白蛋白、总胆红素、终末期肝病评分、腹水、乙型肝炎表面抗原、丙型肝炎抗体状态、甲胎蛋白、丙氨酸氨基转移酶、γ-谷氨酰转肽酶、天冬氨酸氨基转移酶、Child–Pugh 级和 BCLC 分期)，入组的患者中部分患者为单发性 HCC，其他患者为多发性 HCC。在单个病变患者中勾画单个肿瘤，在多个病变患者中勾画最大的肿瘤。

　　研究的终点是无复发生存期(RFS)，定义为从肝移植日期到复发日期(指肝内复发或肝外转移)或直到最后一次得知患者无复发的日期。所有患者均在肝移植后连续随访至少 1 年，直至复发；未复发的患者随访至 2018 年 1 月 1 日。截至上次随访，有 42 例患者(31.6%)疾病复发(平均 RFS 为 969 天，中位数 RFS 为 852 天；最长的 RFS 为 2251 天，最短的 RFS 为 14 天)。术后第一个月及之后每三个月通过甲胎蛋白和超声或增强 CT/MRI 监测术后复发，具有非典型或阴性影像学表现且甲胎蛋白水平升高的患者每月接受一次随访或通过活检检查。

　　在该研究中，通过勾画患者的 ROI，提取并分析薄层 CT 图像中整个肿瘤的影像组学特征，从 CT 图像的四个期相(平扫期、动脉期、门静脉期、延迟期)获得了 HCC 的高通量定量特征。使用 Mann-Whitney U 检验和 t 检验来确定训练集和验证集之间临床病理特征的值是否存在显著性差异，P 值小于 0.05 被认为有显著差异。将单变量 Cox 比例风险回归分析中 P 值小于 0.05 的临床特征纳入多变量 Cox 比例风险模型中。在多变量分析中，P 小于 0.05 的变量被认为是与复发有关的潜在临床特征，并用于构建临床预测模型。

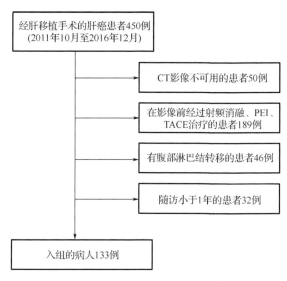

图 4.22　患者入组排除标准框图[99]

　　该研究以 0.8 作为组内及组间相关系数的阈值来筛选稳定的影像组学特征并用于后续分析。LASSO-Cox 方法被用来选择使模型预测性能最优的特征集合，并建立比例风险预后模型。对于每位患者，使用影像组学评分评估模型的输出，该评分由所选特征集与其各自系数的线性组合计算得出。最后，根据影像组学评分模型，将患者分为高风险组和低风险组，计算对数秩检验以比较不同风险组间存在的预后差异。研究使用 C-index 评估模型预后性能。此外，进一步为该模型构建了临床诺模图，以直观地预测 1 年、2 年和 3 年 RFS。绘制校准曲线以分析诺模图在训练和验证数据集上的预后表现。

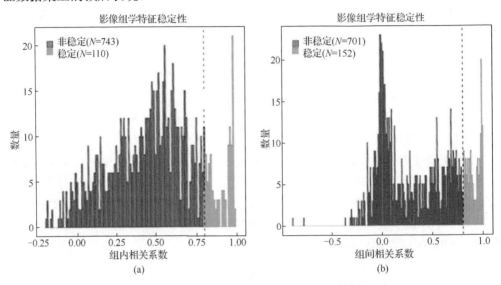

图 4.23　组内和组间相关系数直方图[99]

　　对影像组学特征进行稳定性分析后，动脉期保留了 84 个特征，图 4.23 为动脉期特征的稳定性分布(组内和组间的可重复性)直方图。所有选定的特征均被用于LASSO-Cox 模型的构建。在训练集数据上根据留一交叉验证，将 84 个稳定特征减少到了 9 个(图 4.24)。该研究的结果发现，基于动脉期的预测模型性能优于基于门静脉期特征或融合了动脉和门静脉期的模型性能。因此，根据动脉期影像组学特征建立最终的融合模型。根据融合模型的影像分数将患者分为高危组或低危组。对数秩检验表明，在训练集($P<0.001$)和验证集($P=0.011$)中，高危和低危组的 RFS 差异显著(图 4.25)。同时，基于动脉期的影像特征和临床特征的融合模型在训练数据集中与 RFS 显著相关(C-index：0.785；95%CI：0.643～0.864)。同样，该研究在验证集中也发现构建的模型可以实现 RFS 预测(C-index：0.789；95%CI：0.620～0.957)。除此之外，融合模型在符合和超出米兰标准的亚组中都表现良好，在米兰标准内，其 C-index 为 0.773(95%CI：0.532～1.000)，而在超过米兰标准的亚组中，其 C-index

为 0.726（95%CI：0.623～0.829）。建立的融合模型的预后诺模图如图 4.26 所示，预测 1 年、2 年和 3 年 RFS 概率的校准曲线如图 4.27 所示。该研究的结果发现，诺模图的预测值与实际观测值之间存在一致性，Hosmer-Lemeshow 检验得出训练和验证集中的 P 值分别为 0.121 和 0.164。

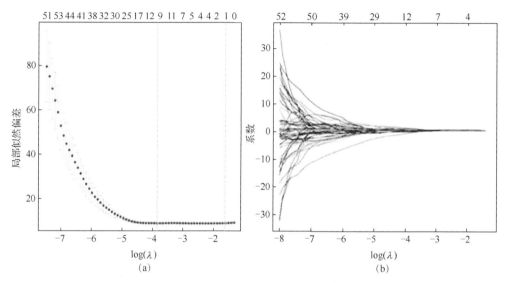

图 4.24 LASSO 特征筛选过程图[99]

log(λ) 指 LASSO 模型中正则化系数

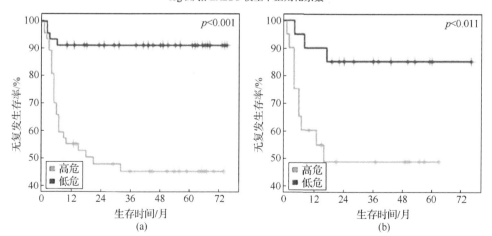

图 4.25 患者在训练集和测试集中的 Kaplan-Meier 生存曲线[99]

该研究表明，影像组学标记物有可能成为预测肝移植后 HCC 患者复发的生物标志物，进而在临床实践中指导肝器官的分配和手术治疗。

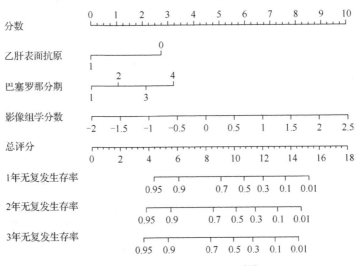

图 4.26　融合模型的预后诺模图[99]

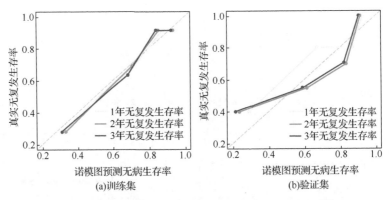

图 4.27　预后模型在训练集和验证集中的校准曲线[99]

4. 肝癌消融治疗后复发预测

　　HCC 患者消融手术后的复发预测对患者随防策略和干预措施的制定有重要价值。Yuan 等人研发了预测 HCC 患者消融手术后复发的 CT 影像组学模型[100]，该回顾性研究收集了 2007 年 8 月至 2014 年 8 月住院的 184 例经过消融治疗的 HCC 患者。该研究将患者随机分为训练集(n=129)和验证集(n=55)，所有患者均通过穿刺活检诊断为 HCC。CT 图像采集自 64 排螺旋 CT。病理数据全部从医院病理中心获得，图 4.28 显示了患者入组排除流程。对于所有入组的患者，在消融后每 3 个月进行一次增强 CT/MRI 扫描、肝功能和肿瘤标志物(例如甲胎蛋白)检测，随访时间最短为 3 年。肿瘤复发患者经增强 CT/MRI 检查发现在门静脉期有动脉高增强和洗脱现象。

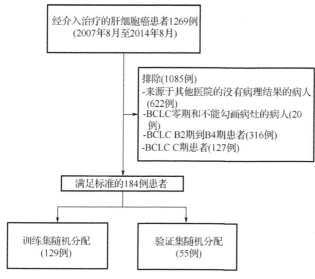

图 4.28 患者入组排除流程图[100]

该研究使用 Mann-Whitney U 检验和 t 检验来确定训练集和验证集之间临床变量是否有显著差异。该研究由 15 年以上经验的影像科医生对肿瘤进行三维分割。在每个患者的动脉、门静脉和实质期的图像上逐层勾画病灶 ROI。最终的分割结果由拥有 20 年以上经验的影像科医生进行验证，以确保勾画的准确性。该项研究重复分割了 20 例患者的图像，以测试特征的稳定性。从每期 ROI 中提取一组（647 个）影像组学特征。除此之外，对每个图像进行小波处理，该过程将原始图像分解为 8 个分量。特征分别从原始图像和变换后的图像中提取，其可以分为两种类型：非纹理特征和纹理特征。非纹理特征包括形状、大小和强度特征。纹理特征根据以下四个纹理矩阵提取：灰度共生矩阵、灰度游程矩阵、灰度大小区域矩阵和邻域灰度色调差矩阵。将单变量 Cox 比例风险回归分析中 P 值<0.1 的临床病理因素纳入到多变量 Cox 模型中。在多变量分析中 P 值<0.05 的变量被确定为与 RFS 相关的潜在临床预测因素，并将该因素纳入到临床模型构建中。计算组内相关系数 ICC 以确定特征的稳定性，ICC<0.75 的特征从最终特征集中排除。为了减少冗余计算以及建模复杂性，使用 mRMR 方法进行排序，选择前 20 个重要的特征来构建模型。然后，利用 LASSO-Cox 方法选择变量，从而建立复发预测模型。每个患者的影像组学得分通过将所选特征与其各自的系数相乘而获得。该研究通过生存曲线展示影像组学特征的预后价值，并用影像组学评分的中位数将患者分为高危组和低危组，采用对数秩检验来比较不同风险组间的预后差异。

如图 4.29 所示，在三个期相图像中分别提取稳定性特征 420、350 和 455 个。mRMR 方法筛选的前 20 个特征被用作 LASSO-Cox 模型的输入。根据留一法交叉验证，在动脉期、门静脉期和肝实质期的影像组学模型构建中，最终包含的特征数分别为 5、5 和 10。动脉、门静脉和肝实质期图像影像组学分数对应的 HR 分别为 11.46（$P<0.0001$，95%CI：4.14～31.68）、20.00（$P=0.0002$，95%CI：4.14～96.61）和 6.16（$P<0.0001$，95%CI：3.35～11.34）。对每个期相图像单独绘制训练和验证数据集上的曲线。Log-Rank 检验表明，所有期相中的高风险和低风险亚组之间在 RFS 上都存在显著差异（$P<0.001$）。

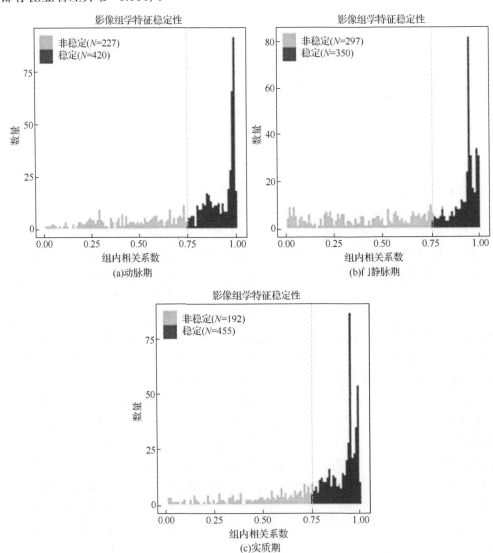

图 4.29　　组内相关系数条形图[100]

研究中临床模型在训练集中的 C-index 为 0.649（95%CI：0.592～0.706），验证

集中的 C-index 为 0.556（95%CI：0.471～0.641）。将临床因素与不同期相影像组学特征进行组合，发现由门静脉期影像组学特征与临床指标构建的组合模型在验证集上表现出最佳的预测能力（C-index=0.755），较临床模型有明显改善（*P*<0.0001）。研究者基于此组合模型建立了诺模图（图 4.30），并取得了良好的校准效果（图 4.31），Hosmer-Lemeshow 检验显示训练和验证集中的 *P* 值分别为 0.791 和 0.471。

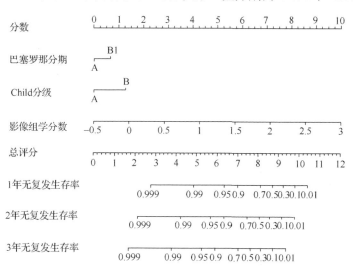

图 4.30　组合模型的诺模图[100]

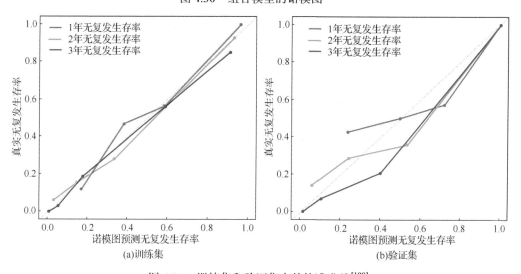

图 4.31　训练集和验证集中的校准曲线[100]

　　总之，该研究建立了肝细胞癌消融后复发预测的模型，模型结合了门静脉期的影像组学标签与临床病理特征，有良好的预后风险预测性能。构建的临床诺模图可以有效预测患者复发风险，辅助医生对患者进行风险分组，进而采用最合适的治疗方式来改善预后。

4.2.2　肿瘤生存期预测

肿瘤生存分析主要研究患者的风险因素与其生存期的关系，以辅助患者的治疗或随访方案的制定。影像组学挖掘影像中的量化特征，关联特征与患者的生存期，为患者的预后预测提供了辅助手段。本小节主要介绍影像组学在生存期预测方面的典型应用。

1.　胃癌总生存期预测

胃癌是我国的高发癌种之一[101]，目前我国胃癌患者的 5 年生存率还有待改善。胃癌患者的预后通常通过 TNM 分期系统进行评估[102]，但是 TNM 分期系统难以给出个性化的预后预测，前期研究也发现结合 TNM 分期系统和其他风险因素，利用机器学习方法构建预后预测模型，能够为患者提供更好的个性化治疗[103]。影像组学利用机器学习挖掘影像中的肿瘤特征[104,105]，为胃癌患者的预后预测也提供了新的机遇。

针对胃癌患者，Zhang 等人提出了一个金字塔网络结构的深度学习模型来预测患者的总生存期[106]。该研究收集了三家医院的胃癌数据对模型进行性能评估，数据入组标准如下：①患者进行了胃癌根治术，且手术切缘无肿瘤残留；②患者需经过病理证实为胃癌；③患者术中清扫淋巴结数目超过 15 个；④患者有手术前 15 天内腹部 CT 增强扫描。数据排除标准如下：①患者出现非肿瘤相关的死亡；②患者在术前接受过治疗，或在术后进行了放疗；③患者有远处转移或腹腔播散；④患有其他恶性肿瘤；⑤患者的医疗记录不完整；⑥患者 CT 影像不清晰。基于以上入组排除标准，该研究回顾性地纳入了三家医院 640 例胃癌患者，每位患者包含符合要求的影像数据和随访及临床资料，并将患者按照三家医院分为了训练集(337 人)、验证集(181 人)、测试集(122 人)进行分析。

考虑到胃癌患者的三维病灶勾画工作量巨大，而仅使用单层肿瘤图片进行勾画可能不能反映肿瘤的完整信息，该研究选择折中的方式进行病变 ROI 的勾画。对于每一位患者的影像数据，由经验丰富的放射科医师首先选择出肿瘤区域最大层面及其上、下两层的 ROI 进行病灶分割。在分析肿瘤 ROI 的过程中，该研究采用数据增强策略扩增样本量，即对训练样本进行一系列变换来生成更多的训练数据，从而增加数据的多样性。在该研究的数据集中，对每个患者使用了经典的增强技术，包括翻转、变形、旋转、缩放和裁剪等。

该研究基于患者的 ROI 区域，构建了一个金字塔网络结构的深度学习模型，来提取胃癌不同层次的特征进行胃癌总生存期的预测，该模型的网络结构由四部分组成：①自定义的金字塔框架；②侧重于较低层次的、自下而上的子网络；③由粗到细分辨率的加强高层语义特征子网络；④特征拼接。不同子网络通过融合关键特征实现胃癌患者的生存期预测。

此外，该研究还构建了临床模型、基于预定义特征的影像组学模型、其他主流深度学习模型进行对比，该研究提出的模型在三个集合（训练集：C-index：0.77，95% CI：0.74～0.81；验证集：0.74，95%CI：0.69～0.79；测试集：0.76，95%CI：0.70～0.82）上都表现出最优的性能。除了参数量较大的残差网络外，该研究与上述其他方法的 C-index 相比均显著（$P<0.05$）。该研究通过风险比（HR）指标对比发现，模型可以准确地将患者划分为高低风险组（训练集 HR：5.57，95% CI：3.89～7.99；验证集 HR：3.50，95% CI：2.27～5.37；测试集 HR：9.46，95% CI：2.30～38.91）。

综上所述，该研究提出的基于深度学习的影像组学模型可有效地预测胃癌患者的总生存期，为患者的个性化治疗提供了辅助手段。

2. 基于 MRI 的晚期鼻咽癌无病生存期预测

放化疗是鼻咽癌患者的标准治疗方案之一[107-110]，其对早期鼻咽癌有良好的治疗效果，但晚期鼻咽癌患者的预后仍然较差，5 年生存率仅为 10%～40%[111]，因此，研发预测晚期鼻咽癌患者生存期的方法对患者的个性化治疗至关重要。

尽管鼻咽癌的 TNM 分期在预测预后和对患者治疗分层方面起着至关重要的作用，但其预测精度较低。最近的一些研究表明，多种临床风险因素，如血红蛋白、乳酸脱氢酶水平、中性粒细胞-淋巴细胞和血小板计数与鼻咽癌生存率有关[112-116]。Zhang 等人提出了基于多参数 MRI 的影像组学模型[117]，为晚期鼻咽癌（Ⅲ～Ⅳb 期）患者提供无进展生存期的个体化预测评估，并揭示了影像组学特征和预后之间的关联。

该研究入组了 118 例 2007 年 1 月至 2013 年 8 月的鼻咽癌病例，组织学确诊为鼻咽癌并且没有复发和远处转移。所有患者均接受 1.5T 的 MRI 扫描。按照 3∶1 的比例随机分为训练集（88 例）和验证集（30 例）。患者的临床信息包括年龄、性别、病理分级、T 分期、N 分期、总分期、血红蛋白和血小板计数等（表 4.4），同时记录基线 MRI 的日期。

表 4.4　入组患者基线数据统计[117]

		训练集（$N=88$）	验证集（$N=30$）
性别	男	65（73.9%）	27（90%）
	女	23（26.1%）	3（10%）
年龄	中位数（IQR）	43（37.75～51.00）	44（36.25～50.75）
	≤40	37（42%）	13（43.4%）
	40～50	26（30%）	9（30%）
	>50	25（28%）	8（26.6%）

续表

		训练组 ($N=88$)	验证组 ($N=30$)
整体分期	Ⅲ	55 (62.5%)	22 (73.4%)
	Ⅳ	33 (37.5%)	8 (26.6%)
T 分期	T1	3 (3.4%)	4 (13.4%)
	T2	23 (26.1%)	3 (10%)
	T3	41 (46.6%)	17 (56.6%)
	T4	21 (23.9%)	6 (20%)
N 分期	N0	8 (9%)	1 (3.3%)
	N1	19 (21.6%)	5 (16.7%)
	N2	47 (53.4%)	22 (73.3%)
	N3	14 (16%)	2 (6.7%)
病理分级	WHO 类型 Ⅰ	0	0
	WHO 类型 Ⅱ	3 (3.5%)	3 (10%)
	WHO 类型 Ⅲ	83 (96.5%)	27 (90%)
治疗前血红蛋白数 /(g/L)	中位数 (IQR)	173.5 (142~232.5)	143.5 (134~152.5)
	≤182	43 (49%)	6 (20%)
	>182	45 (51%)	24 (80%)
治疗前血小板数 /(10^9/L)	中位数 (IQR)	141.5 (126.75~185.25)	227.5 (184~296.5)
	≤184	23 (26.1%)	9 (30%)
	>184	65 (73.9%)	21 (70%)
随访时间/月	中位数 (IQR)	40.5 (26~58.5)	38.5 (29~49.5)

该研究分别对 T2WI 和 T1WI 序列的 MRI 进行分割，勾画出肿瘤的 ROI，然后从这两个序列 ROI 中提取出 970 个特征(每个序列各提取 485 个特征)。对于单序列图像特征，经过 LASSO 特征降维，分别选择了 T1WI 图像中的 3 个特征和 T2WI 图像中的 4 个特征。对于融合两个序列的 970 个特征，经过 LASSO 降维后得到 8 个特征，其中包括 T1WI 图像的 5 个特征和 T2WI 图像的 3 个特征，这些特征与 DFS 紧密相关。然后构建 Cox 风险比例模型，最后分别得到 T1WI、T2WI 和融合两个序列的影像组学诺模图。在训练集中，T1WI 序列对应的影像组学诺模图的 C-index 为 0.690，T2WI 序列对应的影像组学诺模图的 C-index 为 0.648，融合两个序列的影像组学诺模图的 C-index 为 0.758。在测试集中，T1WI 序列对应的影像组学诺模图的 C-index 为 0.724，T2WI 序列对应的影像组学诺模图的 C-index 为 0.682，融合两个序列的影像组学诺模图的 C-index 为 0.737。根据模型得到的影像组学评分的中位数将患者分为高风险组和低风险组，其中高于中位数的为高风险组。在高风险组与低风险组之间 Kaplan-Meier 曲线显示了影像组学诺模图具有显著的区分能力。

传统的 TNM 分期系统预测模型的 C-index 为 0.514，融合 TNM 分期和影像组学特征模型的 C-index 为 0.761。临床模型诺模图的 C-index 为 0.649，而融合了临床因子与影像组学特征的融合模型诺模图的 C-index 为 0.776（图 4.32），证明了融合诺模图具有更好的预后效果。

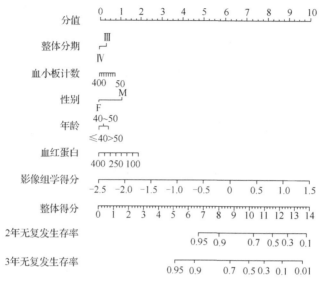

图 4.32　影像组学诺模图[117]

　　另外，该研究还探讨了影像组学特征与临床指标的相关性（图 4.33）。结果显示，"T1WI 一阶统计直方图中位数"，"T2WI 肿瘤最大径"和"T2WI 一阶统计直方图均值"三个特征与总分期和 T 分期有显著的相关性。"T1WI 一阶统计直方图均值"与 N 分期有显著的相关性（P 值<0.05）。然而，影像组学特征与血红蛋白或血小板计数间均无相关性。此外，"T1WI 一阶统计直方图中位数"在淋巴结转移组和非转移组的值有显著差异，并且转移组要大于非转移组（$P=3.16\times10^{-5}$）。

　　该研究将基于多参数 MRI 图像的影像组学模型作为晚期鼻咽癌（Ⅲ～Ⅳb 期）治疗前 DFS 个体化评估的新方法，是目前已知的第一个基于 MRI 构建影像组学模型评估晚期鼻咽癌预后的研究。联合 T1WI 和 T2WI 序列的影像组学模型比单独序列的影像组学模型预后性能更好。影像组学模型能够根据每个病人风险预测值的中值将患者分为高风险组和低风险组，两组的 3 年 DFS 有显著差异，影像组学诺模图优于传统的 TNM 分期系统和临床诺模图。

　　综上所述，该研究揭示了影像组学特征与肿瘤分期之间的关联，并且证明了基于多参数 MRI 的影像组学诺模图可以提高晚期鼻咽癌的预后预测能力。该模型可以实现鼻咽癌患者 DFS 的个性化评估，辅助临床医生制定个性化治疗方案，从而降低复发风险，提高生存率。

0.004	0.048	0.003	0.558	0.322	CET1-w_5_fos_median
0.53	0.743	0.881	0.49	0.22	CET1-w_1_GLCM_energy
0.061	0.054	0.957	0.299	0.1	CET1-w_5_GLCM_correlation
0.085	0.466	0.464	0.239	0.125	CET1-w_4_GLRLM_LRHGLE
0.144	0.334	0.784	0.301	0.108	CET1-w_5_GLRLM_RP
0.001	0.338	0.002	0.421	0.454	T2-w_Max3D
0.001	0.302	0.007	0.444	0.265	T2-w_3_fos_mean
0.129	0.594	0.051	0.17	0.412	T2-w_4_fos_mean
T分期	N分期	整体分期	血红蛋白	血小板计数	

色键

P值 0.2 0.6

图 4.33 影像组学特征和临床特征关联性分析[117]

3. 基于 PET/CT 的晚期鼻咽癌无病生存期预测

PET/CT 成像的灵敏度较好，是晚期鼻咽癌患者的主要检查手段之一。基于 PET/CT 影像，Peng 等人构建了影像组学模型用于鼻咽癌患者生存期的预测[118]。

该研究将 470 位患者作为训练集，并在其 PET 和 CT 图像中提取特征，构建了用于预测 DFS 的影像组学诺模图(如图 4.34)，然后在另外的 237 位患者的测试集上验证。使用 C-index 和与时间无关的 ROC 曲线分析评估影像组学诺模图的预测能力，并以此比较影像组学诺模图与临床模型的性能。最终，由两个影像组学标签构建的影像组学诺模图在训练集中 C-index 为 0.754，在测试集中为 0.722。如图 4.35 所示，

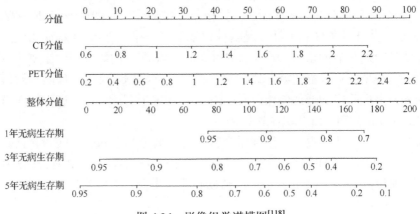

图 4.34 影像组学诺模图[118]

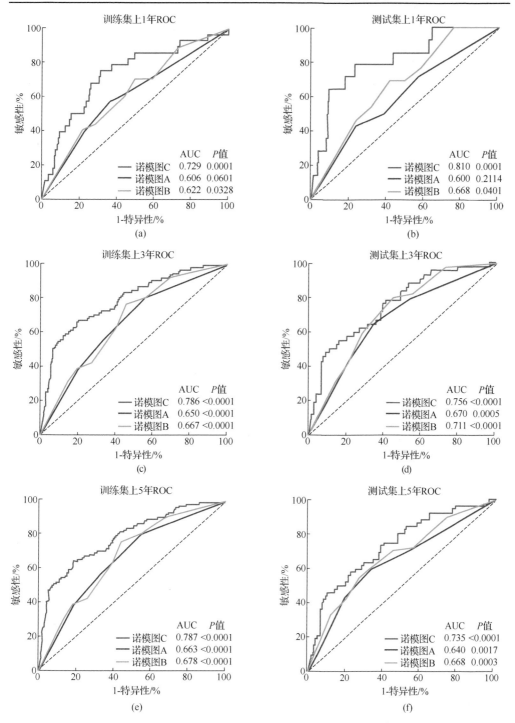

图 4.35　影像组学模型在不同复发时间下的 ROC 曲线[118]

按复发时间分组的 ROC 分析表明影像组学诺模图的预测性能优于临床因子构建的临床模型。基于影像组学诺模图的预测值，206 例(29.1%)患者被划分至高风险组，其余 501 例(70.9%)被划分至低风险组。分析表明，高风险组的患者可以从诱导化疗中受益，而低风险患者则不能。此外，在风险分层中，影像组学诺模图展现出了优秀的性能和鲁棒性(如图 4.36)。

　　该研究的一个主要挑战是提取和选择与 DFS 最相关的影像组学特征。为此，该研究首先提取了每个 ROI 的 136 个深度学习特征和 133 个人工设计的特征。对于深度学习特征提取，该研究构建了 4 个深度卷积神经网络并通过基于图像块的策略训练权重参数。数据增强后，训练样本的数量达到一万个。该研究并非直接使用深度

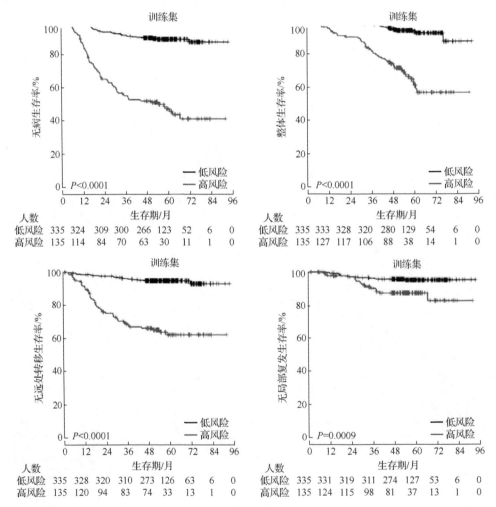

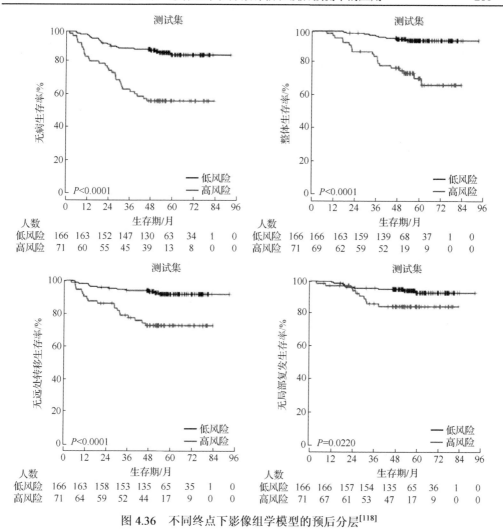

图 4.36　不同终点下影像组学模型的预后分层[118]

卷积神经网络作为预测工具，也不是将某些卷积层的输出作为特征集，而是使用统计算法从多个方面量化特征图，以提取更全面的特征。为了提高稳定性和普遍性，使用 LASSO 最终选择了 18 个特征。值得注意的是，LASSO 适用于处理在相对较小的样本量中的大量影像组学特征，并能避免过拟合。LASSO 选择的影像组学特征通常是准确的，并且在模型拟合过程中将特征的回归系数缩小到零，从而选择出与 DFS 最相关的特征，并使模型更容易解释。最重要的是，LASSO 允许通过组合所选特征来构建模型。在该研究中，实验结果表明最后确定的特征在训练和测试集中与 DFS 高度相关。

该研究的结果证明了影像组学方法在预后预测和风险分层方面优于临床 TNM 分期系统。这可能有两个主要原因：首先，TNM 系统是根据肿瘤大小、淋巴结状态和转移状态开发的，仅反映解剖信息。具有相同肿瘤分期的患者也可能有不同的预后。其次，影像组学特征反映了关于肿瘤内异质性的信息，这是一个既定的预后因素。影像组学在医学图像上提取肿瘤成像特征，提供了解释肿瘤内异质性的有力手段，而传统的临床肿瘤分期无法提供此信息。

综上所述，该研究揭示了影像组学特征与晚期鼻咽癌患者生存风险之间的关联性，说明基于 PET/CT 的影像组学诺模图提高了晚期鼻咽癌的预后预测能力，有助于辅助临床医生制定个性化治疗方案。

参 考 文 献

[1] Menegakis A, von Neubeck C, Yaromina A, et al. γH2AX assay in ex vivo irradiated tumour specimens: A novel method to determine tumour radiation sensitivity in patient-derived material [J]. Radiotherapy Oncology, 2015, 116(3): 473-479.

[2] Słonina D, Gasińska A. Intrinsic radiosensitivity of healthy donors and cancer patients as determined by the lymphocyte micronucleus assay [J]. International Journal of Radiation Biology, 1997, 72(6): 693-701.

[3] Chitnis M M, Lodhia K A, Aleksic T, et al. IGF-1R inhibition enhances radiosensitivity and delays double-strand break repair by both non-homologous end-joining and homologous recombination [J]. Oncogene, 2014, 33(45): 5262-5273.

[4] Du S, Bouquet S, Lo C H, et al. Attenuation of the DNA damage response by transforming growth factor-beta inhibitors enhances radiation sensitivity of non-small-cell lung cancer cells in vitro and in vivo [J]. International Journal of Radiation Biology, 2015, 91(1): 91-99.

[5] Kahn J, Hayman T J, Jamal M, et al. The mTORC1/mTORC2 inhibitor AZD2014 enhances the radiosensitivity of glioblastoma stem-like cells [J]. Neuro-Oncology, 2014, 16(1): 29-37.

[6] Lambin P, van Stiphout R G, Starmans M H, et al. Predicting outcomes in radiation oncology-multifactorial decision support systems [J]. Nature Reviews Clinical Oncology, 2013, 10(1): 27-40.

[7] Potters L, Kavanagh B, Galvin J M, et al. American Society for Therapeutic Radiology and Oncology (ASTRO) and American College of Radiology (ACR) practice guideline for the performance of stereotactic body radiation therapy [J]. International Journal of Radiation Oncology Biology Physics, 2010, 76(2): 326-332.

[8] Segal E, Sirlin C B, Ooi C, et al. Decoding global gene expression programs in liver cancer by noninvasive imaging [J]. Nature Biotechnology, 2007, 25(6): 675-680.

[9] Rios Velazquez E, Aerts H J, Gu Y, et al. A semiautomatic CT-based ensemble segmentation of lung tumors: Comparison with oncologists' delineations and with the surgical specimen [J].

Radiotherapy and Oncology, 2012, 105(2): 167-173.

[10] Aerts H J W L, Velazquez E R, Leijenaar R T H, et al. Decoding tumour phenotype by noninvasive imaging using a quantitative radiomics approach [J]. Nature Communications, 2014, 5(4006).

[11] Kim H, Park C M, Goo J M, et al. Quantitative computed tomography imaging biomarkers in the diagnosis and management of lung cancer [J]. Investigative Radiology, 2015, 50(9): 571-583.

[12] Huynh E, Coroller T P, Narayan V, et al. CT-based radiomic analysis of stereotactic body radiation therapy patients with lung cancer [J]. Radiotherapy and Oncology 2016,120(2):258e66.

[13] Chawla S, Kim S, Dougherty L, et al. Pretreatment diffusion-weighted and dynamic contrast-enhanced MRI for prediction of local treatment response in squamous cell carcinomas of the head and neck [J]. AJR American Journal of Roentgenology, 2013, 200(1): 35-43.

[14] Ren J, Tian J, Yuan Y, et al. Magnetic resonance imaging based radiomics signature for the preoperative discrimination of stage I-II and III-IV head and neck squamous cell carcinoma[J]. European Journal of Radiology, 2018, 106: 1-6.

[15] Wang F, Zhang B, Wu X, et al. Radiomic nomogram improves preoperative T category accuracy in locally advanced laryngeal carcinoma [J]. Frontiers in Oncology, 2019, 9: 1064.

[16] Xu X, Li H, Wang S, et al. Multiplanar MRI-based predictive model for preoperative assessment of lymph node metastasis in endometrial cancer[J]. Frontiers in Oncology, 2019, 9: 1007.

[17] Padhani A R, Khan A A. Diffusion-weighted (DW) and dynamic contrast-enhanced (DCE) magnetic resonance imaging (MRI) for monitoring anticancer therapy [J]. Targeted Oncology, 2010, 5(1): 39-52.

[18] Jansen J F, Koutcher J A, Shukla-Dave A. Non-invasive imaging of angiogenesis in head and neck squamous cell carcinoma [J]. Angiogenesis, 2010, 13(2): 149-160.

[19] Wu X, Dong D, Zhang L, et al. Exploring the predictive value of additional peritumoral regions based on deep learning and radiomics: A multicenter study [J]. Medical Physics, 2021, 48(5): 2374-2385.

[20] Wang X X, Ding Y, Wang S W, et al. Intratumoral and peritumoral radiomics analysis for preoperative Lauren classification in gastric cancer[J]. Cancer Imaging, 2020, 20(1): 1-10.

[21] Fu J, Fang M J, Dong D, et al. Heterogeneity of metastatic gastrointestinal stromal tumor on texture analysis: DWI texture as potential biomarker of overall survival[J]. European Journal of Radiology, 2020, 125: 108825.

[22] Meng Y, Zhang Y, Dong D, et al. Novel radiomic signature as a prognostic biomarker for locally advanced rectal cancer [J]. Journal of Magnetic Resonance Imaging, 2018, 48(3): 605-614.

[23] Li H, Zhang R, Wang S, et al. CT-based radiomic signature as a prognostic factor in stage IV ALK-positive non-small-cell lung cancer treated with TKI crizotinib: A proof-of-concept study[J].

Frontiers in Oncology, 2020, 10: 57.

[24] Jansen J F, Schoder H, Lee N Y, et al. Noninvasive assessment of tumor microenvironment using dynamic contrast-enhanced magnetic resonance imaging and 18F-fluoromisonidazole positron emission tomography imaging in neck nodal metastases [J]. International Journal of Radiation Oncology, Biology, Physics, 2010,77: 1403-1410.

[25] Mo X, Wu X, Dong D, et al. Prognostic value of the radiomics-based model in progression-free survival of hypopharyngeal cancer treated with chemoradiation [J]. European Radiology, 2020, 30(2): 833-843.

[26] Huang Y, Liu Z, He L, et al. Radiomics signature: A potential biomarker for the prediction of disease-free survival in early-stage (I or II) non-small cell lung cancer [J]. Radiology, 2016, 281(3): 947.

[27] Chen X, Fang M, Dong D, et al. A radiomics signature in preoperative predicting degree of tumor differentiation in patients with non-small cell lung cancer [J]. Academic Radiology, 2018, 25(12): 1548-1555.

[28] Paz-Ares L, Tan E H, O'Byrne K, et al. Afatinib versus gefitinib in patients with EGFR mutation-positive advanced non-small-cell lung cancer: Overall survival data from the phase IIb LUX-Lung 7 trial[J]. Annals of Oncology, 2017, 28(2): 270-277.

[29] Facchinetti F, Leonetti A, Tiseo M. Osimertinib in CNS-progressive EGFR-mutant lung cancer: Do we need to detect T790M?[J]. Annals of Oncology, 2020, 31(11): 1581-1582.

[30] Park S, Lee M H, Seong M, et al. A phase II, multicenter, two cohort study of 160 mg osimertinib in EGFR T790M-positive non-small-cell lung cancer patients with brain metastases or leptomeningeal disease who progressed on prior EGFR TKI therapy [J]. Annals of Oncology, 2020, 31(10): 1397-1404.

[31] Aerts H J, Grossmann P, Tan Y, et al. Defining a radiomic response phenotype: A pilot study using targeted therapy in NSCLC [J]. Scientific Reports, 2016, 6: 33860.

[32] Soria J C, Ohe Y, Vansteenkiste J, et al. Osimertinib in untreated EGFR-mutated advanced non-small-cell lung cancer [J]. The New England Journal of Medicine, 2018, 378(2): 113-125.

[33] Wu S G, Shih J Y. Management of acquired resistance to EGFR TKI-targeted therapy in advanced non-small cell lung cancer [J]. Molecular Cancer, 2018, 17(1): 1-14.

[34] Leduc C, Merlio J P, Besse B, et al. Clinical and molecular characteristics of non-small-cell lung cancer (NSCLC) harboring EGFR mutation: Results of the nationwide French Cooperative Thoracic Intergroup (IFCT) program [J]. Annals of Oncology, 2017, 28(11): 2715-2724.

[35] Blumenthal G M, Gong Y, Kehl K, et al. Analysis of time-to-treatment discontinuation of targeted therapy, immunotherapy, and chemotherapy in clinical trials of patients with non-small-cell lung cancer[J]. Annals of Oncology, 2019, 30(5): 830-838.

[36] Nokihara H, Lu S, Mok T S K, et al. Randomized controlled trial of S-1 versus docetaxel in patients with non-small-cell lung cancer previously treated with platinum-based chemotherapy (East Asia S-1 Trial in Lung Cancer)[J]. Annals of Oncology, 2017, 28(11): 2698-2706.

[37] Oxnard G R, Yang J C H, Yu H, et al. TATTON: A multi-arm, phase Ib trial of osimertinib combined with selumetinib, savolitinib, or durvalumab in EGFR-mutant lung cancer [J]. Annals of Oncology, 2020, 31(4): 507-516.

[38] Lee S M, Lewanski C R, Counsell N, et al. Randomized trial of erlotinib plus whole-brain radiotherapy for NSCLC patients with multiple brain metastases [J]. Journal of the National Cancer Institute, 2014, 106(7). DOI: 10.1093/jnci/dju151.

[39] O'connor J P, Aboagye E O, Adams J E, et al. Imaging biomarker roadmap for cancer studies [J]. Nature Reviews Clinical Oncology, 2017, 14(3): 169-186.

[40] Song J, Shi J, Dong D, et al. A new approach to predict progression-free survival in stage IV EGFR-mutant NSCLC patients with EGFR-TKI therapy [J]. Clinical Cancer Research: An Official Journal of the American Association for Cancer Research, 2018, 24(15): 3583-3592.

[41] Prat A, Bianchini G, Thomas M, et al. Research-based PAM50 subtype predictor identifies higher responses and improved survival outcomes in HER2-positive breast cancer in the NOAH study [J]. Clinical Cancer Research, 2014, 20(2): 511-521.

[42] Waugh S A, Purdie C A, Jordan L B, et al. Magnetic resonance imaging texture analysis classification of primary breast cancer [J]. European Radiology, 2016, 26(2): 322-330.

[43] Wu J, Li B, Sun X, et al. Heterogeneous enhancement patterns of tumor-adjacent parenchyma at mr imaging are associated with dysregulated signaling pathways and poor survival in breast cancer [J]. Radiology, 2017, 285(2): 401-413.

[44] Braman N, Prasanna P, Whitney J, et al. Association of peritumoral radiomics with tumor biology and pathologic response to preoperative targeted therapy for HER2 (ERBB2)-positive breast cancer [J]. JAMA Network Open, 2019, 2(4): e192561.

[45] Heimbach J K, Kulik L M, Finn R S, et al. AASLD guidelines for the treatment of hepatocellular carcinoma [J]. Hepatology, 2018, 67(1): 358-380.

[46] Park J W, Chen M, Colombo M, et al. Global patterns of hepatocellular carcinoma management from diagnosis to death: The BRIDGE study [J]. Liver International, 2015, 35(9): 2155-2166.

[47] Lencioni R, de Baere T, Soulen M C, et al. Lipiodol transarterial chemoembolization for hepatocellular carcinoma: A systematic review of efficacy and safety data [J]. Hepatology, 2016, 64(1): 106-116.

[48] Llovet J M, Real M I, Montaña X, et al. Arterial embolisation or chemoembolisation versus symptomatic treatment in patients with unresectable hepatocellular carcinoma: A randomised controlled trial [J]. The Lancet, 2002, 359(9319): 1734-1739.

[49] Kim B K, Kim S U, Kim K A, et al. Complete response at first chemoembolization is still the most robust predictor for favorable outcome in hepatocellular carcinoma [J]. Journal of Hepatology, 2015, 62(6): 1304-1310.

[50] Loosen S H, Schulze-Hagen M, Leyh C, et al. IL-6 and IL-8 serum levels predict tumor response and overall survival after TACE for primary and secondary hepatic malignancies [J]. International Journal of Molecular Sciences, 2018, 19(6): 1766.

[51] Alzaraa A, Gravante G, Chung W Y, et al. Contrast-enhanced ultrasound in the preoperative, intraoperative and postoperative assessment of liver lesions [J]. Hepatology Research, 2013, 43(8): 809-819.

[52] Moschouris H, Malagari K, Marinis A, et al. Hepatocellular carcinoma treated with transarterial chemoembolization: Evaluation with parametric contrast-enhanced ultrasonography [J]. World Journal of Radiology, 2012, 4(8): 379.

[53] Kermany D S, Goldbaum M, Cai W, et al. Identifying medical diagnoses and treatable diseases by image-based deep learning [J]. Cell, 2018, 172(5): 1122-1131.

[54] Huang Y Q, Liang C H, He L, et al. Development and validation of a radiomics nomogram for preoperative prediction of lymph node metastasis in colorectal cancer [J]. Journal of Clinical Oncology, 2016, 34(18): 2157-2164.

[55] Liu D, Liu F, Xie X, et al. Accurate prediction of responses to transarterial chemoembolization for patients with hepatocellular carcinoma by using artificial intelligence in contrast-enhanced ultrasound [J]. European Radiology, 2020, 30(4): 2365-2376.

[56] Fu S, Pan M, Zhang J, et al. Deep learning-based prediction of future extrahepatic metastasis and macrovascular invasion in hepatocellular carcinoma [J]. Journal of Hepatocellular Carcinoma, 2021, 8: 1065-1076.

[57] Trebeschi S, Drago S G, Birkbak N J, et al. Predicting response to cancer immunotherapy using noninvasive radiomic biomarkers[J]. Annals of Oncology, 2019, 30(6): 998-1004.

[58] Ta C N, Eghtedari M, Mattrey R F, et al. 2-tier in-plane motion correction and out-of-plane motion filtering for contrast-enhanced ultrasound [J]. Investigative Radiology, 2014, 49(11): 707.

[59] Friedman J H. Greedy function approximation: A gradient boosting machine [J]. Annals of Statistics, 2001, 1189-1232.

[60] Liu Y, Fan H, Dong D, et al. Computed tomography-based radiomic model at node level for the prediction of normal-sized lymph node metastasis in cervical cancer [J]. Translational Oncology, 2021, 14(8): 101113.

[61] Fang M, Kan Y, Dong D, et al. Multi-habitat based radiomics for the prediction of treatment response to concurrent chemotherapy and radiation therapy in locally advanced cervical cancer[J]. Frontiers in Oncology, 2020, 10: 563.

[62] Sun C, Tian X, Liu Z, et al. Radiomic analysis for pretreatment prediction of response to neoadjuvant chemotherapy in locally advanced cervical cancer: A multicentre study [J]. EBioMedicine, 2019, 46: 160-169.

[63] Liu F, Liu D, Wang K, et al. Deep learning radiomics based on contrast-enhanced ultrasound might optimize curative treatments for very-early or early-stage hepatocellular carcinoma patients [J]. Liver Cancer, 2020, 9(4): 397-413.

[64] Chen M S, Li J Q, Zheng Y, et al. A prospective randomized trial comparing percutaneous local ablative therapy and partial hepatectomy for small hepatocellular carcinoma [J]. Annals of Surgery, 2006, 243(3): 321.

[65] Borzio M, Fornari F, de Sio I, et al. Adherence to American Association for the Study of Liver Diseases guidelines for the management of hepatocellular carcinoma: Results of an Italian field practice multicenter study [J]. Future Oncology, 2013, 9(2): 283-294.

[66] Cucchetti A, Piscaglia F, Cescon M, et al. An explorative data-analysis to support the choice between hepatic resection and radiofrequency ablation in the treatment of hepatocellular carcinoma [J]. Digestive and Liver Disease, 2014, 46(3): 257-263.

[67] Sato K, Tanaka S, Mitsunori Y, et al. Contrast-enhanced intraoperative ultrasonography for vascular imaging of hepatocellular carcinoma: Clinical and biological significance [J]. Hepatology, 2013, 57(4): 1436-1447.

[68] Zou R H, Lin Q G, Huang W, et al. Quantitative contrast-enhanced ultrasonic imaging reflects microvascularization in hepatocellular carcinoma and prognosis after resection [J]. Ultrasound in Medicine & Biology, 2015, 41(10): 2621-2630.

[69] Vickers A J, Elkin E B. Decision curve analysis: A novel method for evaluating prediction models [J]. Medical Decision Making, 2006, 26(6): 565-574.

[70] Chen Y P, Tang L L, Yang Q, et al. Induction chemotherapy plus concurrent chemoradiotherapy in endemic nasopharyngeal carcinoma: Individual patient data pooled analysis of four randomized trials [J]. Clinical Cancer Research, 2018, 24(8): 1824-1833.

[71] Sun Y, Li W F, Chen N Y, et al. Induction chemotherapy plus concurrent chemoradiotherapy versus concurrent chemoradiotherapy alone in locoregionally advanced nasopharyngeal carcinoma: A phase 3, multicentre, randomised controlled trial[J]. The Lancet Oncology, 2016, 17(11): 1509-1520.

[72] Peng H, Chen L, Li W F, et al. Tumor response to neoadjuvant chemotherapy predicts long‐term survival outcomes in patients with locoregionally advanced nasopharyngeal carcinoma: A secondary analysis of a randomized phase 3 clinical trial[J]. Cancer, 2017, 123(9): 1643-1652.

[73] Zhang L, Wu X, Liu J, et al. MRI‐based deep‐learning model for distant metastasis‐free survival in locoregionally advanced nasopharyngeal carcinoma [J]. Journal of Magnetic

Resonance Imaging, 2021, 53(1): 167-178.

[74] Wang X, Li Q, Cai J, et al. Predicting the invasiveness of lung adenocarcinomas appearing as ground-glass nodule on CT scan using multi-task learning and deep radiomics[J]. Translational Lung Cancer Research, 2020, 9(4): 1397.

[75] Zhang L, Dong D, Zhang W, et al. A deep learning risk prediction model for overall survival in patients with gastric cancer: A multicenter study[J]. Radiotherapy and Oncology, 2020, 150: 73-80.

[76] Lei Y, Li Y Q, Jiang W, et al. A gene-expression predictor for efficacy of induction chemotherapy in locoregionally advanced nasopharyngeal carcinoma [J]. Journal of the National Cancer Institute, 2021, 113(4): 471-480.

[77] Zhong L, Dong D, Fang X, et al. A deep learning-based radiomic nomogram for prognosis and treatment decision in advanced nasopharyngeal carcinoma: A multicentre study [J]. EBioMedicine, 2021, 70: 103522.

[78] Hu J, Shen L, Sun G. Squeeze-and-excitation networks[C]//Proceedings of the IEEE Conference on Computer Vision and Pattern Recognition, 2018: 7132-7141.

[79] Campanella G, Hanna M G, Geneslaw L, et al. Clinical-grade computational pathology using weakly supervised deep learning on whole slide images[J]. Nature Medicine, 2019, 25(8): 1301-1309.

[80] Zhao S G, Chang S L, Spratt D E, et al. Development and validation of a 24-gene predictor of response to postoperative radiotherapy in prostate cancer: A matched, retrospective analysis[J]. The Lancet Oncology, 2016, 17(11): 1612-1620.

[81] Katzman J L, Shaham U, Cloninger A, et al. DeepSurv: Personalized treatment recommender system using a Cox proportional hazards deep neural network[J]. BMC Medical Research Methodology, 2018, 18(1): 1-12.

[82] Steeg P S. Tumor metastasis: Mechanistic insights and clinical challenges [J]. Nature Medicine, 2006, 12(8): 895-904.

[83] Wang S, Feng C, Dong D, et al. Preoperative computed tomography‐guided disease‐free survival prediction in gastric cancer: A multicenter radiomics study [J]. Medical Physics, 2020, 47(10): 4862-4871.

[84] Lim W, Ridge C A, Nicholson A G, et al. The 8(th) lung cancer TNM classification and clinical staging system: Review of the changes and clinical implications [J]. Quantitative Imaging in Medicine and Surgery, 2018, 8(7): 709-718.

[85] Allibhai Z, Cho B C, Taremi M, et al. Surgical salvage following stereotactic body radiotherapy for early-stage NSCLC [J]. The European Respiratory Journal, 2012, 39(4): 1039-1042.

[86] Kordbacheh T, Honeychurch J, Blackhall F, et al. Radiotherapy and anti-PD-1/PD-L1

combinations in lung cancer: Building better translational research platforms[J]. Annals of Oncology, 2018, 29(2): 301-310.

[87] Mattonen S A, Palma D A, Johnson C, et al. Detection of local cancer recurrence after stereotactic ablative radiation therapy for lung cancer: Physician performance versus radiomic assessment [J]. International Journal of Radiation Oncology Biology Physics, 2016, 94(5): 1121-1128.

[88] Takeda A, Kunieda E, Takeda T, et al. Possible misinterpretation of demarcated solid patterns of radiation fibrosis on CT scans as tumor recurrence in patients receiving hypofractionated stereotactic radiotherapy for lung cancer [J]. International Journal of Radiation Oncology Biology Physics, 2008, 70(4): 1057-1065.

[89] Fu S, Wei J, Zhang J, et al. Selection between liver resection versus transarterial chemoembolization in hepatocellular carcinoma: A multicenter study [J]. Clinical and Translational Gastroenterology, 2019, 10(8): e00070.

[90] Torzilli G, Donadon M, Marconi M, et al. Hepatectomy for stage B and stage C hepatocellular carcinoma in the Barcelona Clinic Liver Cancer classification: Results of a prospective analysis [J]. Archives of Surgery, 2008, 143(11): 1082-1090.

[91] Poon R T, Fan S T, Lo C M, et al. Long-term survival and pattern of recurrence after resection of small hepatocellular carcinoma in patients with preserved liver function: Implications for a strategy of salvage transplantation [J]. Annals of Surgery, 2002, 235(3): 373-382.

[92] Zhou Y, He L, Huang Y, et al. CT-based radiomics signature: A potential biomarker for preoperative prediction of early recurrence in hepatocellular carcinoma [J]. Abdominal Radiology, 2017, 42(6): 1695-1704.

[93] Akoad M E, Pomfret E A. Surgical resection and liver transplantation for hepatocellular carcinoma [J]. Clinics in Liver Disease, 2015, 19(2): 381-399.

[94] Lim K C, Chow P K, Allen J C, et al. Microvascular invasion is a better predictor of tumor recurrence and overall survival following surgical resection for hepatocellular carcinoma compared to the Milan criteria [J]. Annals of Surgery, 2011, 254(1): 108-113.

[95] Shah S A, Tan J C, Mcgilvray I D, et al. Accuracy of staging as a predictor for recurrence after liver transplantation for hepatocellular carcinoma [J]. Transplantation, 2006, 81(12): 1633-1639.

[96] Renzulli M, Buonfiglioli F, Conti F, et al. Imaging features of microvascular invasion in hepatocellular carcinoma developed after direct-acting antiviral therapy in HCV-related cirrhosis [J]. European Radiology, 2018, 28(2): 506-513.

[97] Kim M J, Lee M, Choi J Y, et al. Imaging features of small hepatocellular carcinomas with microvascular invasion on gadoxetic acid-enhanced MR imaging [J]. European Journal of Radiology, 2012, 81(10): 2507-2512.

[98] Taketomi A, Fukuhara T, Morita K, et al. Improved results of a surgical resection for the

recurrence of hepatocellular carcinoma after living donor liver transplantation [J]. Annals of Surgical Oncology, 2010, 17(9): 2283-2289.

[99] Guo D, Gu D, Wang H, et al. Radiomics analysis enables recurrence prediction for hepatocellular carcinoma after liver transplantation [J]. European Journal of Radiology, 2019, 117: 33-40.

[100] Yuan C, Wang Z, Gu D, et al. Prediction early recurrence of hepatocellular carcinoma eligible for curative ablation using a Radiomics nomogram [J]. Cancer Imaging, 2019, 19(1): 21.

[101] Bray F, Ferlay J, Soerjomataram I, et al. Global cancer statistics 2018: GLOBOCAN estimates of incidence and mortality worldwide for 36 cancers in 185 countries [J]. CA: A Cancer Journal for Clinicians, 2018, 68(6): 394-424.

[102] Amin M B, Greene F L, Edge S B, et al. The eighth edition AJCC cancer staging manual: Continuing to build a bridge from a population-based to a more "personalized" approach to cancer staging [J]. CA: A Cancer Journal for Clinicians, 2017, 67(2): 93-99.

[103] Kattan M W, Hess K R, Amin M B, et al. American Joint Committee on Cancer acceptance criteria for inclusion of risk models for individualized prognosis in the practice of precision medicine [J]. CA: A Cancer Journal for Clinicians, 2016, 66(5): 370-374.

[104] Sun R J, Fang M J, Tang L, et al. CT-based deep learning radiomics analysis for evaluation of serosa invasion in advanced gastric cancer[J]. European Journal of Radiology, 2020, 132: 109277.

[105] Huang Y, He L, Dong D, et al. Individualized prediction of perineural invasion in colorectal cancer: Development and validation of a radiomics prediction model [J]. Chinese Journal of Cancer Research, 2018, 30(1): 40.

[106] Zhang L, Dong D, Zhong L, et al. Multi-focus network to decode imaging phenotype for overall survival prediction of gastric cancer patients [J]. IEEE Journal of Biomedical and Health Informatics, 2021.

[107] Zhang L, Zhou H, Gu D, et al. Radiomic nomogram: Pretreatment evaluation of local recurrence in nasopharyngeal carcinoma based on MR imaging [J]. Journal of Cancer, 2019, 10(18): 4217.

[108] Chen L, Hu C-S, Chen X-Z, et al. Concurrent chemoradiotherapy plus adjuvant chemotherapy versus concurrent chemoradiotherapy alone in patients with locoregionally advanced nasopharyngeal carcinoma: A phase 3 multicentre randomised controlled trial [J]. The Lancet Oncology, 2012, 13(2): 163-171.

[109] Zhang L, Zhao C, Peng P J, et al. Phase III study comparing standard radiotherapy with or without weekly oxaliplatin in treatment of locoregionally advanced nasopharyngeal carcinoma: Preliminary results [J]. Journal of Clinical Oncology, 2005, 23(33): 8461-8468.

[110] Tian Y, Tian Y, Zeng L, et al. Prognostic model for survival of local recurrent nasopharyngeal carcinoma with intensity-modulated radiotherapy [J]. British Journal of Cancer, 2014, 110(2): 297-303.

[111] Wu X, Huang P, Peng P, et al. Long-term follow-up of a phase III study comparing radiotherapy with or without weekly oxaliplatin for locoregionally advanced nasopharyngeal carcinoma [J]. Annals of Oncology, 2013, 24(8): 2131-2136.

[112] Li W Z, Lv S H, Liu G Y, et al. Development of a prognostic model to identify the suitable definitive radiation therapy candidates in de novo metastatic nasopharyngeal carcinoma: A real-world study[J]. International Journal of Radiation Oncology Biology Physics, 2021, 109(1): 120-130.

[113] Bossi P, Chan A T, Licitra L, et al. Nasopharyngeal carcinoma: ESMO-EURACAN Clinical Practice Guidelines for diagnosis, treatment and follow-up [J]. Annals of Oncology, 2021, 32(4): 452-465.

[114] Liang S B, Chen L S, Yang X L, et al. Influence of tumor necrosis on treatment sensitivity and long-term survival in nasopharyngeal carcinoma[J]. Radiotherapy and Oncology, 2021, 155: 219-225.

[115] Ng S H, Lin C Y, Chan S C, et al. Clinical utility of multimodality imaging with dynamic contrast-enhanced MRI, diffusion-weighted MRI, and 18 F-FDG PET/CT for the prediction of neck control in oropharyngeal or hypopharyngeal squamous cell carcinoma treated with chemoradiation [J]. PLoS One, 2014, 9(12): e115933.

[116] Tang L Q, Chen Q Y, Fan W, et al. Prospective study of tailoring whole-body dual-modality [18F] fluorodeoxyglucose positron emission tomography/computed tomography with plasma Epstein-Barr virus DNA for detecting distant metastasis in endemic nasopharyngeal carcinoma at initial staging [J]. Journal of Clinical Oncology, 2013, 31(23): 2861-2869.

[117] Zhang B, Tian J, Dong D, et al. Radiomics features of multiparametric MRI as novel prognostic factors in advanced nasopharyngeal carcinoma [J]. Clinical Cancer Research, 2017, 23(15): 4259.

[118] Peng H, Dong D, Fang M J, et al. Prognostic value of deep learning PET/CT-based radiomics: Potential role for future individual induction chemotherapy in advanced nasopharyngeal carcinoma [J]. Clinical Cancer Research, 2019, 25(14): 4271-4279.

第 5 章　总结和展望

本书从医学影像的发展历史开篇，首先概述了影像组学的由来及概念，以及影像组学的价值和方法流程，随后详述了影像组学的关键技术和实现方法，最后通过典型案例进一步阐明影像组学在辅助诊断、疗效评估和预后预测中的应用。本章将对影像组学相关研究进行总结和展望。

5.1　总　　结

多维复杂性是生物医学研究中面临的重要难题，主要分为空间复杂性和时间复杂性。在空间复杂性方面，由于人体细胞含有蛋白编码基因约 21,000 个，mRNA 约 360,000 种，蛋白分子约 1,000,000 个，其功能和活动难以估量；而人体又含有细胞约 40～60 万亿个，关键器官 79 个，主要器官系统 13 个，其表型和功能依旧难以估量。人体的组成从微观到宏观各个层面均具有极强的空间复杂性，现有数据处理方法难以针对如此庞大的数据量做出有效的分析[1]。

在时间复杂性方面，每个人从出生到死亡与外部环境的行为交互是无法估量的。生物体的组织、器官、蛋白、RNA 和 DNA 均会随着时间的变化而变化，同时也会受到外部环境和各种行为的影响。同样，现有数据处理方法也难以针对如此庞大的数据量做出有效的分析。

基于上述原因，由于分析和认知个体的多维时空复杂性面临重重挑战，所以生物医学研究通常需要选择简化可控的局部维度。例如，在分子细胞层面的基因测序、蛋白测序、电子显微、光学显微等产生的医学大数据，在组织器官层面，临床体检、医学影像、外科手术、尸体解剖等产生的医学大数据，在行为环境层面，环境监测、智慧城市、智能家居、可穿戴设备等产生的医学大数据，均可在局部维度解决特定问题。然而，基于医学影像大数据的局部维度研究从宏观组织器官维度切入，可以通过影像特征反映微观维度的信息。医学影像不只是图像，更是大数据，一个病人的 CT 影像可包含 52,428,800 个体素，其中蕴含了 1,000～100,000 个影像特征，而 1,000 个病人则包含了 100 万到 1 亿个影像特征大数据。如此庞大的数据量在人工智能不成熟的时代是无法处理的，人工智能定量分析是医学影像大数据的基础，其在空间维度上，从宏观到微观构建医学影像特征和病理基因分析结果的关联，在时间维度上，从治疗到预后构建医学影像特征和治疗随访结果的关联，从而实现辅助精准诊断与治疗。

　　随着全社会对医疗服务需求的不断增加，医院每天将会产生大量的医疗数据，所以优化临床工作流程变得至关重要，减少人力成本的同时，还能为患者提供更为高效精准的医疗服务。医学成像技术的进步有望克服这一难关，其作为临床诊疗中最常见的方法，患者对非侵入性成像表现出前所未有的需求。影像学是医学中的一项重要技术，在临床应用中具有辅助决策的作用[2]。疾病的影像学评估通常依赖于视觉评估，然而，医学成像的作用正在迅速演变，从最初的诊断工具发展到在个性化精确医学背景下的一个核心角色。在影像组学概念提出后[3,4]，保存肿瘤病理生理学相关信息的医学图像被转换为可挖掘的高维数据。这些信息可以通过定量图像分析和临床决策支持系统加以利用，以改进医疗决策[5]。影像组学是建立在计算机辅助诊断、预后和治疗研究的基础之上[6]。CT 和 MRI 等技术的广泛应用为影像组学提供了大数据基础。影像组学的处理过程包括识别数字图像中的大量定量特征，以及通过数据挖掘对知识提取和应用[7]，其可以使用高通量计算从 CT、MR 或 PET 等医学图像中提取出定量特征，使图像的解释过程自动化，并有望改变影像学检测的临床工作流程。

　　影像组学通过从医学影像中提取高通量定量的影像组学特征来客观和定量地描述肿瘤表型[2,3]，影像组学特征通过数学算法从医学图像中提取，以发现肉眼可能无法识别的肿瘤特性。因此，影像组学为捕捉重要表型信息提供了新颖的工具，为个性化治疗提供有价值的信息[8]。影像组学特征反映关于癌症表型的信息以及肿瘤微环境[9]。影像组学数据与其他相关数据相结合，并与结果数据相关联和推断，可以构建准确的、可靠的临床决策支持系统[10]。影像组学改善临床决策支持系统的潜力是不容置疑的，而且该领域正在迅速发展[11]。当下主要的挑战是以标准的方式最优地收集和集成多模态数据，从而提供明确的临床预测，准确且可靠地做出结果预测[12]。

　　自动提取医学成像数据中的定量特征是影像组学的发展方向。深度学习是机器学习的一个分支领域，其可以从样本图像中自动学习特征表征疾病，并且被证明在某些特定的领域中已经超过人类专家。深度学习模型表现出相对较高的鲁棒性，但是其需要大规模的数据集来进行训练。

　　影像组学可以识别图像中的复杂信息，从而将定性和主观的影像分析转换为量化评估，甚至还可以量化人类无法识别的图像信息，从而补充临床决策。虽然目前的研究结果尚缺乏大规模临床应用，但随着时间的推移，影像组学将改变疾病诊断和治疗的方式。

5.2　展　　望

　　影像组学提供了一种降低医疗保健成本的方法。首先，鉴于大多数肿瘤患者已经有可以获取的影像，影像组学的成本是相对低的[13]。其次，影像组学可以减少活检的次数，活检不仅具有侵入性，且具有很高的风险和成本[14]。最后，通过对化疗无效患者的早期识别，影像组学还具有避免不必要的治疗和毒副作用的优点[15]。因此，影像组学具有很好的临床应用前景。

5.2.1　影像组学的临床应用前景

1. 影像基因组学

影像基因组学有两个核心的科学问题：

1) 基因表型与放疗疗效之间的关系[16]

放射生物学领域的科学假设：部分病理表型与某种基因表型是高度相关的。这样的假设促使了一批针对放疗毒性(病理表型)和基因亚型的关联性研究，而影像基因组学的目的是要建立起影像特征、基因亚型与放疗毒性的关系。

2) 影像特征和特定基因表达模式之间的关系[17]

不同组织的基因表达谱加深了我们对细胞通路和不同病理状况的理解。对于癌灶和正常组织的差异性分析，也会帮助我们理解肿瘤基因表达过程。影像基因组学的另外一个目的就是寻找影像特征和基因表达模式之间的联系。

2. 免疫治疗

在肿瘤领域，一个热点研究问题就是生物标志物——免疫治疗的生物标记物和影像标志物[18]。对于一个正常且稳定的免疫反应而言，具有记忆效应的抗原特异性T细胞是必不可少的[19]。对于肿瘤而言，肿瘤细胞上可被免疫系统特异性识别的抗原称为肿瘤抗原。这种肿瘤抗原的本质来源于肿瘤细胞内的蛋白质突变。肿瘤免疫过程：如果某种肿瘤细胞可以被免疫系统发现，那么肿瘤抗原将被抗原呈递细胞或树突细胞所识别，进而"通知"普通的T细胞，使其变成具有肿瘤抗原特异性的T细胞。而免疫治疗正是基于具有肿瘤抗原特异性的T细胞才得以实现[20-23]。

肿瘤细胞有多种方法去躲避具有细胞毒性的T细胞的攻击，比如说，发生变异去干扰一些免疫关卡，像PD-L1(一种具有潜在标记作用的蛋白)。变异多的肿瘤会产生更多的肿瘤抗原，因此对免疫治疗会更加敏感，这使得抗PD-L1免疫治疗成为可能。如果能通过影像组学挑选出这类变异肿瘤，就可以指导免疫治疗方式，并实现对患者预后的预测。

3. 非实体穿刺活检

在癌症患者中，肿瘤的不同部位具有不同的分子特征，这种差异随着时间的推移而变化。由于不可能在多个时间点对肿瘤的每一部分进行反复活检，所以不能使用活检样本来表述肿瘤的最佳特征[10]，无创的影像组学有望实现虚拟活检，为这一挑战性问题的解决提供了突破手段。

4. 多时间序列的影像组学

现有的研究主要集中在某个单一的时间点获取的成像数据，肿瘤影像主要是治疗开始之前获取的。多时间序列的影像组学包含随时间的推移在治疗过程中获得的定量特征，这些特征的变化反映了肿瘤的变化，因此多时间序列的影像组学将提高诊断、预后预测的能力[24,25]。

尽管影像组学在临床研究上取得了一些成果，但其仍面临诸多挑战，在实施广泛的临床应用之前，必须解决一些局限性问题。

5.2.2　制订研究规范

为保证影像组学研究的质量，需要用统一规范的质量评分来评估[10]。此外，影响影像组学特征的因素包括：图像的预处理（滤波或者灰度值的离散化）、图像重建等，同时特征的命名、特征公式的定义、使用的编程软件都会对影像组学特征的提取造成影响[26]，因此，特征的实现步骤、特征的命名规则、编程软件的使用以及相应的算法，都应进行规范的说明。应该清楚地描述影像特征降维的过程，保证其可重复性[10]。考虑到模型的全局性，临床信息、治疗信息、生物/基因信息应被纳入影像组学分析中，不同的建模方法具有各自不同的局限性，因此应尝试多种建模方法。未经验证的模型其价值有限，验证是完整的影像组学分析不可缺少的组成部分，模型必须在内部进行验证，理想情况下，应在外部进行验证，许多已发表的预测模型可以解释疾病和治疗的相关因素，但缺乏对其性能的标准化评估[27]。以上影像组学研究中的关键内容均亟待规范。

5.2.3　医学大数据基础

影像组学概念提出人 Lambin 教授曾提出，其发展基础是大数据，即 4 个 V：Volume（数量大）、Variety（多样化）、Velocity（速度快）和 Veracity（真实性）。

研究者和医生都有将多中心和多国家的数据整合在一起的意识，但数据整合有以下一些阻碍：人力资源不足，整合数据耗时耗力；多国家数据的收集有语言和文化的差异；数据存储方式不同，不便统一；数据隐私性和安全性需要特殊考虑[28-30]。

数据的标准化将是影像组学技术进步的关键因素之一，无论是数据采集、分析还是数据共享，都应做到标准化。此外，临床决策系统应该通过大量的临床验证，被反复评估和修正[10]。最后，数据和特征的命名应统一化，以便推动整个研究领域的互用性，各个中心在获取数据时，应考虑到统一命名这一原则，这样才能使得数据的管理更加标准化。

建立医学大数据库，将来自数百万名患者的大量影像数据联系起来，形成庞大、快速的医疗保健网络，但同时这也会带来相当大的数据管理障碍[10,31]。

随着对 CT 和 MR 成像的需求增加，各级医院不断地产生大量数据，需确保数据便于访问和检索。因此亟待改进现有数据集的获取方法，鼓励医疗机构和政府分享规范可用的数据，以支持影像组学的发展，这需要克服一些技术、法律、伦理问题[32]。

5.2.4　病灶分割算法

多种方式分割是消除分割不稳定性的最好方法，目前研究热点主要在探究不同的分割方式对于影像组学特征稳定性的影响等[33]，器官的运动或者感兴趣区域的扩大或者缩小，都会增加组学特征的不稳定性，严重阻碍影像组学的临床应用[34]。另外，基于深度学习的病灶全自动分割算法近年来发展迅速，但实现临床应用仍需进一步研究。实现全自动分割可极大地减少人工标注病灶的人力成本。

5.2.5　实验的可重复性

模型的验证仅仅只是评判研究科学性和临床应用性的第一步，另外一项重要的步骤是研究的复现，其他研究团队使用同样的数据和方法应该能够得出同样的结果，以证明此项工作无误，因此，影像组学研究应该公开图像的采集参数、使用的机器、感兴趣区域如何进行分割、特征的具体公式和建模方法，同时尽可能公开代码。

影像组学特征的计算，即使有相同的特征名称，也可能有不同的实现，需要仔细研究不同的特征实现和计算方法对影像组学特征预测值的影响[8]，以保证实验的可重复。

在回顾性研究中，缺乏对数据采集和管理的完全控制，这可能对结果的再现性、鲁棒性、稳定性造成负面影响[35]，严格的研究设计应做到前瞻性分析，其中可以在数据采集和管理方面设计最佳方案，并且可以提供进一步的模型验证。

许多影像组学研究涉及小样本量的研究对象，涉及的影像组学特征的数量却很庞大，大数据研究中遇到的挑战也随之增加，由于在影像组学研究中提取了大量的成像特征，一个小的数据集增加了数据过拟合的风险[36]，容易导致外部验证集上效果变差。

除了上述挑战之外，影像组学还亟须解决可解释性的问题。虽然目前的研究状况是性能提升优先于可解释性，但影像组学研究的可解释性是影像组学临床应用的基础，且目前是一个极为活跃的研究领域。此外，疾病的诊断方法不仅仅只包含影像学，比如癌症的分子特征、肿瘤的生物标志物等，都会对癌症患者的预后产生影响，因此，结合临床病理数据构建临床模型有重要的意义。数据来源也在迅速扩大，包括来自可穿戴设备、移动电话、社交媒体等采集的数据，均可以成为构建模型的一部分。

在科学技术挑战之外，影像组学研究还需加强政府监管。随着新技术的出现，必须保证拟批准的人工智能诊断模型是建立在真实的数据基础之上，并加强对其真实效果的审查。同时由于影像组学模型随着新增加的训练样本不断地进行学习训练，监管审查必须是持续的。此外，影像组学临床应用软件必须经过严格的测试，包括质量控制和风险评估。由于云计算技术越来越多地被用于处理医疗数据，必然对数据安全和隐私造成威胁，目前的网络安全领域已经开始研究如何提供解决方案。另外，从伦理角度来看，自动化的智能辅助诊断系统在医患关系中扮演的角色也需要明确。

最后，影像组学的另一个挑战是，肿瘤的影像特征和肿瘤生物学特性之间的联系并不明确[36]。多数影像组学的研究表明，影像组学特征和基因或预后之间具有统计相关性，但相关性并不意味着因果关系，建立明确的因果关系或可解释性对基于肿瘤图像的个性化治疗是必要的[33]。

5.3　结　　语

我们坚信，在不久的将来，基于标准化医学影像大数据，利用影像组学作为技术手段将大大推进个体化医疗的发展。在临床医生、放射学家、人工智能工程师的共同参与下，将推动影像组学领域的革新和发展。影像组学的进步将在更大程度上推动精准医学的实现！

参 考 文 献

[1] Pertea M, Shumate A, Pertea G, et al. CHESS: A new human gene catalog curated from thousands of large-scale RNA sequencing experiments reveals extensive transcriptional noise[J]. Genome Biology, 2018, 19.

[2] Aerts H J W L, Velazquez E R, Leijenaar R T H, et al. Decoding tumour phenotype by noninvasive imaging using a quantitative radiomics approach[J]. Nature Communications, 2014, 5(1): 4006.

[3] Lambin P, Rios-Velazquez E, Leijenaar R, et al. Radiomics: Extracting more information from medical images using advanced feature analysis[J]. European Journal of Cancer, 2012, 48(4): 441-446.

[4] Kumar V, Gu Y, Basu S, et al. Radiomics: The process and the challenges[J]. Magnetic Resonance Imaging, 2012, 30(9): 1234-1248.

[5] Haase A T, Henry K, Zupancic M, et al. Quantitative image analysis of HIV-1 infection in lymphoid tissue[J]. Science, 1996, 274(5289): 985-989.

[6] Lambin P, van Stiphout RGPM, Starmans M H W, et al. Predicting outcomes in radiation oncology-multifactorial decision support systems[J]. Nature Reviews Clinical Oncology, 2013, 10(1): 27-40.

[7] Gillies R J, Kinahan P E, Hricak H. Radiomics: Images are more than pictures, they are data[J]. Radiology, 2016, 278(2): 563-577.

[8] Yip S S F, Aerts H J W L. Applications and limitations of radiomics[J]. Physics in Medicine and Biology, 2016, 61(13): R150-R166.

[9] Gatenby R A, Grove O, Gillies R J. Quantitative imaging in cancer evolution and ecology[J]. Radiology, 2013, 269(1): 8-15.

[10] Lambin P, Leijenaar R T H, Deist T M, et al. Radiomics: The bridge between medical imaging and personalized medicine[J]. Nature Reviews Clinical Oncology, 2017, 14(12): 749-762.

[11] Aerts H J W L. The potential of radiomic-based phenotyping in precision medicine: A review[J]. JAMA Oncology, 2016, 2(12): 1636-1642.

[12] Lambin P, Zindler J, Vanneste B L, et al. Decision support systems for personalized and participative radiation oncology[J]. Advanced Drug Delivery Reviews, 2017, 109: 131-153.

[13] Parmar C, Grossmann P, Rietveld D, et al. Radiomic machine-learning classifiers for prognostic biomarkers of head and neck cancer[J]. Frontiers in Oncology, 2015, 5: 272.

[14] Parmar C, Leijenaar R T H, Grossmann P, et al. Radiomic feature clusters and prognostic signatures specific for lung and head & neck cancer[J]. Scientific Reports, 2015, 5: 110440.

[15] Avanzo M, Stancanello J, El Naqa I. Beyond imaging: The promise of radiomics[J]. Physica Medica-European Journal of Medical Physics, 2017, 38: 122-139.

[16] Rosenstein B S, West C M, Bentzen S M, et al. Radiogenomics: Radiobiology enters the era of big data and team science[J]. International Journal of Radiation Oncology Biology Physics, 2014, 89(4): 709-713.

[17] Rutman A M, Kuo M D. Radiogenomics: Creating a link between molecular diagnostics and diagnostic imaging[J]. European Journal of Radiology, 2009, 70(2): 232-241.

[18] Okada H, Weller M, Huang R. Immunotherapy response assessment in neuro-oncology: A report of the RANO working group[J]. Lancet Oncology, 2016, 17(9): E373.

[19] Coulie PG, van den Eynde BJ, van der Bruggen P, et al. Tumour antigens recognized by T lymphocytes: At the core of cancer immunotherapy[J]. Nature Reviews Cancer, 2014, 14(2): 135-146.

[20] Schumacher T N, Schreiber R D. Neoantigens in cancer immunotherapy[J]. Science, 2015, 348(6230): 69-74.

[21] Rooney M S, Shukla S A, Wu C J, et al. Molecular and genetic properties of tumors associated with local immune cytolytic activity[J]. Cell, 2015, 160(1-2): 48-61.

[22] Mellman I, Steinman R M. Dendritic cells: Specialized and regulated antigen processing machines[J]. Cell, 2001, 106(3): 255-258.

[23] Demaria S, Golden E B, Formenti S C. Role of local radiation therapy in cancer immunotherapy[J]. JAMA Oncology, 2015, 1(9): 1325-1332.

[24] Leijenaar R T H, Nalbantov G, Carvalho S, et al. The effect of SUV discretization in quantitative FDG-PET radiomics: The need for standardized methodology in tumor texture analysis[J]. Scientific Reports, 2015, 5.

[25] Fave X, Zhang L F, Yang J Z, et al. Delta-radiomics features for the prediction of patient outcomes in non-small cell lung cancer[J]. Scientific Reports, 2017, 7.

[26] Hatt M, Tixier F, Pierce L, et al. Characterization of PET/CT images using texture analysis: The past, the present... any future?[J]. European Journal of Nuclear Medicine and Molecular Imaging, 2017, 44(1): 151-165.

[27] Vickers A J. Prediction models: Revolutionary in principle, but do they do more good than harm?[J]. Journal of Clinical Oncology, 2011, 29(22): 2951-2952.

[28] Deasy J O, Bentzen S M, Jackson A, et al. Improving normal tissue complication probability models: The need to adopt a "data-pooling" culture[J]. International Journal of Radiation Oncology Biology Physics, 2010, 76(3): S151-S154.

[29] Skripcak T, Belka C, Bosch W, et al. Creating a data exchange strategy for radiotherapy research: Towards federated databases and anonymised public datasets[J]. Radiotherapy and Oncology, 2014, 113(3): 303-309.

[30] Budin-Ljosne I, Burton P, Isaeva J, et al. DataSHIELD: An ethically robust solution to multiple-site individual-level data analysis[J]. Public Health Genomics, 2015, 18(2): 87-96.

[31] Roelofs E, Dekker A, Meldolesi E, et al. International data-sharing for radiotherapy research: An open-source based infrastructure for multicentric clinical data mining[J]. Radiotherapy and Oncology, 2014, 110(2): 370-374.

[32] Bi W L, Hosny A, Schabath M, et al. Artificial intelligence in cancer imaging: Clinical challenges and applications[J]. CA: A Cancer Journal for Clinicians, 2019, 69(2): 127-157.

[33] Larue R T H M, Defraene G, de Ruysscher D, et al. Quantitative radiomics studies for tissue characterization: A review of technology and methodological procedures[J]. British Journal of Radiology, 2017, 90(1070): 20160665.

[34] Balagurunathan Y, Kumar V, Gu Y H, et al. Test-retest reproducibility analysis of lung CT image features[J]. Journal of Digital Imaging, 2014, 27(6): 805-823.

[35] Scalco E, Rizzo G. Texture analysis of medical images for radiotherapy applications[J]. British Journal of Radiology, 2017, 90(1070): 20160642.

[36] Napel S, Giger M. Special section guest editorial: Radiomics and imaging genomics: Quantitative imaging for precision medicine[J]. J Med Imaging (Bellingham), 2015, 2(4): 041001.